伤寒杂病类方图码

主编　文金明　文　晨

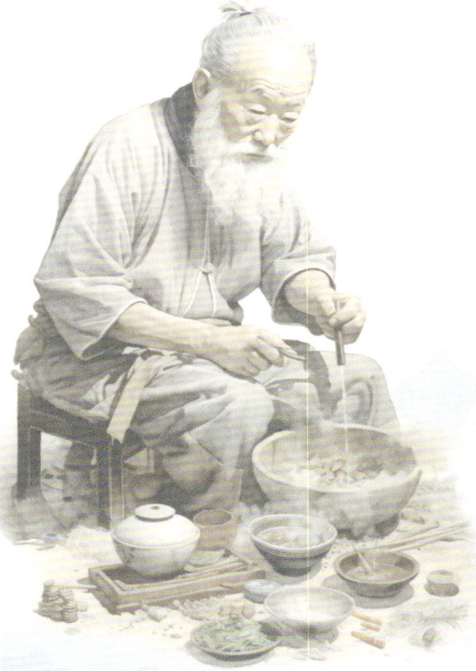

中医古籍出版社
Publishing House of Ancient Chinese Medical Books

图书在版编目（CIP）数据

伤寒杂病类方图码 / 文金明，文晨主编 .—北京：中医古籍出版社，2023.7

ISBN 978-7-5152-2430-5

Ⅰ .①伤… Ⅱ .①文… ②文… Ⅲ .①《伤寒杂病论》—方书 Ⅳ .① R222.26

中国国家版本馆 CIP 数据核字（2023）第 129437 号

伤寒杂病类方图码

文金明　文　晨　主编

责任编辑　孙志波
封面设计　艺点锦秀
出版发行　中医古籍出版社
社　　址　北京市东城区东直门内南小街 16 号（100700）
电　　话　010-64089446（总编室）010-64002949（发行部）
网　　址　www.zhongyiguji.com.cn
印　　刷　北京广达印刷有限公司
开　　本　710mm×1000mm　1/16
印　　张　21.75　　彩插：0.5
字　　数　458 千字
版　　次　2023 年 7 月第 1 版　2023 年 7 月第 1 次印刷
书　　号　ISBN 978-7-5152-2430-5
定　　价　128.00 元

《伤寒杂病类方图码》
编委会

主　编　文金明　文　晨

副主编（按姓氏笔画为序）

文荣学　刘培舰　杨明高　夏　平　夏万书　唐述权

编　委（按姓氏笔画为序）

马继佳　王　彤　王　应　王　斌　勾顺昌　文　冶
卢韵秋　冉孟灵　白　佳　任孝委　刘　刚　刘永禄
汤明慧　汤博文　苏　婷　苏克红　杜　燕　李红娟
李彦熹　李朝阳　杨　燕　杨远林　杨林相　肖小鄂
吴　雷　吴建明　邹　霞　汪宇涵　张建敏　张珑琼
张顺利　陈小洪　陈正权　陈昶佑　罗　敏　罗义兰
周　波　周永池　胡　燕　胡光禄　胡春梅　胡铂义
秦　莉　桂　震　顾燕鸿　谈　莉　梁　波　彭　圆
蒋雨杉　曾文卫　曾钊慧　鲜欣熹　薛　剑　霍加勇

作者简介

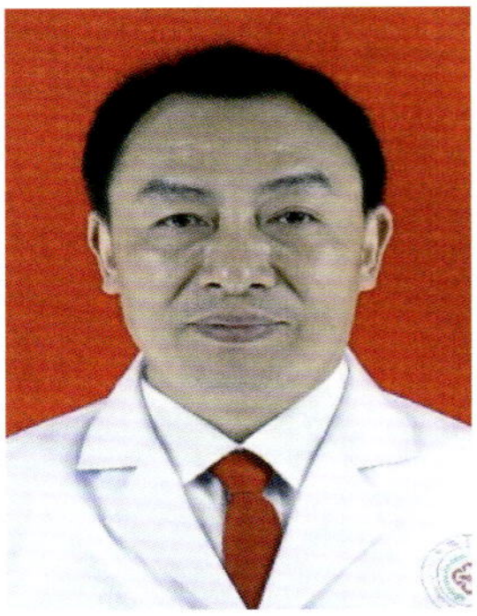

文金明，男，1962 年 6 月生，重庆市涪陵区人，先后毕业于原四川省涪陵地区卫生学校、四川省中医自修大学、成都中医药大学。重庆市涪陵区中医院主任中医师、副院长。重庆市第四批名中医，重庆市名老中医传承工作指导老师。重庆市涪陵区中医药学会副会长、涪陵古本伤寒学术研究专业委员会主任委员，重庆市中医药学会治未病专业委员会副主任委员，中华中医药学会治未病专业委员会委员，世界伤寒杂病论涪陵古本研究会顾问、学术专家。中华中医药学会 2017 年、2019 年分别授予“全国优秀基层名中医”“最美中医”称号。

从医 43 年，先后从事中医内科、康复科、针灸科、肿瘤科、泌尿科、男科、皮肤科、性病科、肛肠科等临床工作，擅长应用经方治疗内、外、妇、儿等各科疾病，尤其是善于运用创新古法研制的系列蜜丸治未病、慢性病、疑难杂病，临床疗效显著。

主持出版涪陵《古本伤寒杂病论》影印本 1 部，参编《黄帝内经饮食养生宝典》1 部，2 项研究成果获国家发明专利，获市、区科研成果 4 项，在《中医杂志》等国家级中医核心期刊发表学术论文 16 篇。

中国民主建国会会员，历任重庆市涪陵区第二、第三、第四届政协委员。

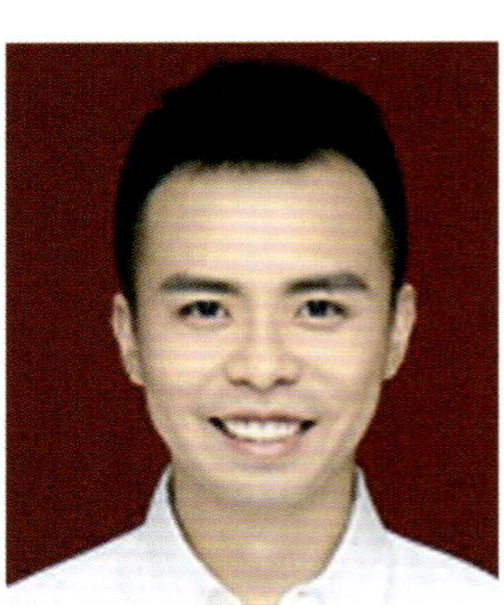

文晨，男，1988 年生，重庆市涪陵区人，本科学历，文金明之子。出生中医之家，受家学熏陶，自幼耳濡目染，喜爱中医，立志继承父亲的中医学术思想，为中医药传承发展而不懈努力。

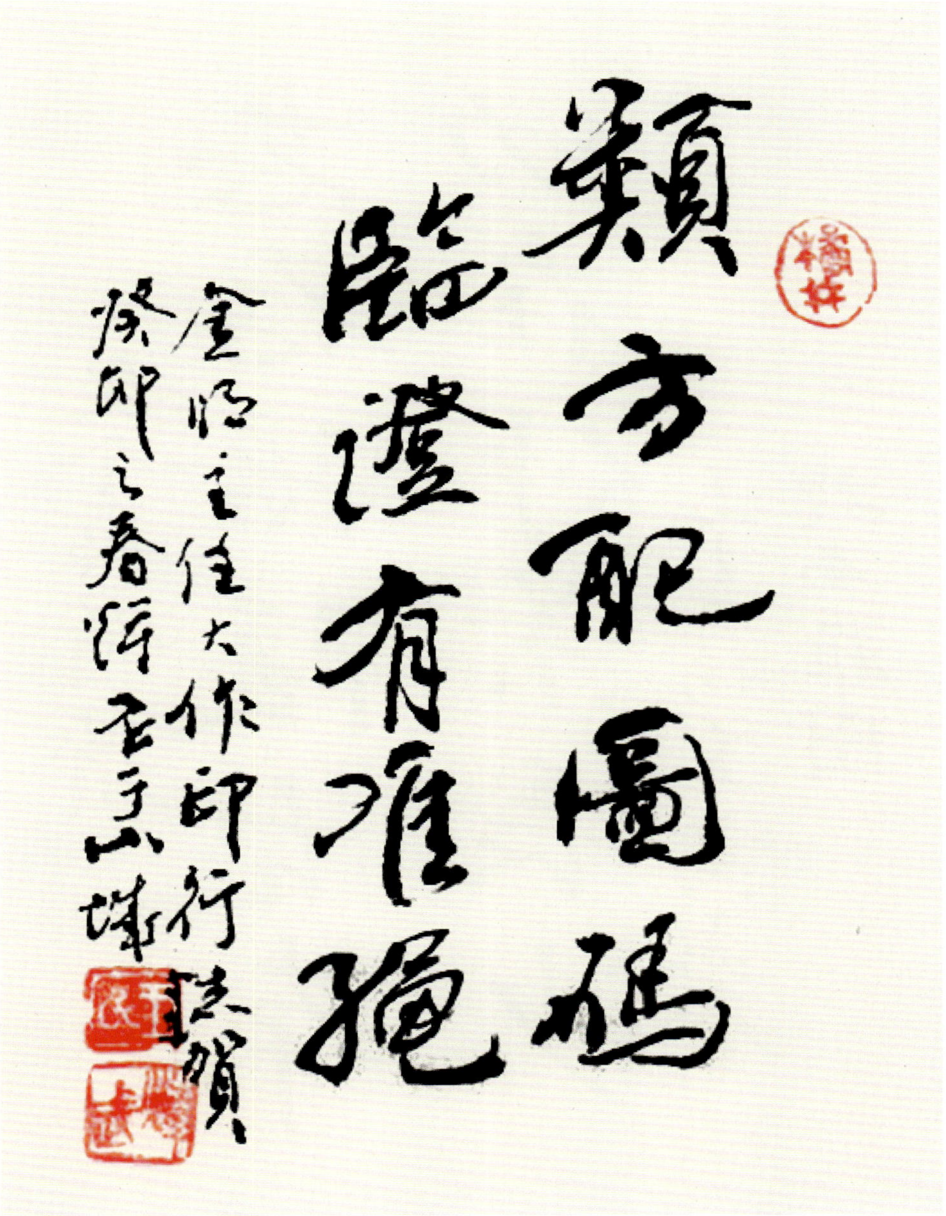

首届全国名中医　重庆医科大学　王辉武教授题

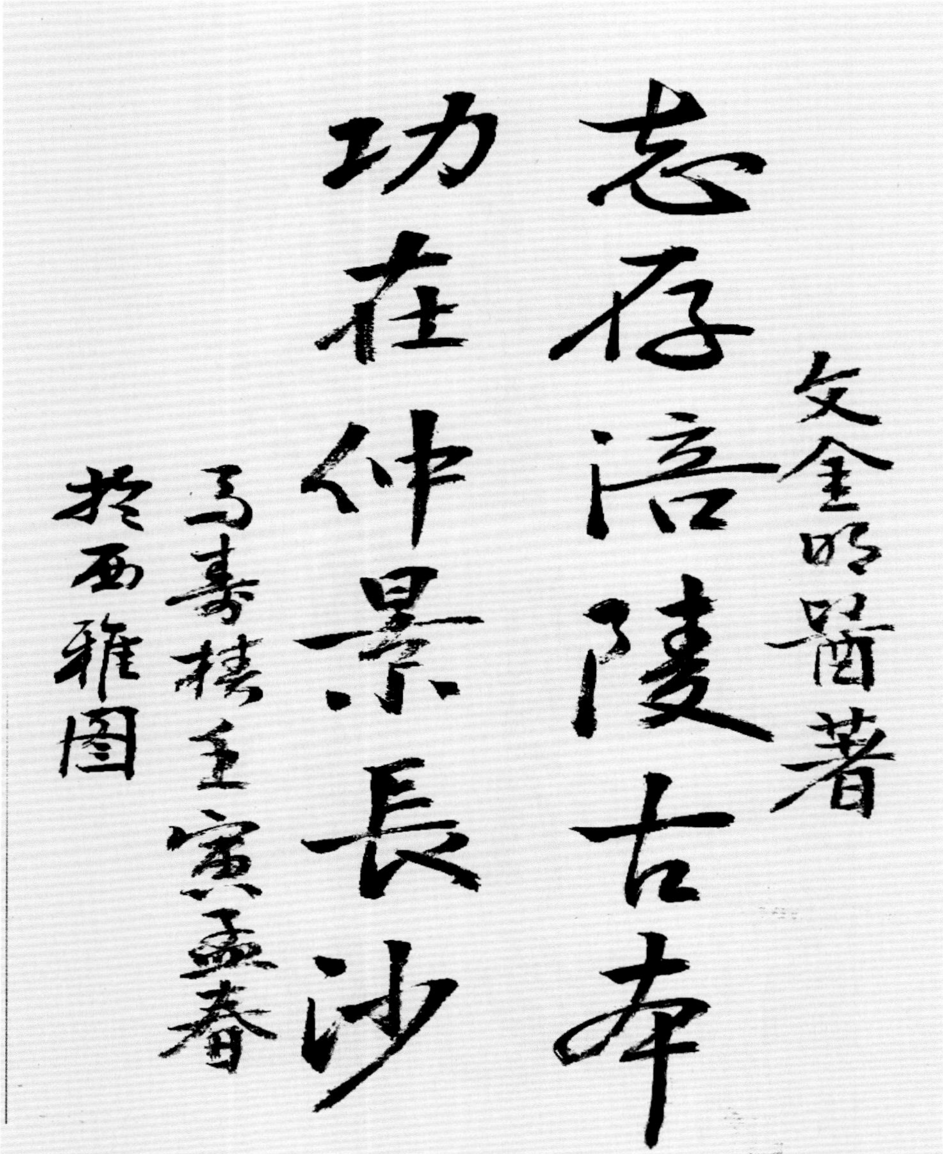

世界伤寒杂病论涪陵古本研究会　马寿椿教授题

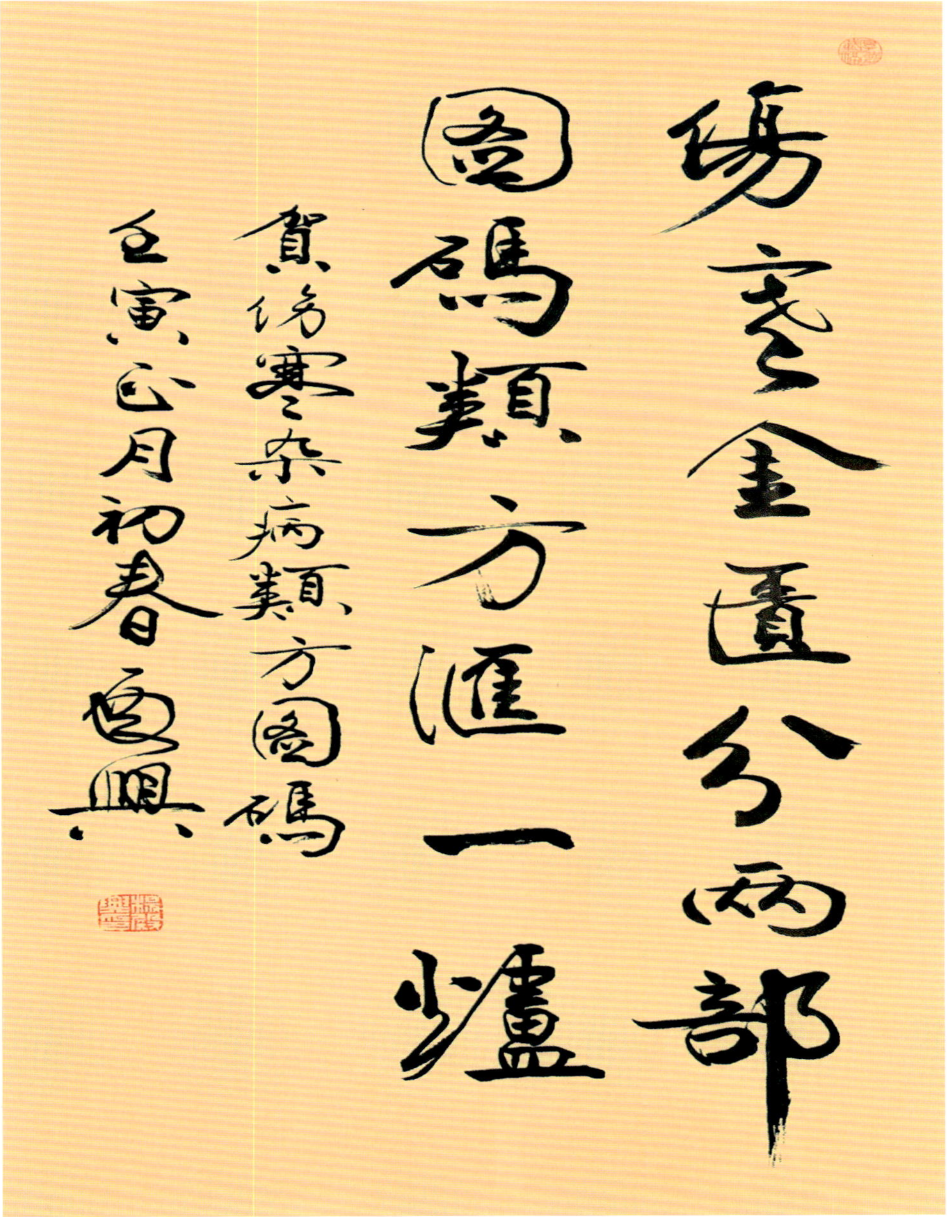

成都中医药大学　杨殿兴教授题

賀文金明醫著

勤求博采仲師訓

類析圖簡奧理循

壬寅蘇晶於香港

蘇晶

香港大学　苏晶教授题

刘序

方者，道也；术也，法也。而医方之重于学及重于临床，深矣！是故有方术、方脉之说。自商伊尹作《汤液经方》，扁鹊受业之师长桑君出示其禁方，方脉之术始盛。及仲景“精究方术”，著《伤寒杂病论》十六卷，强调“病皆与方相应者，乃服之”，实为方证相应之源头，故其书在隋代称之为“张仲景方”。而以方类证研究仲景之学，首见于唐孙思邈《千金翼方》。其书搜集分类之仲景原文，肇此类研究之始。清代柯琴所著《伤寒来苏集》更集前人之大成，将《伤寒论》原文分为桂枝汤证、麻黄汤证、葛根汤证等三十二方证，蔚为大观，为当代学府教材所效仿。然前人所作，重伤寒，略杂病。而仲景之书，本二者并论，共用多方。文金明君，巴渝人，笃好仲景之学，精研《涪陵古本伤寒杂病论》，得其旨趣，参合《伤寒论》及《金匮要略方论》当代善本，四十载如一日，二十六次易稿而成《伤寒杂病类方图码》。细读此书，首重辨病，以八纲类病，颇合仲景辫某病脉证并治思路。次究方证相应，以《伤寒论》方为基础，参其在《金匮要略方论》中化裁，将仲景方分为二十类，足开合两书研究方证相应之先河。尤以结合现代编码思路，以码代替其适应证、加减法等，简切实用。让读者学习仲景方证时，比对两书，参照增减，细究化裁，自得仲景遣方用药心法。读是书临证庶免东翻西阅之劳，而有无师自通之妙，故乐为之序。

刘国晖

壬寅春月于波特兰市

俄勒冈东方医学院

黎 序

余窃谓对《伤寒》《金匮》条文尚称谙熟，方剂于临床数十年习用。文金明君新著《伤寒杂病类方图码》(下简称《图码》)一书，嘱余作序。按余读书习惯，先读内容提要、前言、凡例、目录等导语部分，而后触及正文。大出我的意外，开卷即是盛景，第一步就迈入奇观。《自序》尚未读完，急不可待，如数钱币一般，从头至尾，走马观花，浏览全书，直让我吃惊不小。书中，方确是仲景方，文确是仲景文，然则方下无方解，文下无释义，与千百年来，历代大咖对仲景书之训诂、注疏、正误大相径庭，别开生面。跃眼亮点，通篇多是【 】符号中的阿拉伯数字。顿时在脑海中的第一反应，文金明《图码》一书，纯正的是自己的著作，是独创，是首创，是研究仲景书另辟蹊径的第一人。惊喜之余，凝神静气，字斟句酌，读完《图码》全书。合卷之后，心潮难平，字里行间，书中大义萦绕，挥之不去。概括起来集中在以下几点：

第一，《伤寒》《金匮》合二为一，统一编码体用相行。《伤寒杂病论》原貌是什么？千余年来，几无一人识得庐山真面目。晋人王叔和虽出生在仲景晚年，在整理仲景书时，已经是断简残编，极难通识全书，于是从民间广为搜集，终则撰成《伤寒论》和《金匮要略》二书。继因朝代更迭，战乱频繁，辗转传抄，二书时分时合。总体而言，明代之后，世之重《伤寒》者多，重《金匮》者次之，伤寒杂病合本极为少见。《图码》一书，受《涪陵古本伤寒杂病论》的启迪，仍将二书合二而一，以之为蓝本，统一编码，连贯序次，既使仲景书体用归原，又不违《图码》新义新制，古今一体。

第二，以方论证、证随方立、八纲辨证证寓六经。《图码》的篇章体例，既非《伤寒论》以六经统括脉证方药，亦非《金匮》以疾病脉证并治分章分节。《图码》上篇，以类方图为全书之纲，以桂枝汤等 20 个类方作全书目录。以八纲之阴阳定性，表里定位，分辖六经，使方证相随，将二书融合如水乳，不着痕迹。如此《图码》一书，虽非《伤寒杂病论》原貌，然深得仲景著书旨趣，其功亦不可没。

第三，方证结合类方应变、数据编码统揽全书。《图码》中篇，乃是书之主体。全书以20个方剂为类方进行相应数据编码。具体操作，一是以20个方剂为本方，其下再分为加方、去方、合方、加减方和衍生方共6个层级，各在原文中出现的次数，予以数据符号标示；二是结合原文中“主之”“宜”“与”等表述，以及药量、煎煮、服法和特殊等要求，分别以“★”符号标示。因此，整个中篇内容，在类方和方剂之下全是【 】中的数据编码。这些编码经反复厘定，凡二十六次易稿，历经数载而成《图码》一书。噫吁，著书之难，标新著作尤难，始信“宋人刻楮”，三年而成一印，诚不诬也。

第四，智能时代数据浪潮、中医变革扬帆起航。现代人类已进入数据时代几十年，但绝大多数人浑然不知。文君金明《图码》中的数码，其实质就是把文本化语言，转化为数据代码，而这种数据代码近似计算机中软件编程语言的组成部分之一。由此可见，《伤寒杂病论》若能进行编程语言，制作软件并进行软件开发，嵌入计算机程序系统，则传统而经典的一部历史临床巨著，就能成为人工智能。人工智能早已渗透在人们的生活之中，只是人们习以为常，视而不见。如洗衣机、电冰箱、电视机、平板电脑、手机，甚至儿童玩具等。值得一提的是，西医的许许多多领域智能化已有多时。如化验室的常规及生化试验，影像医疗仪器的CT、核磁、彩超，介入诊疗的内窥镜、微创手术、3D打印，外科机器人手术，遗传病学的基因编序，传染病学如这次世界性的新型冠状病毒感染暴发流行等数不胜数，大数据起到不可估量的作用。反观中医，从基础理论到临证效验，沉淀几千年，宝藏之丰，取之不尽，用之不竭。可当今之世，若中西医并列而立，其身量孰高孰低，不待言而中医人自明。其原因何在？中医学从古到今，代代相袭。读古人书，师徒传承，耳提面命。施先贤方，循规蹈矩。假五官感知，收集病史。用逻辑思维，辨证觅方遣药。几千年的中医，依然是感官医觉，依然是思维医学，一成不变，不越围城一步，讵能不故步自封，裹足不前？文金明君，先知先觉，将《伤寒杂病论》一书，用数据编码，替代文体语言，向人工智能迈出第一步，若能启迪中医界同仁，先从临床开始，感知性四诊成就为智能化，将思维性辨证施治成就为机器智能，最后将整体中医学转化为大数据。彼时，中医学守正传承，发扬创新的时代就可成为现实。

读《图码》书有感数语，聊以为序。

涪陵黎明质写于重庆闲陋斋
2022年9月

自 序

汉代张机博采众方著《伤寒杂病论》。晋代王叔和撰次其遗论录于《脉经》时惜非原貌。宋代孙奇等奉敕以开宝中节度使高继冲编录进上之《伤寒论》为底本校定《伤寒论》，继以翰林学士王洙在馆阁日于蠹简中得《金匮玉函要略方》而校定《金匮要略》，是故《伤寒杂病论》始以《伤寒论》《金匮要略》流传至今。金代成无己开《伤寒论》注解先河，其后历代医家数以千计之注释注疏，丰富发展了仲景学术思想。《伤寒杂病论》是集理法方药为一体之经典医籍，长期指导着中医临床实践，时至今日无论是初学，抑或是继教，乃至造就临床名家，未尝不谙熟之而有造诣者。

余从事中医临床工作逾 40 年，笃尚医圣方术，少时曾立志研习并背诵之，然其本一为二之编撰体例，六经病辨证与杂病辨病论治各成体系，伤寒 112 方与金匮 262 方交错散载，证论与方论条文累牍杂陈，异名同方与同方异述错综烦芜等常令人顾此而失彼。曾几试欲假以各家注释注疏以求得解，盖汗牛充栋之典籍，聚讼纷纭之发挥又使人左支而右绌。噫！感皓首之难穷经！憾敝鼓兮而丧豚！是以数次遇难却步而无功自返，又数度弃而重拾更深邃思考:《伤寒论》与《金匮要略》能否归全反真？六经辨证和杂病辨病论治可否融会一统？ 374 方之间有否演变规律可循？方论“主之、宜、与”等迥异表述是否能归类整合？ 2015 年幸获 20 世纪 30 年代发掘石印之《涪陵古本伤寒杂病论》，其合二为一之撰次体例，辨太阳病用桂枝汤、麻黄汤、青龙汤、柴胡汤、承气汤、陷胸汤、杂疗等脉症并治七分法令数载伤寒之惑豁然顿悟！继之恰遇美国西雅图世界伤寒杂病论涪陵古本研究会，其汇聚海内外学者，聚焦伤寒杂病之学术研讨使历稔杂病之问蓦然冰释！愚心路舒驰，道心日显，在汲取清代徐大椿等前贤先哲研究成果基础上，重梳旧卷文案，潜心涤虑，逐方剖析，并用 Excel 数据处理，归类归纳，鉴别对比，终绳锯木断而玉成一得：伤寒金匮虽有 22 篇六经病与 25 篇杂病之别，实含六经类病之本；虽有六经辨证与杂病辨病论治之异，实蕴八纲辨证之道。伤寒整方用于金匮 39 首，六经病主方加减化裁用于杂病 94 首，涵盖除百合、阴阳毒病等外之病种，金匮方不过是伤寒主方加减化裁衍生拓展应用，更佐后世增补耳！故先以八纲类病分太阳、少阳、阳明、少阴、厥阴、太阴、杂病等七类病，次以六经类方分桂枝汤、麻黄汤、五苓散、小柴胡汤、半夏泻心汤、十枣汤、白虎汤、栀子豉汤、瓜蒂散、大承气汤、附子汤、四逆汤、桔梗汤、半夏散及汤、猪肤汤、桃花汤、乌梅丸、吴茱萸汤、理中丸、杂方等二十类方，依规编撰类方码、编制方剂码、编辑原文码、绘制类方图，二十六易稿辑为《伤寒杂病类方图码》。若救急治病者，可按图索骥，对方证对施治于人，井井然解仓猝检用之急！如习诸方论者，则挈领提纲，背诵438条方论不越半时辰，原文烂熟于心，精奥医理雏见，欣欣然无左翻右阅之侬！苟攻研原著者，则可检索文码，方论证论前后互参，凿凿然杜断章取义之弊！如是更劬古钩玄，方能浅出医道而驭繁于三万余种现代编码疾病，临证安有束手之困？焉无桴鼓之理？近年来，余辨证不悖八纲六经，遣方不离伤寒金匮，用药不破仲师所制，治疗内、外、妇、儿等各科疾病，尤其是运用创新古法研制之系列蜜丸治未病、慢性病、疑难杂病，经数以万例验证，临床疗效显著，诚不负见病知源而思过半矣！遂不揣鄙陋，道不私隐，成书付梓，期为管见裨益《伤寒杂病论》习研钩深者，不亦说乎！

文金明

壬寅孟春于重庆市

涪陵区中医院

凡 例

1. 本书原文选自刘渡舟主编《伤寒论校注》“辨太阳病脉证并治上第五”至“辨阴阳易瘥后劳复病脉证并治第十四”和何任主编《金匮要略校注》“藏府经络先后病脉证第一”至“妇人杂病脉证并治第二十二”。

2. 类方图：即八纲六经辨证类方图，辨症辨位分表里，虚实寒热别阴阳，辨阴辨阳定六经，主方主药为主线，类方编序制图码，可供临证思辨参考。

3. 类方码：每类方按“本”“加”“去”“合”“加减”“衍生”六层级编码依序置于【 】。层级规则：“本”方，即主方；“加”方，即原文方名中冠“加”者；“去”方，即原文方名中冠“去”者；“合”方，即两方整方组合无药味增减者；“加减”方，即原文方名未冠“加”或“去”但符合“加”可数味药而“去”仅一味药组方规则者；“衍生”方，即主方中“去”药超过 2 味及其以上之加减者。如桂枝汤类方码【1 9 5 5 16 48】表示：桂枝汤“本”方 1 个，“加”方 9 个，“去”方 5 个、“合”方 5 个、“加减”方 16 个、“衍生”方 48 个，以期但见类方码便知本类方概貌，可为遣方用药借鉴。

4. 方剂码：同名方将“主之”“宜”“与”及“特殊”条文数、含脉象条文数、组方药味数及方剂特殊“药量、煎煮、服用”标注码依序置于【 】内。方剂码规则：条文中含“主之”“宜”“与”等表述者分别计数，若有复合表述者，后者不重复计数；“主之”“宜”“与”等表述以外者，均以“特殊”条文计数；药味数为原文中表述的药味数，若方未载者用“X”表示；“药量、煎煮、服用”等无特殊者以“☆”标注，若有特殊者以“★”标注，若有方无药者用“※”标注等。如桂枝汤方剂码［3 16 7 5 12 5 ☆★★］表示：“主之”条文 3 条，“宜”条文 16 条，“与”条文 7 条，“特殊”条文 5 条，“脉象”条文 12 条，“药味”为 5 味，“药量”无特殊，“煎煮”“服法”有特殊要求等，并将字体加粗示意。以期但见方剂码便知本方适应症、禁忌症及注意事项等，可为经方应用圭臬。

5. 原文码：将方剂码分别标注于《伤寒论》《金匮要略》相关原文中，以便阅读原文时整书呼应，有利完整准确解读经文，以避断章取义曲解原旨。

6. 方后附有“按语”，主要阐明个人的类方依据，对原文不妄作注，学者可参阅历代注疏训释，或熟读原文，独立思考，守正创新。

7. 原版中的繁体字、通假字、异体字等，一律径改为简化字。

目　录

上篇 类方图

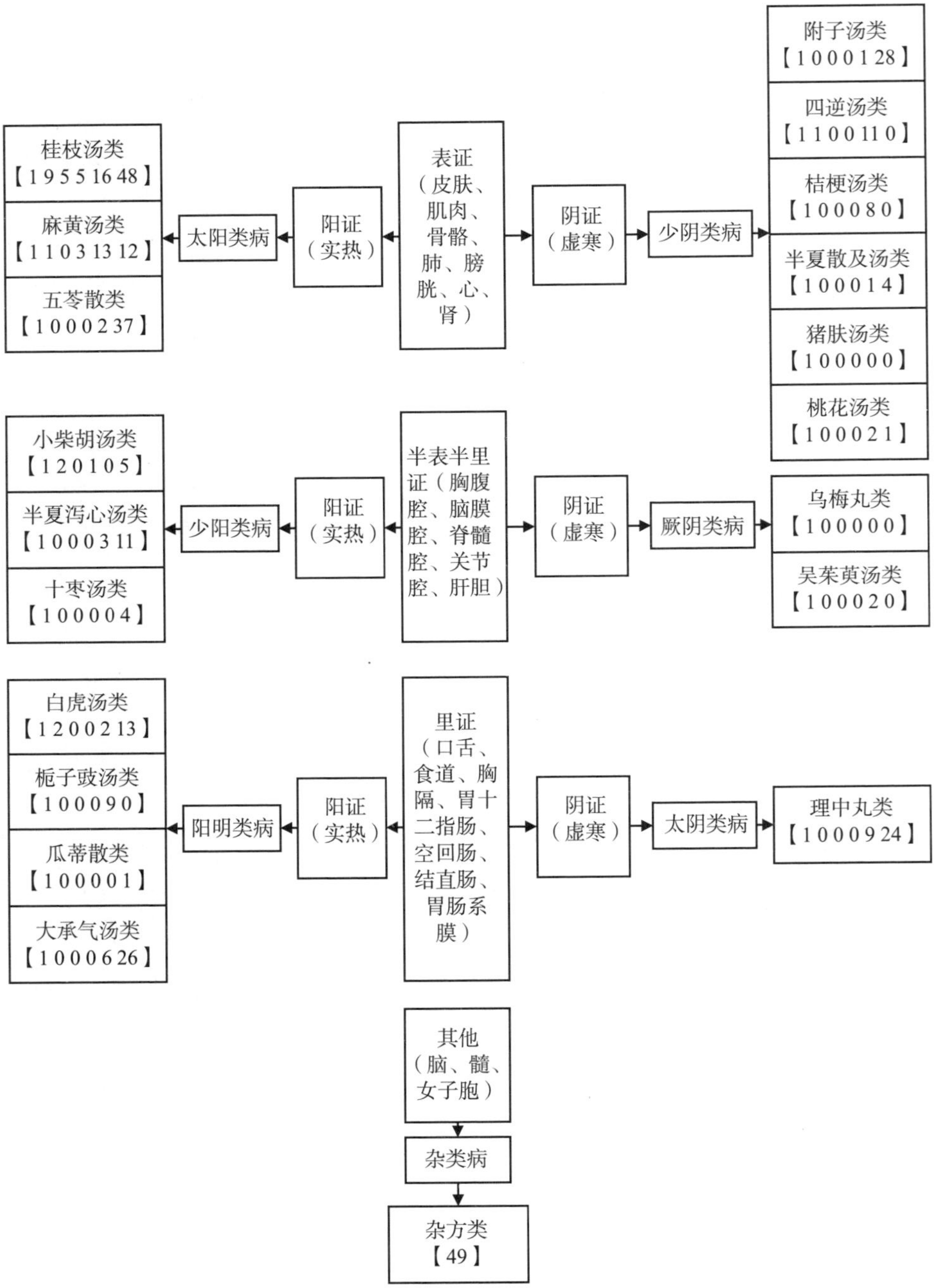
桂枝汤类【1955 1648】
麻黄汤类【1103 1312】
五苓散类【1000237】
太阳类病
阳证（实热）
表证（皮肤、肌肉、骨骼、肺、膀胱、心、肾）
阴证（虚寒）
少阴类病
附子汤类【1000128】
四逆汤类【1100110】
桔梗汤类【100080】
半夏散及汤类【100014】
猪肤汤类【100000】
桃花汤类【100021】
小柴胡汤类【120105】
半夏泻心汤类【1000311】
十枣汤类【100004】
少阳类病
阳证（实热）
半表半里证（胸腹腔、脑膜腔、脊髓腔、关节腔、肝胆）
阴证（虚寒）
厥阴类病
乌梅丸类【100000】
吴茱萸汤类【100020】
白虎汤类【1200213】
栀子豉汤类【100090】
瓜蒂散类【100001】
大承气汤类【1000626】
阳明类病
阳证（实热）
里证（口舌、食道、胸隔、胃十二指肠、空回肠、结直肠、胃肠系膜）
阴证（虚寒）
太阴类病
理中丸类【1000924】
其他（脑、髓、女子胞）
杂类病
杂方类【49】

中篇

类方码

桂枝汤类【1 9 5 5 16 48】

桂枝汤“本”方【1】

桂枝汤

[3 16 7 5 12 5 ☆★★]

12. 太阳中风，阳浮而阴弱，阳浮者，热自发，阴弱者，汗自出，啬啬恶寒，淅淅恶风，翕翕发热，鼻鸣干呕者，**桂枝汤主之**。方一。《伤寒论·辨太阳病脉证并治上第五》

13. 太阳病，头痛，发热，汗出，恶风，**桂枝汤主之**。方二。用前第一方。《伤寒论·辨太阳病脉证并治上第五》

1. 师曰：妇人得**平脉**、**阴脉小弱**，其人渴，不能食，无寒热，名妊娠，**桂枝汤主之**。方见利中。于法六十日当有此证，设有医治逆者，却一月，加吐下者，则绝之。《金匮要略·妇人妊娠病脉证并治第二十》

42. 太阳病，外证未解，**脉浮弱**者，当以汗解，**宜桂枝汤**。方十二。《伤寒论·辨太阳病脉证并治中第六》

44. 太阳病，外证未解，不可下也，下之为逆，欲解外者，**宜桂枝汤**。十四。用前第十二方。《伤寒论·辨太阳病脉证并治中第六》

45. 太阳病，先发汗不解，而复下之，**脉浮**者不愈。浮为在外，而反下之，故令不愈。今**脉浮**，故在外，当须解外则愈，**宜桂枝汤**。十五。用前第十二方。《伤寒论·辨太阳病脉证并治中第六》

53. 病常自汗出者，此为荣气和，荣气和者，外不谐，以卫气不共荣气谐和故尔。以荣行**脉中**，卫行**脉外**。复发其汗，荣卫和则愈。**宜桂枝汤**。十九。用前第十二方。《伤寒论·辨太阳病脉证并治中第六》

54. 病人藏无他病，时发热自汗出而不愈者，此卫气不和也，先其时发汗则愈，**宜桂枝汤**。二十。用前第十二方。《伤寒论·辨太阳病脉证并治中第六》

56. 伤寒不大便六七日，头痛有热者，与承气汤。其小便清者，一云大便青。知不在里，仍在表也，当须发汗。若头痛者，必衄，**宜桂枝汤**。二十二。用前第十二方。《伤寒论·辨太阳病脉证并治中第六》

57. 伤寒发汗已解，半日许复烦，**脉浮数**者，可更发汗，**宜桂枝汤**。二十三。用前第十二方。《伤寒论·辨太阳病脉证并治中第六》

91. 伤寒，医下之，续得下利，清谷不止，身疼痛者，急当救里；后身疼痛，清便自调者，急当救表。救里宜四逆汤，救表**宜桂枝汤**。四十五。用前第十二方。《伤寒论·辨太阳病脉证并治中第六》

95. 太阳病，发热汗出者，此为荣弱卫强，故使汗出，欲救邪风者，**宜桂枝汤**。四十七。方用前法。《伤寒论·辨太阳病脉证并治中第六》

164. 伤寒大下后，复发汗，心下痞，恶寒者，表未解也。不可攻痞，当先解表，表解乃可攻痞。解表**宜桂枝汤**，攻痞宜大黄黄连泻心汤。二十六。泻心汤用前第十七方。《伤寒论·辨太阳病脉证并治下第七》

234. 阳明病，**脉迟**，汗出多，微恶寒者，表未解也，可发汗，**宜桂枝汤**。二十一。《伤寒论·辨阳明病脉证并治第八》

240. 病人烦热，汗出则解，又如疟状，日晡所发热者，属阳明也。**脉实**者，宜下之；**脉浮虚**者，宜发汗。下之与大承气汤，发汗**宜桂枝汤**。二十六。大承气汤用前第二方。桂枝汤用前第二十一方。《伤寒论·辨阳明病脉证并治第八》

276. 太阴病，**脉浮**者，可发汗，**宜桂枝汤**。方一。《伤寒论·辨太阴病脉证并治第十》

372. 下利腹胀满，身体疼痛者，先温其里，乃攻其表，温里宜四逆汤，攻表**宜桂枝汤**。十三。四逆汤，用前第五方。《伤寒论·辨厥阴病脉证并治第十二》

387. 吐利止，而身痛不休者，当消息和解其外，**宜桂枝汤**小和之。方三。《伤寒论·辨霍乱病脉证并治第十三》

36. 下利，腹胀满，身体疼痛者，先温其里，乃攻其表。温里宜四逆汤，攻表**宜桂枝汤**。《金匮要略·呕吐哕下利病脉证治第十七》

15. 太阳病，下之后，其气上冲者，可**与桂枝汤**，方用前法。若不上冲者，不得与之。四。《伤寒论·辨太阳病脉证并治上第五》

16. 太阳病三日，已发汗，若吐、若下、若温针，仍不解者，此为坏病，**桂枝**不中与之也。观其脉证，知犯何逆，随证治之。桂枝本为解肌，若其人**脉浮紧**，发热汗不出者，不可与之也。常须识此，勿令误也。五。《伤寒论·辨太阳病脉证并治上第五》

17. 若酒客病，不可**与桂枝汤**，得之则呕，以酒客不喜甘故也。《伤寒论·辨太阳病脉证并治上第五》

24. 太阳病，初服桂枝汤，反烦不解者，先刺风池、风府，却**与桂枝汤**则愈。十一。用前第一方。《伤寒论·辨太阳病脉证并治上第五》

25. 服桂枝汤，大汗出，**脉洪大者**，**与桂枝汤**如前法。若形似疟，一日再发者，汗出必解，宜桂枝二麻黄一汤。方十二。《伤寒论·辨太阳病脉证并治上第五》

29. 伤寒**脉浮**，自汗出，小便数，心烦，微恶寒，脚挛急，反**与桂枝**欲攻其表，此误也。得之便厥，咽中干，烦躁，吐逆者，作甘草干姜汤与之，以复其阳；若厥愈足温者，更作芍药甘草汤与之，其脚即伸；若胃气不和，谵语者，少与调胃承气汤；若重发汗，复加烧针者，四逆汤主之。方十六。《伤寒论·辨太阳病脉证并治上第五》

8. 产后风，续之数十日不解，头微痛，恶寒，时时有热，心下闷，干呕汗出。虽久，阳旦证续在耳，**可与阳旦汤**。**即桂枝汤方**，见下利中。《金匮要略·妇人产后病脉证治第二十一》

19. 凡**服桂枝汤**吐者，其后必吐脓血也。《伤寒论·辨太阳病脉证并治上第五》

26. **服桂枝汤**，大汗出后，大烦渴不解，**脉洪大者**，白虎加人参汤主之。方十三。《伤寒论·辨太阳病脉证并治上第五》

28. **服桂枝汤**，或下之，仍头项强痛，翕翕发热，无汗，心下满微痛，小便不利者，桂枝去桂加茯苓白术汤主之。方十五。《伤寒论·辨太阳病脉证并治上第五》

63. 发汗后，不可更**行桂枝汤**，汗出而喘，无大热者，可与麻黄杏仁甘草石膏汤。方二十六。《伤寒论·辨太阳病脉证并治中第六》

162. 下后不可更**行桂枝汤**，若汗出而喘，无大热者，可与麻黄杏子甘草石膏汤。方二十四。《伤寒论·辨太阳病脉证并治下第七》

桂枝汤方

（方一：12 13 15 16 17 24 25 29）

桂枝三两，**去皮**　芍药三两　甘草二两，**炙**　生姜三两，切　大枣十二枚，擘

上五味，**㕮咀**三味，以水七升，**微火煮**取三升，去滓，适寒温，服一升。**服已须臾，啜热稀粥一升余，以助药力。温覆令一时许，遍身漐漐微似有汗者益佳，不可令如水流漓，病必不除。若一服汗出病瘥，停后服，不必尽剂。若不**

汗，更服依前法。又不汗，后服小促其间。半日许，令三服尽。若病重者，一日一夜服，周时观之。服一剂尽，病证犹在者，更作服。若汗不出，乃服至二三剂。禁生冷、黏滑、肉面、五辛、酒酪、臭恶等物。《伤寒论》

桂枝汤方

（方一：276）

桂枝三两，去皮　芍药三两　甘草二两，炙　生姜三两，切　大枣十二枚，擘

上五味，以水七升，煮取三升，去滓，温服一升。**须臾，啜热稀粥一升，以助药力，温覆取汗。**《伤寒论》

桂枝汤方

（方十二：42 44 45 53 54 56 57 63 91 95 162 164）

桂枝去皮　芍药　生姜各三两，切　甘草二两，炙　大枣十二枚，擘

上五味，以水七升，煮取三升，去滓，温服一升。**须臾啜热稀粥一升，助药力，取微汗。**《伤寒论》

桂枝汤方

（方三：387）

桂枝三两，去皮　芍药三两　生姜三两　甘草二两，炙　大枣十二枚，擘

上五味，以水七升，煮取三升，去滓，温服一升。《伤寒论》

桂枝汤方

（方十三：372）

桂枝三两，去皮　芍药三两　甘草二两，炙　生姜三两，切　大枣十二枚，擘

上五味，以水七升，煮取三升，去滓，温服一升，**须臾，啜热稀粥一升，以助药力。**《伤寒论》

桂枝汤方

（方二十一：234 240）

桂枝三两，去皮　芍药三两　生姜三两　甘草二两，炙　大枣十二枚，擘

上五味，以水七升，煮取三升，去滓，温服一升，**须臾，啜热稀粥一升，以助药力取汗。**《伤寒论》

桂枝汤方

（1 36）

桂枝三两，去皮　芍药三两　甘草二两，炙　生姜三两　大枣十二枚

上五味，㕮咀，以水七升，微火煮取三升，去滓，适寒温，服一升。**服已，须臾，啜稀粥一升，以助药力，温覆令一时许，遍身漐漐，微似有汗者益佳，不可令如水淋漓。若一服汗出病瘥，停后服。**《金匮要略》

阳旦汤方

（8）

即桂枝汤方，见下利中。《金匮要略》

按语：桂枝汤"本"方。《金匮要略》既名桂枝汤，又名阳旦汤，二者同方异名耳。

桂枝汤"加"方【9】

桂枝加黄芪汤

［2 0 0 0 1 6 ☆☆★］

28. 黄汗之病，两胫自冷；假令发热，此属历节。食已汗出，又身常暮盗汗出者，此劳气也。若汗出已，反发热者，久久其身必甲错；发热不止者，必生恶疮。若身重汗出已，辄轻者，久久必身瞤，瞤即胸中痛，又从腰以上必汗出，下无汗，腰髋弛痛，如有物在皮中状，剧者不能食，身疼重，烦躁，小便不利，此为黄汗。**桂枝加黄芪汤主之。**《金匮要略·水气病脉证并治第十四》

16. 诸病黄家，但利其小便。假令**脉浮**，当以汗解之，宜**桂枝加黄芪汤主之**。方见水病中。《金匮要略·黄疸病脉证并治第十五》

桂枝加黄芪汤方

（16 29）

桂枝　芍药各三两　甘草二两　生姜三两　大枣十二枚　黄芪二两

上六味，以水八升，煮取三升，温服一升，**须臾饮热稀粥一升余，以助药力，温服取微汗；若不汗，更服。**《金匮要略》

按语：桂枝汤＋黄芪。

桂枝加芍药生姜各一两人参三两新加汤

［1 0 0 0 1 6 ☆★☆］

62. 发汗后，身疼痛，**脉沉迟者**，**桂枝加芍药生姜各一两人参三两新加汤主之**。方二十五。《伤寒论·辨太阳病脉证并治中第六》

桂枝加芍药生姜各一两人参三两新加汤方

（方二十五：62）

桂枝三两，去皮　芍药四两　甘草二两，炙　人参三两　大枣十二枚，擘　生姜四两

上六味，以水一斗二升，煮取三升，去滓，温服一升。本云，桂枝汤，今加芍药、生姜、人参。《伤寒论》

按语：桂枝汤＋芍药、生姜、人参。

桂枝加附子汤

［1 0 0 0 0 6 ★☆★］

20. 太阳病，发汗，遂漏不止，其人恶风，小便难，四肢微急，难以屈伸者，**桂枝加附子汤主之**。方七。《伤寒论·辨太阳病脉证并治上第五》

桂枝加附子汤方

（方七：20）

桂枝三两，去皮　芍药三两　甘草三两，炙　生姜三两，切　大枣十二枚，擘　**附子**一枚，炮，去皮，破八片

上六味，以水七升，煮取三升，去滓，温服一升。本云，桂枝汤今加附子。**将息如前法**。《伤寒论》

按语：桂枝汤＋附子，蕴含桂枝附子合方加减衍生之法。

桂枝加葛根汤

［1 0 0 0 0 7 ★★★］

14. 太阳病，项背强几几，反汗出恶风者，**桂枝加葛根汤主之**。方三。《伤寒论·辨太阳病脉证并治上第五》

桂枝加葛根汤方

（方三：14）

葛根四两　麻黄三两，去节　芍药二两　生姜三两，切　甘草二两，炙　大枣十二枚，擘　桂枝二两，去皮

上七味，以水一斗，先煮麻黄、葛根，减二升，去上沫，内诸药，煮取三升，去滓。温服一升，**覆取微似汗，不须啜粥，余如桂枝法将息及禁忌**。臣亿等谨按，仲景本论，太阳中风自汗用桂枝，伤寒无汗用麻黄，今证云汗出恶风，而方中有麻黄，恐非本意也。第三卷有葛根汤证，云无汗、恶风，正与此方同，是合用麻黄也。此云桂枝加葛根汤，恐是桂枝中但加葛根耳。《伤寒论》

按语：桂枝汤＋葛根。

桂枝加厚朴杏子汤

［1 0 0 1 0 7 ☆★★］

18. 喘家，**作桂枝汤，加厚朴杏子佳**。六。《伤寒论·辨太阳病脉证并治上第五》

43. 太阳病，下之微喘者，表未解故也，**桂枝加厚朴杏子汤主之**。方十三。《伤寒论·辨太阳病脉证并治中第六》

桂枝加厚朴杏子汤方

（方六：未见。方十三：43）

桂枝三两，去皮　甘草二两，炙　生姜三两，切　芍药三两　大枣十二枚，擘　厚朴二两，炙，去皮　杏仁五十枚，去皮尖

上**七味**，以水七升，**微火煮**取三升，去滓，温服一升，**覆取微似汗**。《伤寒论》

按语： 桂枝汤 + 芍药、生姜、人参。既名桂枝加厚朴杏子汤，又名桂枝汤加厚朴杏子。

桂枝加桂汤

［1 0 1 0 0 5 ★★☆］

3. 发汗后，烧针令其汗，针处被寒，核起而赤者，必发奔豚，气从小腹上至心，灸其核上各一壮，**与桂枝加桂汤主之**。《金匮要略·奔豚气病脉证治第八》

117. 烧针令其汗，针处被寒，核起而赤者，必发奔豚。气从少腹上冲心者，灸其核上各一壮，**与桂枝加桂汤更加桂二两**也。方六十一。《伤寒论·辨太阳病脉证并治中第六》

桂枝加桂汤方

（3）

桂枝五两　芍药三两　甘草二两，炙　生姜三两　大枣十二枚

上五味，以水七升，**微火煮**取三升，去滓，温服一升。《金匮要略》

桂枝加桂汤方

（方六十一：117）

桂枝五两，去皮　芍药三两　生姜三两，切　甘草二两，炙　大枣十二枚，擘

上五味，以水七升，煮取三升，去滓，温服一升。本云，桂枝汤今加桂满五两。所以加桂者，以能泄奔豚气也。《伤寒论》

按语： 桂枝汤 + 桂枝。既名桂枝加桂汤，又名桂枝加桂汤更加桂枝二两。

桂枝加龙骨牡蛎汤

［1 0 0 0 1 7 ☆☆☆］

8. 夫失精家少腹弦急，阴头寒，目眩，一作目眶痛。发落，**脉极虚芤迟**，为清谷，亡血，失精。**脉得诸芤动微紧**，男子失精，女子梦交，**桂枝龙骨牡蛎汤主之**。《金匮要略·血痹虚劳病脉证并治第六》

桂枝加龙骨牡蛎汤方《小品》云：虚赢浮热汗出者，除桂，加白薇、附子各三分，故曰二加龙骨汤。

（8）

桂枝　芍药　生姜各三两　甘草二两　大枣十二枚　龙骨　牡蛎

上**七味**，以水七升，煮取三升，分温三服。《金匮要略》

按语：桂枝汤＋龙骨、牡蛎。《金匮要略》既名桂枝龙骨牡蛎汤，又名桂枝加龙骨牡蛎汤。桂枝甘草汤、桂枝甘草龙骨牡蛎汤、桂枝加龙骨牡蛎汤、桂枝去芍药加蜀漆牡蛎龙骨救逆汤同为“桂甘剂”，桂枝甘草龙骨牡蛎汤、桂枝加龙骨牡蛎汤、桂枝去芍药加蜀漆牡蛎龙骨救逆汤均为桂枝甘草“加减”方。

桂枝加芍药汤

［100005★☆☆］

279. 本太阳病，医反下之，因尔腹满时痛者，属太阴也，**桂枝加芍药汤主之**；大实痛者，桂枝加大黄汤主之。三。《伤寒论·辨太阴病脉证并治第十》

桂枝加芍药汤方

（方三：79）

桂枝三两，去皮　**芍药六两**　甘草二两，炙　大枣十二枚，擘　生姜三两，切

上**五味**，以水七升，煮取三升，去滓，温分三服。本云，桂枝汤，今加芍药。《伤寒论》

按语：桂枝汤＋芍药。

桂枝加大黄汤

［100006★☆☆］

279. 本太阳病，医反下之，因尔腹满时痛者，属太阴也，桂枝加芍药汤主之；大实痛者，**桂枝加大黄汤主之**。三。《伤寒论·辨太阴病脉证并治第十》

桂枝加大黄汤方

（方三：279）

桂枝三两，去皮　大黄二两　**芍药六两**　生姜三两，切　甘草二两，炙　大枣十二枚，擘

上六味，以水七升，煮取三升，去滓，温服一升，日三服。《伤寒论》

按语： 桂枝汤 + 大黄，蕴含桂枝承气合方加减衍生之法。

桂枝汤“去”方【5】

桂枝去桂加茯苓白术汤

［100006 ☆☆★］

28. 服桂枝汤，或下之，仍头项强痛，翕翕发热，无汗，心下满微痛，小便不利者，**桂枝去桂加茯苓白术汤主之**。方十五。《伤寒论·辨太阳病脉证并治上第五》

桂枝去桂加茯苓白术汤方

（方十五：28）

芍药三两　甘草二两，炙　生姜切　白术　茯苓各三两　大枣十二枚，擘

上六味，以水八升，煮取三升，去滓，温服一升，**小便利则愈**。本云，桂枝汤今去桂枝，加茯苓、白术。《伤寒论》

按语： 桂枝汤 – 桂枝 + 茯苓、白术。桂枝去桂加茯苓白术汤、真武汤、附子汤同为“苓芍剂”，桂枝去桂加茯苓白术汤、附子汤为真武汤“加减”方。

桂枝去芍药汤

［100014 ☆☆★］

21. 太阳病，下之后，**脉促**胸满者，**桂枝去芍药汤主之**。方八。促，一作纵。《伤寒论·辨太阳病脉证并治上第五》

桂枝去芍药汤方

（方八：21）

桂枝三两，**去皮**　甘草二两，**炙**　生姜三两，切　大枣十二枚，擘

上**四味**，以水七升，者取三升，去滓，温服一升。本云，桂枝汤今去芍药。**将息如前法**。《伤寒论》

按语：桂枝汤－芍药。

桂枝去芍药加附子汤

［1 0 0 0 0 5 ★☆★］

22. 若微寒者，**桂枝去芍药加附子汤主之**。方九。《伤寒论·辨太阳病脉证并治上第五》

桂枝去芍药加附子汤方

（方九：22）

桂枝三两，**去皮**　甘草二两，**炙**　生姜三两，切　大枣十二枚，擘　**附子**一枚，**炮**，去皮，破八片

上**五味**，以水七升，煮取三升，去滓，温服一升。本云，桂枝汤今去芍药加附子。**将息如前法**。《伤寒论》

按语：桂枝汤－芍药＋附子，蕴含桂枝附子合方加减衍生之法。

桂枝去芍药加麻黄细辛附子汤

［1 0 0 0 0 7 ★★★］

30. 气分，心下坚大如盘，边如旋杯，水饮所作。**桂枝去芍药加麻辛附子汤主之**。《金匮要略·水气病脉证并治第十四》

桂枝去芍药加麻黄细辛附子汤方

（31）

桂枝三两　生姜三两　甘草二两　大枣十二枚　麻黄　细辛各二两

附子一枚，炮

上七味，以水七升，煮麻黄，去上沫，内诸药，煮取二升，分温三服。当汗出，如虫行皮中，即愈。《金匮要略》

按语： 桂枝汤－芍药＋麻黄、细辛、附子，蕴含桂枝麻黄附子合方加减衍生之法。《金匮要略》既名桂枝去芍药加麻辛附子汤，又名桂枝去芍药加麻黄细辛附子汤。

桂枝去芍药加蜀漆牡蛎龙骨救逆汤

［200017★★☆］

112. 伤寒脉浮，医以火迫劫之，亡阳必惊狂，卧起不安者，**桂枝去芍药加蜀漆牡蛎龙骨救逆汤主之**。方六十。《伤寒论·辨太阳病脉证并治中第六》

12. 火邪者，**桂枝去芍药加蜀漆牡蛎龙骨救逆汤主之**。《金匮要略·惊悸吐衄下血胸满瘀血病脉证治第十六》

桂枝去芍药加蜀漆牡蛎龙骨救逆汤方

（方六十：112）

桂枝三两，去皮　甘草二两，炙　生姜三两，切　大枣十二枚，擘　**牡蛎**五两，熬　蜀漆三两，洗去腥　**龙骨**四两

上七味，以水一斗二升，先煮蜀漆，减二升，内诸药，煮取三升，去滓，温服一升。本云，桂枝汤今去芍药加蜀漆、牡蛎、龙骨。《伤寒论》

桂枝救逆汤方

（12）

桂枝三两，去皮　甘草二两，炙　生姜三两　**牡蛎**五两，熬　**龙骨**四两　大枣十二枚　蜀漆三两，洗去腥

上为末，以水一斗二升，先煮蜀漆，减二升，内诸药，煮取三升，去滓，温服一升。《金匮要略》

按语： 桂枝汤－芍药＋蜀漆、龙骨、牡蛎。《伤寒论》名为桂枝去芍药加蜀漆牡蛎龙骨救逆汤，《金匮要略》既名桂枝去芍药加蜀漆牡蛎龙骨救逆汤，又名桂枝救逆汤。桂枝甘草汤、桂枝甘草龙骨牡蛎汤、桂枝加龙骨牡蛎汤、桂枝去芍药加蜀漆牡蛎龙骨救逆汤同为“桂甘剂”，桂枝甘草龙骨

牡蛎汤、桂枝加龙骨牡蛎汤、桂枝去芍药加蜀漆牡蛎龙骨救逆汤均为桂枝甘草“加减”方。

桂枝汤“合”方【5】

桂枝麻黄各半汤

［0 1 0 0 1 7 ☆★★］

23. 太阳病，得之八九日，如疟状，发热恶寒，热多寒少，其人不呕，清便欲自可，一日二三度发。**脉微缓者**，为欲愈也；**脉微**而恶寒者，此阴阳俱虚，不可更发汗、更下、更吐也；面色反有热色者，未欲解也，以其不能得小汗出，身必痒，**宜桂枝麻黄各半汤**。方十。《伤寒论·辨太阳病脉证并治上第五》

桂枝麻黄各半汤方

（方十：23）

桂枝一两十六铢，去皮　芍药　生姜切　甘草炙　麻黄各一两，去节　大枣四枚，擘　杏仁二十四枚，汤浸，去皮尖及两仁者

上**七味**，以水五升，**先煮麻黄一二沸，去上沫**，内诸药，煮取一升八合，去滓，温服六合。本云，桂枝汤三合，麻黄汤三合，并为六合，**顿服**。**将息如上法**。臣亿等谨按，桂枝汤方，桂枝、芍药、生姜各三两，甘草二两，大枣十二枚。麻黄汤方，麻黄三两，桂枝二两，甘草一两，杏仁七十个。今以算法约之，二汤各取三分之一，即得桂枝一两十六铢，芍药、生姜、甘草各一两，大枣四枚，杏仁二十三个零三分枚之一，收之得二十四个，合方。详此方乃三分之一，非各半也，宜云合半汤。《伤寒论》

按语： 桂枝汤 + 麻黄汤，蕴含桂枝麻黄合方加减之法。

桂枝二麻黄一汤

［0 1 0 0 1 7 ☆★★］

25. 服桂枝汤，大汗出，**脉洪大者**，与桂枝汤如前法。若形似疟，一日再发者，汗出必解，**宜桂枝二麻黄一汤**。方十二。《伤寒论·辨太阳病脉证并治上第五》

桂枝二麻黄一汤方

（方十二：25）

桂枝一两十七铢，去皮　芍药一两六铢　麻黄十六铢，去节　生姜一两六铢，切　杏仁十六个，去皮尖　甘草一两二铢，炙　大枣五枚，擘

上七味，以水五升，**先煮麻黄一二沸，去上沫**，内诸药，煮取二升，去滓，温服一升，日再服。本云，桂枝汤二分，麻黄汤一分，合为二升，分再服。今合为一方，**将息如前法**。臣亿等谨按，桂枝汤方，桂枝、芍药、生姜各三两，甘草二两，大枣十二枚。麻黄汤方，麻黄三两，桂枝二两，甘草一两，杏仁七十个。今以算法约之，桂枝汤取十二分之五，即得桂枝、芍药、生姜各一两六铢，甘草二十铢，大枣五枚。麻黄汤取九分之二，即得麻黄十六铢，桂枝十铢三分铢之二，收之得十一铢，甘草五铢三分铢之一，收之得六铢，杏仁十五个九分枚之四，收之得十六个。二汤所取相合，即共得桂枝一两十七铢，麻黄十六铢，生姜、芍药各一两六铢，甘草一两二铢，大枣五枚，杏仁十六个，合方。《伤寒论》

按语：桂枝汤 + 麻黄汤，蕴含桂枝麻黄合方加减之法。

桂枝二越婢一汤

[0 1 0 0 1 7 ☆★☆]

27. 太阳病，发热恶寒，热多寒少，**脉微弱者**，此无阳也，不可发汗。**宜桂枝二越婢一汤**。方十四。《伤寒论·辨太阳病脉证并治上第五》

桂枝二越婢一汤方

（方十四：27）

桂枝去皮　芍药　麻黄　甘草各十八铢，炙　大枣四枚，擘　生姜一两二铢，切　石膏二十四铢，碎，绵裹

上七味，以水五升，**煮麻黄一二沸，去上沫**，内诸药，煮取二升，去滓，温服一升。本云，当裁为越婢汤、桂枝汤合之，饮一升。今合为一方，桂枝汤二分，越婢汤一分。臣亿等谨按，桂枝汤方，桂枝、芍药、生姜各三两，甘草二两，大枣十二枚。越婢汤方，麻黄二两，生姜三两，甘草二两，石膏半斤，大枣十五枚。今以算法约之，桂枝汤取四分之一，即得桂枝、芍药、生姜各十八铢，甘草十二铢，大枣三枚。越婢汤取八分之一，即得麻黄十八铢，生姜九铢，甘草六铢，石膏二十四铢，大枣一枚八分之七，弃之。二汤所取相合，即共得桂枝、芍药、甘草、麻黄各十八铢，生姜一两三铢，石膏二十四铢，大枣四枚，合方。旧云，桂

枝三，今取四分之一，即当云桂枝二也。越婢汤方，见仲景杂方中，《外台秘要》一云起脾汤。《伤寒论》

按语： 桂枝汤＋越婢汤，蕴含桂枝麻黄白虎合方加减衍生之法。

柴胡桂枝汤

[1 0 0 0 0 9 ☆☆☆]

146. 伤寒六七日，发热微恶寒，支节烦疼，微呕，心下支结，外证未去者，**柴胡桂枝汤主之**。方十二。《伤寒论·辨太阳病脉证并治下第七》

柴胡桂枝汤方

（方十二：146）

桂枝去皮　黄芩一两半　人参一两半　甘草一两，炙　半夏二合半，洗　芍药一两半　大枣六枚，擘　生姜一两半，切　柴胡四两

上九味，以水七升，煮取三升，去滓，温服一升。本云人参汤，做如桂枝法，加半夏、柴胡、黄芩，复如柴胡法。今用人参做半剂。《伤寒论》

按语： 桂枝汤＋小柴胡汤，蕴含柴胡桂枝合方加减之法。

乌头桂枝汤

[1 0 0 0 0 6 ★★★]

19. 寒疝腹中痛，逆冷，手足不仁，若身疼痛，灸刺诸药不能治，**抵当乌头桂枝汤主之**。《金匮要略·腹满寒疝宿食病脉证治第十》

乌头桂枝汤方

（19）

乌头

上一味，以蜜二斤，煎减半，去滓，以桂枝汤五合解之，得一升后，初服二合，不知即服三合，又不知，复加至五合。其知者，如醉状，得吐者，为中病。《金匮要略》

桂枝汤方

（19）

桂枝三两，去皮　　芍药三两　　甘草二两，炙　　生姜三两　　大枣十二枚

上五味，剉，以水七升，**微火煮**取三升，去滓。《金匮要略》

按语： 桂枝汤＋乌头煎，蕴含桂枝附子合方加减衍生之法。《金匮要略》既名抵当乌头桂枝汤，又名乌头桂枝汤。

桂枝汤“加减”方【16】

栝楼桂枝汤

［1 0 0 0 1 6 ☆☆★］

11. 太阳病，其证备，身体强几几然，**脉反沉迟**，此为痉，**栝楼桂枝汤主之**。《金匮要略·痉湿暍病脉证治第二》

栝楼桂枝汤方

（11）

栝楼根二两　　桂枝三两　　芍药三两　　甘草二两　　生姜三两　　大枣十二枚

上六味，以水九升，煮取三升，分温三服，取微汗。**汗不出，食顷，啜热粥发之**。《金匮要略》

按语： 桂枝汤＋栝楼根。

葛根汤

［3 0 0 0 0 7 ★★★］

31. 太阳病，项背强几几，无汗恶风，**葛根汤主之**。方一。《伤寒论·辨太阳病脉证并治中第六》

32. 太阳与阳明合病者，必自下利，**葛根汤主之**。方二。用前第一方。一云，用后第四方。《伤寒论·辨太阳病脉证并治中第六》

12. 太阳病，无汗而小便反少，气上冲胸，口噤不得语，欲作刚痉，**葛根**

汤主之。《金匮要略·痓湿暍病脉证治第二》

葛根汤方

（方一：31 32）

葛根四两　麻黄三两，去节　桂枝二两，去皮　生姜三两，切　甘草二两，炙　芍药二两　大枣十二枚，擘

上**七味**，以水一斗，**先煮麻黄、葛根**，**减二升**，**去白沫**，内诸药，煮取三升，去滓，温服一升。**覆取微似汗**，**余如桂枝法将息及禁忌**。**诸汤皆仿此**。《伤寒论》

葛根汤方

（12）

葛根四两　麻黄三两，去节　桂枝三两，去皮　芍药二两　甘草二两，炙　生姜三两　大枣十二枚

上**七味**，**㕮咀**，以水七升，**先煮麻黄、葛根**，**减二升**，**去沫**，内诸药，煮取三升，去滓，温服一升，**覆取微似汗**，**不须啜粥**，**余如桂枝汤法将息及禁忌**。《金匮要略》

按语：桂枝汤＋葛根、麻黄，蕴含桂枝麻黄合方加减衍生之法。

葛根加半夏汤

［1 0 0 0 0 8 ★★★］

33. 太阳与阳明合病，不下利但呕者，**葛根加半夏汤主之**。方三。《伤寒论·辨太阳病脉证并治中第六》

葛根加半夏汤方

（方三：33）

葛根四两　麻黄三两，去节　甘草二两，炙　芍药二两　桂枝二两，去皮　生姜二两，切　半夏半升，洗　大枣十二枚，擘

上八味，以水一斗，**先煮葛根、麻黄**，**减二升**，**去白沫**，内诸药，煮取三升，去滓，温服一升，**覆取微似汗**。《伤寒论》

按语： 桂枝汤＋葛根、麻黄、半夏，蕴含桂枝麻黄合方加减衍生之法。

小建中汤

［302016★★★］

102. 伤寒二三日，心中悸而烦者，**小建中汤主之**。五十二。用前第五十一方。《伤寒论·辨太阳病脉证并治中第六》

13. 虚劳里急，悸，衄，腹中痛，梦失精，四肢酸疼，手足烦热，咽干口燥，**小建中汤主之**。《金匮要略·血痹虚劳病脉证并治第六》

18. 妇人腹中痛，**小建中汤主之**。小建中汤方见前虚劳中。《金匮要略·妇人杂病脉证并治第二十二》

100. 伤寒，**阳脉涩**，**阴脉弦**，法当腹中急痛，先与**小建中汤**，不瘥者，小柴胡汤主之。五十一。用前方。《伤寒论·辨太阳病脉证并治中第六》

22. 男子黄，小便自利，当**与虚劳小建中汤**。方见虚劳中。瓜蒂汤治诸黄。（方见暍病中）《金匮要略·黄疸病脉证并治第十五》

小建中汤方

（方五十一：100 102）

桂枝三两，去皮　甘草二两，炙　大枣十二枚，擘　**芍药六两**　生姜三两，切　胶饴一升

上**六味**，以水七升，煮取三升，去滓，**内饴**，**更上微火消解**，温服一升，日三服。**呕家不可用建中汤，以甜故也**。《伤寒论》

小建中汤方

（13 18 22）

桂枝三两，去皮　甘草三两，炙　大枣十二枚　**芍药六两**　生姜二两　胶饴一升

上六味，以水七升，煮取三升，去滓，内胶饴，更上**微火消解**，温服一升，日三服。呕家不可用建中汤，以甜故也。

《千金》疗男女因积冷气滞，或大病后不复常，苦四肢沉重，骨肉酸疼，吸吸少气，行动喘乏，

胸满气急，腰背强痛，心中虚悸，咽干唇燥，面体少色，或饮食无味，胁肋腹胀，头重不举，多卧少起，甚者积年，轻者百日，渐致瘦弱，五藏气竭，则难可复常，六脉俱不足，虚寒乏气，少腹拘急，羸瘠百病，名曰黄芪建中汤，又有人参二两。《金匮要略》

按语：桂枝汤＋芍药、饴糖。

黄芪建中汤

[1 0 0 0 0 7 ★★★]

14. 虚劳里急，诸不足，**黄芪建中汤主之**。《金匮要略·血痹虚劳病脉证并治第六》

黄芪建中汤方

（14）

于小建中汤内加黄芪一两半，余依上法。气短胸满者加生姜；腹满者去枣，加茯苓一两半，及疗肺虚损不足，补气加半夏三两。《金匮要略》

按语：桂枝汤＋芍药、饴糖、黄芪。

当归四逆加吴茱萸生姜汤

[0 1 0 0 0 9 ★★★]

352. 若其人内有久寒者，**宜当归四逆加吴茱萸生姜汤**。方四。《伤寒论·辨厥阴病脉证并治第十二》

当归四逆加吴茱萸生姜汤方

（方四：352）

当归三两　芍药三两　甘草二两，**炙**　通草二两　桂枝三两，**去皮**　**细辛**三两　生姜半斤，切　吴茱萸二升　大枣二十五枚，擘

上**九味**，以水六升，**清酒六升和，煮**取五升，去滓，温分**五服**。一方，水酒各四升。《伤寒论》

按语：桂枝汤＋当归、细辛、通草、吴茱萸，蕴含桂枝吴茱萸合方加减衍生之法。

桂枝附子汤

[2 0 0 0 2 5 ★☆☆]

174. 伤寒八九日，风湿相搏，身体疼烦，不能自转侧，不呕，不渴，**脉浮虚而涩者，桂枝附子汤主之**。若其人大便硬，一云脐下心下硬。小便自利者，去桂加白术汤主之。三十六。《伤寒论·辨太阳病脉证并治下第七》

23. 伤寒八九日，风湿相搏，身体疼烦，不能自转侧，不呕不渴，**脉浮虚而涩者，桂枝附子汤主之**。若大便坚，小便自利者，去桂加白术汤主之。《金匮要略·痉湿暍病脉证治第二》

桂枝附子汤方

（方三十六：174）

桂枝四两，去皮　**附子三枚，炮，去皮，破**　生姜二两，切　大枣十二枚，擘　甘草二两，炙

上五味，以水六升，煮取二升，去滓，分温三服。《伤寒论》

桂枝附子汤方

（23）

桂枝四两，去皮　生姜三两，切　**附子三枚，炮，去皮，破八片**　甘草二两，炙　大枣十二枚，擘

上五味，以水六升，煮取二升，去滓，分温三服。《金匮要略》

按语：桂枝汤 – 芍药 + 附子 + 桂枝、附子，蕴含桂枝附子合方加减衍生之法。

大青龙汤

[2 0 0 1 2 7 ★★★]

原文见麻黄汤”合”方

大青龙汤方

按语：桂枝汤 – 芍药 + 麻黄杏仁甘草石膏汤，蕴含桂枝麻黄白虎合方加减衍生之法。

厚朴七物汤

[1 0 0 0 1 7 ☆☆★]

原文见大承气汤“加减”方

厚朴七物汤方

按语： 桂枝汤－芍药＋小承气汤，蕴含桂枝承气合方加减衍生之法。

竹叶汤

[1 0 0 0 0 10 ★☆★]

9. 产后中风发热，面正赤，喘而头痛，**竹叶汤主之**。《金匮要略·妇人产后病脉证治第二十一》

竹叶汤方

（9）

竹叶一把　葛根三两　防风　桔梗　桂枝　人参　甘草各一两　**附子一枚，炮**　大枣十五枚　生姜五两

上十味，以水一斗煮取二升半，分温三服，**温覆使汗出。颈项强，用大附子一枚，破之如豆大，煎药扬去沫，呕者加半夏半升洗**。《金匮要略》

按语： 桂枝汤－芍药＋附子、桔梗、葛根、竹叶、防风、人参，蕴含桂枝附子桔梗合方加减衍生之法。

炙甘草汤

[1 0 0 0 1 9 ★★☆]

177. 伤寒**脉结代**，心动悸，**炙甘草汤主之**。方三十九。《伤寒论·辨太阳病脉证并治下第七》

炙甘草汤方

（方三十九：177）

甘草四两，炙　生姜三两，切　人参二两　生地黄一斤　桂枝三两，去皮　阿胶二两　麦门冬半升，去心　麻仁半升　大枣三十枚，擘

上九味，以清酒七升，水八升，先煮八味取三升，去滓，内胶烊消尽，温服一升，日三服。一名复脉汤。《伤寒论》

按语：桂枝汤－芍药＋人参、地黄、阿胶、麦冬、麻子仁。

当归四逆汤

［1 0 0 0 1 7 ★☆☆］

351. 手足厥寒，脉细欲绝者，当归四逆汤主之。方三。《伤寒论·辨厥阴病脉证并治第十二》

当归四逆汤方

（方三：351）

当归三两　桂枝三两，去皮　芍药三两　细辛三两　甘草二两，炙　通草二两　大枣二十五枚，擘。一法，十二枚

上七味，以水八升，煮取三升，去滓，温服一升，日三服。《伤寒论》

按语：桂枝汤－生姜＋当归、细辛、通草。

薯蓣丸

［1 0 0 0 0 21 ☆☆★］

原文见理中丸“加减”方

薯蓣丸方

按语：桂枝汤－生姜＋薯蓣、当归、曲、干地黄、豆黄卷、芎䓖、白术、麦门冬、杏仁、柴胡、桔梗、茯苓、阿胶、干姜、白蔹、防风，蕴含桂枝柴胡五苓理中桔梗合方加减衍生之法。

黄芪桂枝五物汤

[1 0 0 0 1 5 ★☆☆]

2. 血痹阴阳俱微，**寸口关上微，尺中小紧**，外证身体不仁，如风痹状，**黄芪桂枝五物汤主之**。《金匮要略·血痹虚劳病脉证并治第六》

黄芪桂枝五物汤方

（1）

黄芪三两　芍药三两　桂枝三两　**生姜六两**　大枣十二枚

上**五**味，以水六升，煮取二升，温服七合，日三服。一方有人参。《金匮要略》

按语：桂枝汤－甘草＋黄芪。

桂枝芍药知母汤

[1 0 0 0 0 9 ★☆☆]

7. 诸肢节疼痛，身体魁瘰，脚肿如脱，头眩短气，温温欲吐，**桂枝芍药知母汤主之**。《金匮要略·中风历节病脉证并治第五》

桂枝芍药知母汤方

（7）

桂枝四两　芍药三两　甘草二两　麻黄二两　生姜五两　**白术五两**　知母四两　**防风四两**　附子二两，**炮**

上**九**味，以水七升，煮取二升，温服七合，日三服。《金匮要略》

按语：桂枝汤－大枣＋麻黄、附子、防风、白术，蕴含桂枝麻黄附子合方加减衍生之法。

温经汤

[1 0 0 0 0 12 ☆☆★]

9. 问曰：妇人年五十所，病下利，数十日不止，暮即发热，少腹里急，腹满，手掌烦热，唇口干燥，何也？师曰：此病属带下，何以故？曾经半产，

瘀血在少腹不去。何以知之？其证唇口干燥，故知之，当以**温经汤主之**。《金匮要略·妇人杂病脉证并治第二十二》

温经汤方

（9）

吴茱萸三两　当归　芎䓖　芍药各二两　人参　桂枝　阿胶　牡丹去心　生姜　甘草各二两　半夏半升　麦门冬一升，去心

上十二味，以水一斗，煮取三升，分温三服。**亦主妇人少腹寒，久不受胎，兼取崩中去血，或月水来过多，及至期不来。**《金匮要略》

按语：桂枝汤－大枣＋吴茱萸、当归、芎䓖、人参、阿胶、牡丹皮、半夏、麦冬，蕴含桂枝吴茱萸合方加减衍生之法。

桂枝汤“衍生”方【48】

小青龙汤

［500008★★★］

原文见麻黄汤“加减”方

小青龙汤方

按语：桂枝汤－生姜、大枣＋麻黄、细辛、干姜、五味子、半夏，蕴含桂枝麻黄理中合方加减衍生之法。

小青龙加石膏汤

［100019★★★］

原文见麻黄汤“加减”方

小青龙加石膏汤方

按语：桂枝汤－生姜、大枣＋麻黄、细辛、干姜、五味子、半夏、石膏，蕴含桂枝麻黄理中白虎合方加减衍生之法。

麻黄升麻汤

[1 0 0 0 1 14 ★★★]

原文见麻黄汤“加减”方

麻黄升麻汤方

按语：桂枝汤－生姜、大枣＋麻黄、升麻、当归、知母、黄芩、葳蕤、天门冬、茯苓、石膏、白术、干姜，蕴含麻黄桂枝五苓理中白虎合方加减衍生之法。

黄芪芍药桂枝苦酒汤

[1 0 0 0 1 3 ★★★]

27. 问曰：黄汗之为病，身体肿，一作重。发热汗出而渴，状如风水，汗沾衣，色正黄如柏汁，**脉自沉**，何从得之？师曰：以汗出入水中浴，水从汗孔入，得之，**宜芪芍桂酒汤主之**。《金匮要略·水气病脉证并治第十四》

黄芪芍药桂枝苦酒汤方

（28）

黄芪五两　　芍药三两　　桂枝三两

上三味，以苦酒一升，**水七升，相和，**煮取三升，温服一升，**当心烦，**服**至六七日，乃解。若心烦不止者，以苦酒阻故也。**一方用美酒醯代苦酒。《金匮要略》

按语：桂枝汤－生姜、大枣、炙甘草＋黄芪、苦酒。《金匮要略》既名黄芪芍药桂枝苦酒汤，又名芪芍桂酒汤。

桂枝茯苓丸

[1 0 0 0 0 5 ☆☆☆]

2. 妇人宿有癥病，经断未及三月，而得漏下不止。胎动在脐上者，为癥痼害。妊娠六月动者，前三月经水利时胎也。下血者，后断三月衃也。所以血不止者，其癥不去故也，当下其癥。**桂枝茯苓丸主之。**《金匮要略·妇人妊娠病脉证并治第二十》

桂枝茯苓丸方

（2）

桂枝　茯苓　牡丹去心　桃仁去皮尖，熬　芍药各等分

上**五味**，末之，炼蜜和丸，如兔屎大，每日食前服一丸，不知，加至三丸。《金匮要略》

按语：桂枝汤－生姜、大枣、炙甘草＋茯苓、桃仁、牡丹皮，蕴含桂枝五苓合方加减衍生之法。

土瓜根散

［1 0 0 0 0 4 ☆☆★］

10. 带下，经水不利，少腹满痛，经一月再见者，**土瓜根散主之**。《金匮要略·妇人杂病脉证并治第二十二》

土瓜根散方阴肿亦主之。

（10）

土瓜根　芍药　桂枝　䗪虫各三分

上**四味**，杵为散，**酒服**方寸匕，日三服。《金匮要略》

按语：桂枝汤－生姜、大枣、炙甘草＋土瓜根、䗪虫。

鳖甲煎丸

［0 1 0 0 0 23 ☆★★］

原文见大承气汤“加减”方

鳖甲煎丸方

按语：桂枝汤－生姜、大枣、炙甘草＋鳖甲、乌扇、黄芩、柴胡、鼠妇、干姜、大黄、葶苈、石韦、厚朴、牡丹、瞿麦、紫威、半夏、人参、䗪虫、阿胶、蜂窠、赤硝、蜣、桃仁，蕴含柴胡承气桂枝理中合方加减衍生之法。

茯苓泽泻汤

［100006 ☆★☆］

原文见五苓散“加减”方

茯苓泽泻汤方

按语： 桂枝汤－芍药、大枣＋茯苓、泽泻、白术，蕴含桂枝五苓合方加减衍生之法。

茯苓甘草汤

［100104 ☆☆☆］

73. 伤寒汗出而渴者，五苓散主之；不渴者，**茯苓甘草汤主之**。方三十六。《伤寒论·辨太阳病脉证并治中第六》

356. 伤寒厥而心下悸，宜先治水，**当服茯苓甘草汤**，却治其厥。不尔，水渍入胃，必作利也。茯苓甘草汤。方八。《伤寒论·辨厥阴病脉证并治第十二》

茯苓甘草汤方

（方三十六：73）

茯苓二两　桂枝二两，去皮　甘草一两，炙　生姜三两，切

上四味，以水四升，煮取二升，去滓，分温三服。《伤寒论》

茯苓甘草汤方

（方八：356）

茯苓二两　甘草一两，炙　生姜三两，切　桂枝二两，去皮

上四味，以水四升，煮取二升，去滓，分温三服。《伤寒论》

按语： 桂枝汤－芍药、大枣＋茯苓，蕴含桂枝五苓合方加减衍生之法。茯苓桂枝大枣甘草汤、茯苓桂枝白术甘草汤、茯苓甘草汤、茯苓桂枝五味子甘草汤同为“苓桂剂”，互为“加减”方。

泽漆汤

［1 0 0 0 1 9 ★★★］

9. **脉沉者，泽漆汤主之。**《金匮要略·肺痿肺痈咳嗽上气病脉证治第七》

泽漆汤方

（9）

半夏半斤　紫参五两，一作紫菀　**泽漆**三斤，以东流水五斗，煮取一斗五升　生姜五两　白前五两　甘草　**黄芩**　人参　桂枝各三两

上九味，㕮咀，内泽漆汁中，煮取五升，温服五合，至夜尽。《金匮要略》

按语：桂枝汤－芍药、大枣＋半夏、紫参、泽漆、白前、黄芩、人参。

黄连汤

［1 0 0 0 0 7 ☆☆★］

原文见半夏泻心汤“加减”方

黄连汤方

按语：桂枝汤－芍药、生姜＋黄连、干姜、人参、半夏，蕴含桂枝泻心理中合方加减衍生之法。

茯苓桂枝甘草大枣汤

［2 0 0 0 0 4 ☆★☆］

65. 发汗后，其人脐下悸者，欲作奔豚，**茯苓桂枝甘草大枣汤主之。**方二十八。《伤寒论·辨太阳病脉证并治中第六》

4. 发汗后，脐下悸者，欲作奔豚，**茯苓桂枝甘草大枣汤主之。**《金匮要略·奔豚气病脉证治第八》

茯苓桂枝甘草大枣汤方

（方二十八：65）

茯苓半斤　桂枝四两，去皮　甘草二两，炙　大枣十五枚，擘

上四味，以甘烂水一斗，先煮茯苓，减二升，内诸药，煮取三升，去滓，温服一升，日三服。

作甘烂水法：取水二斗，置大盆内，以杓扬之，水上有珠子五六千颗相逐，取用之。《伤寒论》

茯苓桂枝甘草大枣汤方

（4）

茯苓半斤　甘草二两，炙　大枣十五枚　桂枝四两

上四味，以甘烂水一斗，先煮茯苓，减二升，内诸药，煮取三升，去滓，温服一升，日三服。**甘烂水法：取水二斗，置大盆内，以杓扬之，水上有珠子五六千颗相逐，取用之。**《金匮要略》

按语：桂枝汤－芍药、生姜＋茯苓，蕴含桂枝五苓合方加减衍生之法。茯苓桂枝大枣甘草汤、茯苓桂枝白术甘草汤、茯苓甘草汤、茯苓桂枝五味子甘草汤同为“苓桂剂”，互为“加减”方。

柴胡加龙骨牡蛎汤

［1 0 0 0 0 12 ☆★☆］

原文见小柴胡汤“加”方

柴胡加龙骨牡蛎汤方

按语：桂枝汤－芍药、炙甘草＋柴胡、龙骨、黄芩、铅丹、人参、茯苓、半夏、大黄、牡蛎，蕴含柴胡桂枝五苓承气合方加减衍生之法。

桂枝甘草汤

［1 0 0 0 0 2 ☆★★］

64. 发汗过多，其人叉手自冒心，心下悸，欲得按者，**桂枝甘草汤主之。**方二十七。《伤寒论·辨太阳病脉证并治中第六》

桂枝甘草汤方

（方二十七：64）

桂枝四两，去皮　　甘草二两，炙

上二味，以水三升，煮取一升，去滓，**顿服。**《伤寒论》

按语：桂枝汤－芍药、生姜、大枣。桂枝甘草汤、桂枝甘草龙骨牡蛎汤、桂枝加龙骨牡蛎汤、桂枝去芍药加蜀漆牡蛎龙骨救逆汤同为“桂甘剂”，桂枝甘草龙骨牡蛎汤、桂枝加龙骨牡蛎汤、桂枝去芍药加蜀漆牡蛎龙骨救逆汤均为桂枝甘草“加减”方。

桂枝甘草龙骨牡蛎汤

［1 0 0 0 0 4 ☆☆☆］

118. 火逆下之，因烧针烦躁者，**桂枝甘草龙骨牡蛎汤主之。**方六十二。《伤寒论·辨太阳病脉证并治中第六》

桂枝甘草龙骨牡蛎汤方

（方六十二：118）

桂枝一两，去皮　　甘草二两，炙　　牡蛎二两，熬　　龙骨二两

上四味，以水五升，煮取二升半，去滓，温服八合，日三服。《伤寒论》

按语：桂枝汤－芍药、生姜、大枣＋龙骨、牡蛎。桂枝甘草汤、桂枝甘草龙骨牡蛎汤、桂枝加龙骨牡蛎汤、桂枝去芍药加蜀漆牡蛎龙骨救逆汤同为“桂甘剂”，桂枝甘草龙骨牡蛎汤、桂枝加龙骨牡蛎汤、桂枝去芍药加蜀漆牡蛎龙骨救逆汤均为桂枝甘草“加减”方。

麻黄汤

［3 4 2 0 7 4 ★★★］

原文见麻黄汤“本”方

麻黄汤方

按语：桂枝汤－芍药、生姜、大枣＋麻黄、杏仁。麻黄杏仁甘草石膏汤、麻黄杏仁薏苡甘草汤、麻黄汤、杏子汤、文蛤汤同为“麻杏剂”。

麻黄加术汤

［0 0 1 0 0 5 ★★★］

原文见麻黄汤“加”方

麻黄加术汤方

按语： 桂枝汤－芍药、生姜、大枣＋麻黄、杏仁、白术，蕴含桂枝麻黄合方加减衍生之法。

防己茯苓汤

［1 0 0 0 0 5 ★☆☆］

原文见五苓散“衍生”方

防己茯苓汤方

按语： 桂枝汤－芍药、生姜、大枣＋防己、茯苓、黄芪，蕴含桂枝五苓合方加减衍生之法。

桂枝人参汤

［1 0 0 0 0 5 ☆★★］

原文见理中丸“加减”方

桂枝人参汤方

按语： 桂枝汤－芍药、生姜、大枣＋人参、白术、干姜，蕴含桂枝理中合方加减衍生之法。

白虎加桂枝汤

［1 0 0 0 1 5 ★☆☆］

原文见白虎汤“加”方

白虎加桂枝汤方

按语： 桂枝汤－芍药、生姜、大枣＋石膏、知母、粳米，蕴含桂枝白虎合方加减衍生之法。

茯苓桂枝五味子甘草汤

[0 0 1 0 1 4 ☆☆☆]

36. 青龙汤下已，多唾口燥，**寸脉沉，尺脉微**，手足厥逆，气从小腹上冲胸咽，手足痹，其面翕热如醉状，因复下流阴股，小便难，时复冒者，**与茯苓桂枝五味子甘草汤**，治其气冲。《金匮要略·痰饮咳嗽病脉证并治第十二》

桂苓五味甘草汤方

（36）

茯苓四两　桂枝四两，去皮　甘草炙，三两　五味子半升

上四味，以水八升，煮取三升，去滓，分三温服。《金匮要略》

按语：桂枝汤－芍药、生姜、大枣＋茯苓、五味子，蕴含桂枝五苓合方加减衍生之法。《金匮要略》既名茯苓桂枝五味子甘草汤，又名桂苓五味甘草汤。茯苓桂枝大枣甘草汤、茯苓桂枝白术甘草汤、茯苓甘草汤、茯苓桂枝五味子甘草汤同为"苓桂剂"，互为"加减"方。

茯苓桂枝白术甘草汤

[3 0 0 0 1 4 ☆☆☆]

67. 伤寒若吐、若下后，心下逆满，气上冲胸，起则头眩，**脉沉紧**，发汗则动经，身为振振摇者，**茯苓桂枝白术甘草汤主之**。方三十。《伤寒论·辨太阳病脉证并治中第六》

16. 心下有痰饮，胸胁支满，目眩，**苓桂术甘汤主之**。《金匮要略·痰饮咳嗽病脉证并治第十二》

17. 夫短气，有微饮，当从小便去之，**苓桂术甘汤主之**；方见上。肾气丸亦主之。方见脚气中。《金匮要略·痰饮咳嗽病脉证并治第十二》

茯苓桂枝白术甘草汤方

（方三十：67）

茯苓四两　桂枝三两，去皮　白术　甘草各二两，炙

上四味，以水六升，煮取三升，去滓，分温三服。《伤寒论》

茯苓桂枝白术甘草汤方

（16 17）

茯苓四两　桂枝　白术各三两　甘草二两

上四味，以水六升，煮取三升，分温三服，小便则利。《金匮要略》

按语：桂枝汤－芍药、生姜、大枣＋茯苓、白术，蕴含桂枝五苓合方加减衍生之法。《伤寒论》名为茯苓桂枝白术甘草汤，《金匮要略》既名茯苓桂枝白术甘草汤，又名苓桂术甘汤。茯苓桂枝大枣甘草汤、茯苓桂枝白术甘草汤、茯苓甘草汤、茯苓桂枝五味子甘草汤同为“苓桂剂”，互为“加减”方。

半夏散及汤

［1 0 0 0 0 3 ☆☆★］

原文见半夏散及汤“本”方

半夏散及汤方

按语：桂枝汤－芍药、生姜、大枣＋半夏，《伤寒论》名为半夏散及汤，蕴含桂枝半夏合方加减衍生之法。

竹皮大丸

［1 0 0 0 0 5 ☆★★］

10. 妇人乳中虚烦乱呕逆，安中益气，**竹皮大丸主之**。《金匮要略·妇人产后病脉证治第二十一》

竹皮大丸方

（10）

生竹茹二分　石膏二分　桂枝一分　甘草七分　白薇一分

上五味，末之，**枣肉和丸**，弹子大，以饮服一丸，**日三夜一服。有热者，倍白薇，烦喘者，加柏实一分。**《金匮要略》

按语：桂枝汤－芍药、生姜、大枣＋生竹茹、石膏、白薇，蕴含桂枝白虎合方加减衍生之法。

柴胡桂枝干姜汤

［1 0 0 0 0 7 ★★★］

原文见小柴胡汤“衍生”方

柴胡桂枝干姜汤方

按语： 桂枝汤－芍药、生姜、大枣＋柴胡、干姜、黄芩、栝楼、牡蛎，蕴含桂枝柴胡理中合方加减衍生之法。

桃核承气汤

［0 1 0 0 0 5 ★★★］

原文见大承气汤“衍生”方

桃核承气汤方

按语： 桂枝汤－芍药、生姜、大枣＋芒硝、大黄、桃仁，蕴含桂枝承气合方加减衍生之法。

甘草附子汤

［2 0 0 0 0 4 ★☆★］

原文见附子汤“衍生”方

甘草附子汤方

按语： 桂枝汤－芍药、生姜、大枣＋白术、附子，蕴含桂枝附子合方加减衍生之法。

风引汤

［0 0 0 1 1 12 ☆★★］

原文见桃花汤“加减”方

风引汤方

按语： 桂枝汤－芍药、生姜、大枣＋大黄、干姜、龙骨、牡蛎、寒水石、滑石、赤石脂、白石脂、紫石英、石膏，蕴含桂枝白虎承气理中桃花合方加减衍生之法。

防己地黄汤

[0 0 0 1 1 4 ☆★★]

3. **寸口脉迟而缓**，迟则为寒，**缓**则为虚，**荣缓**则为亡血，**卫缓**则为中风。邪气中经，则身痒而瘾疹。心气不足，邪气入中，则胸满而短气。

……

防己地黄汤　**治**病如狂犬，妄行，独语不休，无寒热，其**脉浮**。《金匮要略·中风历节病脉证并治第五》

防己地黄汤方

（3）

防己一分　桂枝三分　防风三分　甘草二分

上四味，以酒一杯，渍之一宿，绞取汁，生地黄二斤，**㕮咀，蒸之如斗米饭，久以铜器盛其汁，更绞地黄汁，和分再服。**《金匮要略》

按语：桂枝汤－芍药、生姜、大枣＋防己、防风。

桂姜枳实汤

[1 0 0 0 0 3 ☆☆☆]

8. 心中痞，诸逆，心悬痛，**桂枝生姜枳实汤主之**。《金匮要略·胸痹心痛短气病脉证治第九》

桂姜枳实汤方

（8）

桂枝　生姜各三两　枳实五枚

上三**味**，以水六升，煮取三升，分温三服。《金匮要略》

按语：桂枝汤－芍药、甘草、大枣＋枳实。《金匮要略》既名桂枝生姜枳实汤，又名桂姜枳实汤。

枳实薤白桂枝汤

[1 0 0 0 0 5 ☆★☆]

5. 胸痹心中痞，留气结在胸，胸满，胁下逆抢心，**枳实薤白桂枝汤主之**。人参汤亦主之。《金匮要略·胸痹心痛短气病脉证治第九》

枳实薤白桂枝汤方

（5）

枳实四枚　厚朴四两　薤白半斤　桂枝一两　栝楼实一枚，捣

上五味，以水五升，**先煮枳实、厚朴，取二升**，去滓，**内诸药，煮数沸**，分温三服。《金匮要略》

按语：桂枝汤 – 芍药、生姜、大枣、甘草 + 枳实、栝楼、厚朴、薤白。

木防己汤

[1 0 0 0 1 4 ★☆☆]

24. 膈间支饮，其人喘满，心下痞坚，面色黧黑，其**脉沉紧**，得之数十日，医吐下之不愈，**木防己汤主之**。虚者即愈，实者三日复发，复与不愈者，宜木防己汤去石膏加茯苓芒硝汤主之。《金匮要略·痰饮咳嗽病脉证并治第十二》

木防己汤方

（24）

木防己三两　石膏十二枚，如鸡子大　桂枝二两　**人参四两**

上四味，以水六升，煮取二升，分温再服。《金匮要略》

按语：桂枝汤 – 芍药、生姜、大枣、甘草 + 木防己、人参、石膏，蕴含桂枝白虎合方加减衍生之法。

木防己加茯苓芒硝汤

［1 0 0 0 1 5 ★★★］

24. 膈间支饮，其人喘满，心下痞坚，面色黧黑，其**脉沉紧**，得之数十日，医吐下之不愈，木防己汤主之。虚者即愈，实者三日复发，复与不愈者，宜**木防己汤去石膏加茯苓芒硝汤主之**。《金匮要略·痰饮咳嗽病脉证并治第十二》

木防己加茯苓芒硝汤方

（24）

木防己　桂枝各二两　芒硝三合　**人参**　茯苓各四两

上**五味**，以水六升，煮取二升，去滓，**内芒硝，再微煎**，分温再服，**微利则愈**。《金匮要略》

按语：桂枝汤－芍药、生姜、大枣、甘草＋木防己、人参、茯苓、芒硝，蕴含桂枝五苓合方加减衍生之法。《金匮要略》既名木防己加茯苓芒硝汤，又名木防己汤去石膏加茯苓芒硝汤

肾气丸

［4 0 0 1 0 8 ★☆★］

原文见附子汤“衍生”方

肾气丸方

按语：桂枝汤－芍药、生姜、大枣、甘草＋干地黄、薯蓣、山茱萸、泽泻、茯苓、牡丹皮、附子，蕴含桂枝五苓附子合方加减衍生之法。

乌梅丸

［2 0 0 0 1 10 ☆★★］

原文见乌梅丸“本”方

乌梅丸方

按语：桂枝汤－芍药、生姜、大枣、甘草＋乌梅、细辛、人参、附子、蜀椒、干姜、黄连、

黄柏、当归，蕴含桂枝泻心四逆乌梅合方加减衍生之法。

天雄散

[0 0 0 1 1 4 ☆☆★]

原文见附子汤类方

天雄散方

按语： 桂枝汤－芍药、生姜、大枣、甘草＋天雄、白术、龙骨，蕴含桂枝附子合方加减衍生之法。

蜘蛛散

[1 0 0 0 0 2 ☆☆☆]

4. 阴狐疝气者，偏有小大，时时上下，**蜘蛛散主之**。《金匮要略·趺蹶手指臂肿转筋阴狐疝蛔虫病脉证治第十九》

蜘蛛散方

（4）

蜘蛛十四枚，熬焦　　桂枝半两

上二味为散，取八分一匕，饮和服，日再服，蜜丸亦可。《金匮要略》

按语： 桂枝汤－芍药、生姜、大枣、甘草＋蜘蛛。

五苓散

[9 1 1 0 4 5 ☆☆★]

原文见五苓散“本”方

五苓散方

按语： 桂枝汤－芍药、生姜、大枣、甘草＋猪苓、茯苓、泽泻、白术。

茵陈五苓散

[1 0 0 0 0 6 ☆☆☆]

原文见五苓散“本”方

茵陈五苓散方

按语：桂枝汤－芍药、生姜、大枣、甘草＋猪苓、茯苓、泽泻、白术、茵陈蒿，蕴含桂枝五苓合方加减衍生之法。

侯氏黑散

[0 0 0 1 1 14 ☆☆★]

原文见理中丸“加减”方

侯氏黑散方

按语：桂枝汤－芍药、生姜、大枣、甘草＋桔梗、人参、白术、干姜、菊花、细辛、茯苓、牡蛎、防风、矾石、黄芩、当归、芎䓖，蕴含桂枝理中五苓桔梗合方加减衍生之法。

四逆散

[1 0 0 0 0 4 ☆☆★]

原文见小柴胡汤“衍生”方

四逆散方

按语：或加桂枝，蕴含柴胡桂枝合方加减衍生之法。

小柴胡汤

[10 2 10 0 8 7 ★★★]

原文见小柴胡汤“本”方

小柴胡汤方

按语：或加桂枝，即蕴含柴胡桂枝合方加减衍生之法。

理中丸

［2 1 1 0 0 4 ☆☆★］

原文见理中丸“本”方

理中丸方

按语：或加桂枝，蕴含理中桂枝合方加减衍生之法。

防己黄芪汤

［2 0 0 0 2 6 ☆★★］

原文见理中丸“衍生”方

防己黄芪汤方

按语：或加桂枝，蕴含理中桂枝合方加减衍生之法。

黄芩加半夏生姜汤

［2 0 0 0 0 6 ★☆☆］

172. 太阳与少阳合病，自下利者，与黄芩汤；若呕者，**黄芩加半夏生姜汤主之**。三十四。《伤寒论·辨太阳病脉证并治下第七》

11. 干呕而利者，**黄芩加半夏生姜汤主之**。《金匮要略·呕吐哕下利病脉证治第十七》

黄芩加半夏生姜汤方

（方三十四：172）

黄芩三两　芍药二两　甘草二两，炙　大枣十二枚，擘　半夏半升，洗　生姜一两半，一方三两，切

上六味，以水一斗，煮取三升，去滓，温服一升，日再夜一服。《伤寒论》

黄芩加半夏生姜汤方

（11）

黄芩三两　甘草二两，炙　芍药二两　半夏半升　生姜三两　大枣二十枚

上六味，以水一斗，煮取三升，去滓，温服一升，日再，夜一服。《金匮要略》

按语：桂枝汤－桂枝＋黄芩、半夏，蕴含桂枝柴胡合方加减衍生法。

黄芩汤

[0 0 2 0 1 4 ★☆☆]

333. 伤寒**脉迟**六七日，而反**与黄芩汤**彻其热。**脉迟**为寒，今**与黄芩汤**，复除其热，腹中应冷，当不能食，今反能食，此名除中，必死。《伤寒论·辨厥阴病脉证并治第十二》

172. 太阳与少阳合病，自下利者，**与黄芩汤**；若呕者，黄芩加半夏生姜汤主之。三十四。《伤寒论·辨太阳病脉证并治下第七》

黄芩汤方

（方三十四：172。方未见：333）

黄芩三两　芍药二两　甘草二两，炙　大枣十二枚，擘

上四味，以水一斗，煮取三升，去滓，温服一升，日再夜一服。《伤寒论》

按语：桂枝汤－桂枝、生姜＋黄芩，意蕴桂枝柴胡加减衍生法。

奔豚汤

[1 0 0 0 0 9 ★★★]

2. 奔豚气上冲胸，腹痛，往来寒热，**奔豚汤主之**。《金匮要略·奔豚气病脉证治第八》

奔豚汤方

（2）

甘草　芎䓖　当归各二两　半夏四两　黄芩二两　**生葛五两**　芍药二两　生姜四两　甘李根白皮一升

上**九味**，以**水二斗**，煮取五升，温服一升，**日三夜一服**。《金匮要略》

按语：桂枝汤－桂枝、大枣＋黄芩、半夏、当归、芎䓖、生葛、甘李根白皮，意蕴桂枝柴胡加减衍生法。

芍药甘草汤

[0 0 2 0 2 2 ☆☆☆]

29. 伤寒**脉浮**，自汗出，小便数，心烦，微恶寒，脚挛急，反与桂枝欲攻其表，此误也。得之便厥，咽中干，烦躁，吐逆者，作甘草干姜汤与之，以复其阳；若厥愈足温者，更作**芍药甘草汤与之**，其脚即伸；若胃气不和，谵语者，少与调胃承气汤；若重发汗，复加烧针者，四逆汤主之。方十六。《伤寒论·辨太阳病脉证并治上第五》

30. 问曰：证象阳旦，按法治之而增剧，厥逆，咽中干，两胫拘急而谵语。师曰：言夜半手足当温，两脚当伸，后如师言，何以知此？答曰：**寸口脉浮而大**，**浮**为风，**大**为虚，风则生微热，虚则两胫挛，病形象桂枝，因加附子参其间，增桂令汗出，附子温经，亡阳故也。厥逆咽中干，烦躁，阳明内结，谵语烦乱，更饮甘草干姜汤，夜半阳气还，两足当热，胫尚微拘急，重**与芍药甘草汤**，尔乃胫伸；以承气汤微溏，则止其谵语。故知病可愈。《伤寒论·辨太阳病脉证并治上第五》

芍药甘草汤方

（方十六：29 30）

白芍药　甘草各四两，**炙**

上**二味**，以水三升，煮取一升五合，去滓，分温再服。《伤寒论》

按语：桂枝汤－桂枝、生姜、大枣。

麻黄汤类【1 1 0 3 13 12】

麻黄汤"本"方【1】

麻黄汤

[3 4 2 0 7 4 ★★★]

35. 太阳病，头痛发热，身疼腰痛，骨节疼痛，恶风无汗而喘者，**麻黄汤**主之。方五。《伤寒论·辨太阳病脉证并治中第六》

46. 太阳病，**脉浮紧**，无汗，发热，身疼痛，八九日不解，表证仍在，此当发其汗。服药已微除，其人发烦目瞑，剧者必衄，衄乃解。所以然者，阳气重故也。**麻黄汤主之**。十六。用前第五方。《伤寒论·辨太阳病脉证并治中第六》

55. 伤寒**脉浮紧**，不发汗，因致衄者，**麻黄汤主之**。二十一。用前第五方。《伤寒论·辨太阳病脉证并治中第六》

36. 太阳与阳明合病，喘而胸满者，不可下，**宜麻黄汤**。六。用前第五方。《伤寒论·辨太阳病脉证并治中第六》

51. **脉浮**者，病在表，可发汗，**宜麻黄汤**。十七。用前第五方，法用桂枝汤。《伤寒论·辨太阳病脉证并治中第六》

52. **脉浮而数**者，可发汗，**宜麻黄汤**。十八。用前第五方。《伤寒论·辨太阳病脉证并治中第六》

235. 阳明病，**脉浮**，无汗而喘者，发汗则愈，**宜麻黄汤**。二十二。用前第十九方。《伤寒论·辨阳明病脉证并治第八》

37. 太阳病，十日以去，**脉浮细**而嗜卧者，外已解也。设胸满胁痛者，与小柴胡汤。**脉但浮者**，**与麻黄汤**。七。用前第五方。《伤寒论·辨太阳病脉证并治中第六》

232. **脉但浮**，无余证者，**与麻黄汤**。若不尿，腹满加哕者，不治。麻黄汤。方十九。《伤寒论·辨阳明病脉证并治第八》

麻黄汤方

（方五：35 36 37 46 51 52 55）

麻黄三两，去节　桂枝二两，去皮　甘草一两，炙　杏仁七十个，去皮尖

上四味，以水九升，**先煮麻黄，减二升，去上沫**，内诸药，煮取二升半，去滓，温服八合。**覆取微似汗，不须啜粥，余如桂枝法将息**。《伤寒论》

麻黄汤方

（方十九：232 235）

麻黄三两，去节　桂枝二两，去皮　甘草一两，炙　杏仁七十个，去皮尖

上四味，以水九升，**煮麻黄，减二升，去白沫**，内诸药，煮取二升半，去滓。温服八合，**覆取微似汗**。《伤寒论》

按语： 桂枝汤“本”方。桂枝汤－芍药、生姜、大枣＋麻黄、杏仁，蕴含桂枝汤加减衍生之法。麻黄杏仁甘草石膏汤、麻黄杏仁薏苡甘草汤、麻黄汤、杏子汤、文蛤汤同为“麻杏剂”。

麻黄汤“加”方【1】

麻黄加术汤

［0 0 1 0 0 5 ★★★］

20. 湿家身烦疼，可与**麻黄加术汤**。发其汗为宜，慎不以火攻之。《金匮要略·痓湿暍病脉证治第二》

麻黄加术汤方

（20）

麻黄三两，去节　桂技二两，去皮　甘草一两，炙　杏仁七十个，去皮尖　白术四两

上五味，以水九升，**先煮麻黄，减二升，去上沫**，内诸药，煮取二升半，去滓，温服八合，**覆取微似汗**。《金匮要略》

按语： 麻黄汤＋白术，蕴含桂枝麻黄合方加减衍生之法。

麻黄汤“去”方【0】

麻黄汤“合”方【3】

桂枝麻黄各半汤

[0 1 0 0 1 7 ☆★★]

原文见桂枝汤“合”方

桂枝麻黄各半汤方

按语： 桂枝汤+麻黄汤，蕴含桂枝麻黄合方加减之法。

桂枝二麻黄一汤

[0 1 0 0 1 7 ☆★★]

原文见桂枝汤“合”方

桂枝二麻黄一汤方

按语： 桂枝汤*麻黄汤，蕴含桂枝麻黄合方加减之法。

大青龙汤

[2 0 0 1 2 7 ★★★]

38. 太阳中风，**脉浮紧**，发热恶寒，身疼痛，不汗出而烦躁者，**大青龙汤主之**。若**脉微弱**，汗出恶风者，不可服之。服之则厥逆，筋惕肉瞤，此为逆也。大青龙汤方。八。《伤寒论·辨太阳病脉证并治中第六》

23. 病溢饮者，当发其汗，**大青龙汤主之**；小青龙汤亦主之。《金匮要略·痰饮咳嗽病脉证并治第十二》

39. 伤寒**脉浮缓**，身不疼但重，乍有轻时，无少阴证者，**大青龙汤发之**。九。用前第八方。《伤寒论·辨太阳病脉证并治中第六》

大青龙汤方

（方八：38 39）

麻黄六两，去节　桂枝二两，去皮　甘草二两，炙　杏仁四十枚，去皮尖　生姜三两，切　大枣十枚，擘　石膏如鸡子大，碎

上**七味**，以水九升，**先煮麻黄，减二升，去上沫**，内诸药，煮取三升，去滓，温服一升，**取微似汗。汗出多者，温粉粉之。一服汗者，停后服。若复服，汗多亡阳遂**一作逆**虚，恶风烦躁，不得眠也。**《伤寒论》

大青龙汤方

（23）

麻黄六两，去节　桂枝二两，去皮　甘草二两，炙　杏仁四十个，去皮尖　生姜三两　大枣十二枚　石膏如鸡子大，碎

上**七味**，以水九升，**先煮麻黄，减二升，去上沫**，内诸药，煮取三升，去滓，温服一升，**取微似汗。汗多者，温粉粉之。**《金匮要略》

按语：麻黄汤＋越婢汤，蕴含桂枝麻黄白虎合方加减衍生之法。

麻黄汤“加减”方【13】

麻黄杏仁甘草石膏汤

［0 0 2 0 0 4 ☆★☆］

63. 发汗后，不可更行桂枝汤，汗出而喘，无大热者，可与**麻黄杏仁甘草石膏汤**。方二十六。《伤寒论·辨太阳病脉证并治中第六》

162. 下后不可更行桂枝汤，若汗出而喘，无大热者，可与**麻黄杏子甘草石膏汤**。方二十四。《伤寒论·辨太阳病脉证并治下第七》

麻黄杏仁甘草石膏汤方

（方二十六：63）

麻黄四两，去节　杏仁五十个，去皮尖　甘草二两，炙　石膏半斤，碎，绵裹

上四味，以水七升，**煮麻黄，减二升，去上沫**，内诸药，煮取二升，去滓，温服一升。本云，黄耳杯。《伤寒论》

麻黄杏子甘草石膏汤方

（方二十四：162）

麻黄四两　杏仁五十个，去皮尖　甘草二两，炙　石膏半斤，碎，绵裹

上四味，以水七升，先煮麻黄，减二升，去白沫，内诸药，煮取三升，去滓，温服一升。本云黄耳杯。《伤寒论》

按语：麻黄汤－桂枝＋石膏。既名麻黄杏仁石膏甘草汤，又名麻黄杏子石膏甘草汤。蕴含麻黄白虎合方加减衍生之法。麻黄杏仁甘草石膏汤、麻黄杏仁薏苡甘草汤、麻黄汤、杏子汤、文蛤汤同为“麻杏剂”。

麻黄杏仁薏苡甘草汤

［0 0 1 0 0 4 ☆★★］

21. 病者一身尽疼，发热，日晡所剧者，名风湿。此病伤于汗出当风，或久伤取冷所致也，可与麻黄杏仁薏苡甘草汤。《金匮要略·痉湿暍病脉证治第二》

麻黄杏仁薏苡甘草汤方

（21）

麻黄去节，半两，汤泡　甘草一两，炙　薏苡仁半两　杏仁十个，去皮尖，炒

上剉麻豆大，每服四钱匕，水盏半，煮八分，去滓，温服。有微汗，避风。《金匮要略》

按语：麻黄汤－桂枝＋薏苡仁。麻黄杏仁甘草石膏汤、麻黄杏仁薏苡甘草汤、麻黄汤、杏子汤、文蛤汤同为“麻杏剂”。

文蛤汤

［1 0 0 0 1 7 ☆☆☆］

19. 吐后渴欲得水而贪饮者，文蛤汤主之；兼主微风，脉肾头痛。《金匮要略·呕吐哕下利病脉证治第十七》

文蛤汤方

（19）

文蛤五两　麻黄　甘草　生姜各三两　石膏五两　杏仁五十枚　大枣十二枚

上**七味**，以水六升，煮取二升，温服一升，汗出即愈。《金匮要略》

按语：麻黄汤－桂枝＋生姜、大枣、石膏、文蛤，蕴含麻黄白虎合方加减衍生之法。麻黄杏仁甘草石膏汤、麻黄杏仁薏苡甘草汤、麻黄汤、杏子汤、文蛤汤同为“麻杏剂”。

杏子汤

［0 1 0 0 1 X ※※※］

25. 水之为病，其**脉沉小**，属少阴；**浮者**为风，无水，虚胀者，为气。水，发其汗即已。脉沉者，宜麻黄附子汤；**浮者**，**宜杏子汤**。《金匮要略·水气病脉证并治第十四》

杏子汤方

（26）

杏子汤方未见。恐是麻黄杏仁甘草石膏汤。《金匮要略》

按语：麻黄汤－桂枝＋石膏，蕴含麻黄白虎合方加减衍生之去。麻黄杏仁甘草石膏汤、麻黄杏仁薏苡甘草汤、麻黄汤、杏子汤、文蛤汤同为“麻杏剂”。

麻黄连轺赤小豆汤

［1 0 0 0 0 8 ☆★★］

262. 伤寒瘀热在里，身必黄，**麻黄连轺赤小豆汤主之**。方四十四。《伤寒论·辨阳明病脉证并治第八》

麻黄连轺赤小豆汤方

（方四十四：262）

麻黄二两，去节　连轺二两，连翘根是　杏仁四十个，去皮尖　赤小豆一升

大枣十二枚，擘　生梓白皮切，一升　生姜二两，切　甘草二两，炙

上八味，以潦水一斗，先煮麻黄再沸，去上沫，内诸药，煮取三升，去滓，分温三服，**半日服尽。**《伤寒论》

按语：麻黄汤－桂枝＋连轺、赤小豆、生姜、大枣、生梓白皮。

葛根汤

［3 0 0 0 0 7 ★★★］

原文见桂枝汤“加减”方

葛根汤方

按语：麻黄汤－杏仁＋芍药、生姜、大枣、葛根，蕴含桂枝麻黄合方加减衍生之法。

葛根加半夏汤

［1 0 0 0 0 8 ★★★］

原文见桂枝汤“加减”方

葛根加半夏汤方

按语：麻黄汤－杏仁＋芍药、生姜、大枣、葛根、半夏，蕴含桂枝麻黄合方加减衍生之法。

桂枝二越婢一汤

［0 1 0 0 1 7 ☆★☆］

原文见桂枝汤“合”方

桂枝二越婢一汤方

按语：麻黄汤－杏仁＋芍药、生姜、大枣、石膏，蕴含桂枝麻黄白虎合方加减衍生之法。

桂枝去芍药加麻黄细辛附子汤

［1 0 0 0 0 7 ★★★］

原文见桂枝汤“去”方

桂枝去芍药加麻黄细辛附子汤方

按语： 麻黄汤－杏仁＋生姜、大枣、细辛、附子，蕴含桂枝麻黄附子合方加减衍生之法。

桂枝芍药知母汤

［1 0 0 0 0 9 ★☆☆］

原文见桂枝汤“加减”方

桂枝芍药知母汤方

按语： 麻黄汤－杏仁＋芍药、生姜、知母、附子、防风、白术，蕴含桂枝麻黄附子合方加减衍生之法。

麻黄升麻汤

［1 0 0 0 1 14 ★★★］

357. 伤寒六七日，大下后，**寸脉沉而迟**，手足厥逆，**下部脉不至**，喉咽不利，唾脓血，泄利不止者，为难治，**麻黄升麻汤主之**。方九。《伤寒论·辨厥阴病脉证并治第十二》

麻黄升麻汤方

（方九：357）

麻黄二两半，去节　升麻一两一分　当归一两一分　知母十八铢　**黄芩**十八铢　葳蕤十八铢一作菖蒲　**芍药**六铢　天门冬六铢，去心　**桂枝**六铢，去皮　**茯苓**六铢　**甘草**六铢，炙　**石膏**六铢，碎，绵裹　**白术**六铢　**干姜**六铢

上十四味，以水一斗，**先煮麻黄一两沸，去上沫**，内诸药，煮取三升，去滓，分温三服。**相去如炊三斗米顷令尽，汗出愈**。《伤寒论》

按语： 麻黄汤－杏仁＋升麻、当归、知母、黄芩、葳蕤、芍药、天门冬、茯苓、石膏、白术、干姜，蕴含麻黄桂枝五苓理中白虎合方加减衍生之法。

小青龙汤

［500008★★★］

40. 伤寒表不解，心下有水气，干呕发热而咳，或渴，或利，或噎，或小便不利、少腹满，或喘者，**小青龙汤主之**。方十。《伤寒论·辨太阳病脉证并治中第六》

41. 伤寒心下有水气，咳有微喘，发热不渴。服汤已渴者，此寒去欲解也。**小青龙汤主之**。十一。用前第十方。《伤寒论·辨太阳病脉证并治中第六》

23. 病溢饮者，当发其汗，大青龙汤主之；**小青龙汤**亦**主之**。《金匮要略·痰饮咳嗽病脉证并治第十二》

35. 咳逆，倚息不得卧，**小青龙汤主之**。方见上及肺痈中。《金匮要略·痰饮咳嗽病脉证并治第十二》

7. 妇人吐涎沫，医反下之，心下即痞，当先治其吐涎沫，**小青龙汤主之**。涎沫止，乃治痞，泻心汤主之。小青龙汤方（见肺痈中）。《金匮要略·妇人杂病脉证并治第二十二》

小青龙汤方

（方十：40 41）

麻黄去节 芍药 **细辛** 干姜 甘草炙 桂枝各三两，去皮 五味子半升 半夏半升，洗

上八味，以水一斗，**先煮麻黄，减二升，去上沫**，内诸药，煮取三升，去滓，温服一升。**若渴，去半夏，加栝楼根三两；若微利，去麻黄，加荛花，如一鸡子，熬令赤色；若噎者，去麻黄，加附子一枚，炮；若小便不利，少腹满者，去麻黄，加茯苓四两；若喘，去麻黄，加杏仁半升，去皮尖。且荛花不治利，麻黄主喘，今此语反之，疑非仲景意。**臣亿等谨按，小青龙汤，大要治水。又按《本草》，荛花下十二水，若水去，利则止也。又按《千金》，形肿者应内麻黄，乃内杏仁者，以麻黄发其阳故也。以此证之，岂非仲景意也。《伤寒论》

小青龙汤方

（23 35 7）

麻黄去节，三两　芍药三两　五味子半升　干姜三两　甘草三两，炙　**细辛三两**　桂枝三两，去皮　半夏半升，汤洗

上八味，以水一斗，**先煮麻黄减二升，去上沫**，内诸药，煮取三升，去滓，温服一升。《金匮要略》

按语：麻黄汤－杏仁＋芍药、细辛、干姜、五味子、半夏、石膏，蕴含桂枝麻黄理中合方加减衍生之法。

小青龙加石膏汤

［100019★★★］

14. 肺胀，咳而上气，烦躁而喘，**脉浮者**，心下有水，**小青龙加石膏汤主之**。《金匮要略·肺痿肺痈咳嗽上气病脉证治第七》

小青龙加石膏汤方《千金》证治同，外更加胁下痛引缺盆。

（14）

麻黄　芍药　桂枝　**细辛**　甘草　干姜各三两　五味子　半夏各半升　石膏二两

上九味，以水一斗，**先煮麻黄去上沫**，**内诸药**，煮取三升。**强人服一升，羸者减之，日三服，小儿服四合**。《金匮要略》

按语：麻黄汤－杏仁＋芍药、细辛、干姜、五味子、半夏、石膏，蕴含桂枝麻黄理中白虎合方加减衍生之法。

麻黄汤"衍生"方【12】

甘草麻黄汤

［100002☆★★］

24. 里水，越婢加术汤主之；**甘草麻黄汤**亦主之。《金匮要略·水气病脉证并治第十四》

甘草麻黄汤方

（25）

甘草二两　麻黄四两

上二味，以水五升，**先煮麻黄，去上沫**，内甘草，煮取三升，温服一升，**重覆汗出，不汗，再服，慎风寒。**《金匮要略》

按语： 麻黄汤－桂枝、杏仁。

麻黄附子汤

[0 1 0 0 1 3 ★★☆]

25. 水之为病，其**脉沉小**，属少阴；浮者为风，无水，虚胀者，为气。水，发其汗即已。**脉沉者，宜麻黄附子汤；浮者**，宜杏子汤。《金匮要略·水气病脉证并治第十四》

麻黄附子汤方

（26）

麻黄三两　甘草二两　**附子一枚，炮**

上三味，以水七升，**先煮麻黄，去上沫**，内诸药，煮取二升半，温服八分，日三服。《金匮要略》

按语： 麻黄汤－桂枝、杏仁＋附子，蕴含麻黄附子合方加减衍生之法。麻黄附子汤、麻黄附子甘草汤、麻黄细辛附子汤同为“麻附剂”，互为“加减”方。

麻黄附子甘草汤

[0 0 0 1 0 3 ★★☆]

302. 少阴病，得之二三日，**麻黄附子甘草汤微发汗**。以二三日无证，故微发汗也。方二。《伤寒论·辨少阴病脉证并治第十一》

麻黄附子甘草汤方

（方二：302）

麻黄二两，去节　甘草二两，炙　**附子一枚，炮，去皮，破八片**

上三**味**，以水七升，**先煮麻黄一两沸，去上沫**，内诸药，煮取三升，去滓，温服一升，日三服。《伤寒论》

按语： 麻黄汤－桂枝、杏仁＋附子，蕴含麻黄附子合方加减衍生之法。麻黄附子汤、麻黄附子甘草汤、麻黄细辛附子汤同为“麻附剂”，互为“加减”方。

越婢汤

［100015★★★］

22. 风水恶风，一身悉肿，**脉浮**不渴，续自汗出，无大热，**越婢汤主之**。《金匮要略·水气病脉证并治第十四》

越婢汤方

（23）

麻黄六两　石膏半斤　生姜三两　大枣十五枚　甘草二两

上**五味**，以水六升，**先煮麻黄，去上沫**，内诸药，煮取三升，分温三服。**恶风者，加附子一枚炮；风水加术四两**。《古今录验》。《金匮要略》

按语： 麻黄汤－桂枝、杏仁＋石膏、生姜、大枣，蕴含麻黄白虎合方加减衍生之法。

越婢加术汤

［200016★★☆］

5. 里水者，一身面目黄肿，其**脉沉**，小便不利，故令病水。假如小便自利，此亡津液，故令渴也。**越婢加术汤主之**。方见下。《金匮要略·水气病脉证并治第十四》

24. 里水，**越婢加术汤主之**；甘草麻黄汤亦主之。《金匮要略·水气病脉证并治第十四》

越婢加术汤方

（5 24）

见上于内加白术四两，又见脚气中。《金匮要略》

按语：麻黄汤－桂枝、杏仁＋石膏、生姜、大枣、白术，蕴含麻黄白虎合方加减衍生之法。

越婢加半夏汤

［1 0 0 0 1 6 ★★☆］

13. 咳而上气，此为肺胀，其人喘，目如脱状，**脉浮大者**，**越婢加半夏汤主之**。《金匮要略·肺痿肺痈咳嗽上气病脉证治第七》

越婢加半夏汤方

（13）

麻黄六两　石膏半斤　生姜三两　大枣十五枚　甘草二两　半夏半升

上六味，以水六升，**先煎麻黄**，**去上沫**，内诸药，煮取三升，分温三服。《金匮要略》

按语：麻黄汤－桂枝、杏仁＋石膏、生姜、大枣、半夏，蕴含麻黄白虎合方加减衍生之法。

厚朴麻黄汤

［1 0 0 0 1 9 ☆★☆］

8. 咳而**脉浮者**，**厚朴麻黄汤主之**。《金匮要略·肺痿肺痈咳嗽上气病脉证治第七》

厚朴麻黄汤方

（8）

厚朴五两　麻黄四两　石膏如鸡子大　杏仁半升　半夏半升　干姜二两　细辛二两　小麦一升　五味子半升

上九味，**以水一斗二升**，**先煮小麦熟**，去滓，内诸药，煮取三升，温服一升，日三服。《金匮要略》

按语： 麻黄汤 – 桂枝、炙甘草 + 厚朴、石膏、半夏、小麦、二姜、细辛、五味子。

乌头汤

[1 0 0 0 0 5 ★★★]

原文见附子汤“衍生”方

乌头汤方

按语： 麻黄汤 – 桂枝、杏仁、甘草 + 芍药、黄芪、乌头，蕴含麻黄附子合方加减衍生之法。

麻黄细辛附子汤

[1 0 0 0 1 3 ★★☆]

301. 少阴病，始得之，反发热，**脉沉者**，**麻黄细辛附子汤主之**。方一。《伤寒论·辨少阴病脉证并治第十一》

麻黄细辛附子汤方

（方一：301）

麻黄二两，去节　细辛二两　**附子**一枚，炮，去皮，破八片

上三味，以水一斗，**先煮麻黄**，**减二升**，**去上沫**，内诸药，煮取三升，去滓，温服一升，日三服。《伤寒论》

按语： 麻黄汤 – 桂枝、杏仁、炙甘草 + 附子、细辛，蕴含麻黄附子合方加减衍生之法。麻黄附子汤、麻黄附子甘草汤、麻黄细辛附子汤同为“麻附剂”，互为“加减”方。

半夏麻黄丸

[1 0 0 0 0 2 ☆☆☆]

13. 心下悸者，**半夏麻黄丸主之**。《金匮要略·惊悸吐衄下血胸满瘀血病脉证治第十六》

半夏麻黄丸方

（13）

半夏　麻黄等分

上二味，末之，炼蜜和丸，小豆大，饮服三丸，日三服。《金匮要略》

按语： 麻黄汤－桂枝、杏仁、炙甘草＋半夏。

射干麻黄汤

［1 0 0 0 0 9 ★★☆］

6. 咳而上气，喉中水鸡声，**射干麻黄汤主之**。《金匮要略·肺痿肺痈咳嗽上气病脉证治第七》

射干麻黄汤方

（6）

射干十三枚，一法三两　麻黄四两　生姜四两　**细辛**　紫菀　款冬花各三两　五味子半升　大枣七枚　半夏大者，洗，八枚，一法半升

上九味，以水一斗二升，**先煮麻黄两沸，去上沫**，内诸药，煮取三升，分温三服。《金匮要略》

按语： 麻黄汤－桂枝、杏仁、炙甘草＋射干、生姜、大枣、细辛、五味子、紫菀、款冬花、半夏。

防己黄芪汤

［2 0 0 0 2 6 ☆★★］

原文见理中丸“衍生”方

防己黄芪汤方

按语： 或加麻黄，蕴含理中麻黄合方加减衍生之法。

五苓散类【1 0 0 0 2 37】

五苓散“本”方【1】

五苓散

［9 1 1 0 4 5 ☆☆★］

71. 太阳病，发汗后，大汗出，胃中干，烦躁不得眠，欲得饮水者，少少与饮之，令胃气和则愈。若**脉浮**，小便不利，微热消渴者，**五苓散主之**。方三十四，即猪苓散是。《伤寒论·辨太阳病脉证并治中第六》

72. 发汗已，**脉浮数**，烦渴者，**五苓散主之**。三十五。用前第三十四方。《伤寒论·辨太阳病脉证并治中第六》

73. 伤寒汗出而渴者，**五苓散主之**；不渴者，茯苓甘草汤主之。方三十六。《伤寒论·辨太阳病脉证并治中第六》

74. 中风发热，六七日不解而烦，有表里证，渴欲饮水，水入则吐者，名曰水逆，**五苓散主之**。三十七。用前第三十四方。《伤寒论·辨太阳病脉证并治中第六》

156. 本以下之，故心下痞，与泻心汤。痞不解，其人渴而口燥烦，小便不利者，**五苓散主之**。十九。一方云，忍之一日乃愈。用前第七证方。《伤寒论·辨太阳病脉证并治下第七》

386. 霍乱，头痛发热，身疼痛，热多欲饮水者，**五苓散主之**；寒多不用水者，理中丸主之。二。《伤寒论·辨霍乱病脉证并治第十三》

31. 假令瘦人，脐下有悸，吐涎沫而癫眩，此水也，**五苓散主之**。《金匮要略·痰饮咳嗽病脉证并治第十二》

4. **脉浮**，小便不利，微热，消渴者，宜利小便，发汗，**五苓散主之**。《金匮要略·消渴小便利淋病脉证并治第十三》

5. 渴欲饮水，水入则吐者，名曰水逆，**五苓散主之**。方见上。《金匮要略·消渴小便利淋病脉证并治第十三》

244. 太阳病，**寸缓关浮尺弱**，其人发热汗出，复恶寒，不呕，但心下痞者，此以医下之也。如其不下者，病人不恶寒而渴者，此转属阳明也。小便数者，大便必硬，不更衣十日，无所苦也。渴欲饮水，少少与之，但以法救之。渴者，**宜五苓散**。方三十。《伤寒论·辨阳明病脉证并治第八》

141. 病在阳，应以汗解之，反以冷水潠之，若灌之，其热被劫不得去，弥更益烦，肉上粟起，意欲饮水，反不渴者，服文蛤散；若不瘥者，**与五苓散**。寒实结胸，无热证者，与三物小陷胸汤。用前第六方。白散亦可服。七。一云与三物小白散。《伤寒论·辨太阳病脉证并治下第七》

五苓散方

（三十四方：71 72 73 74）

猪苓十八铢，去皮　泽泻一两六铢　白术十八铢　茯苓十八铢　桂枝半两，去皮

上五味，捣为散，以白饮和服方寸匕，日三服。**多饮暖水，汗出愈**。如法将息。

《伤寒论》

五苓散方

（方七：141 156）

五苓散方

猪苓十八铢，去黑皮　白术十八铢　泽泻一两六铢　茯苓十八铢　桂枝半两，去皮

上五味为散，更于臼中治之，白饮和方寸匕服之，日三服，**多饮暖水汗出愈**。《伤寒论》

五苓散方

（方三十：244）

猪苓去皮　白术　茯苓各十八铢　泽泻一两六铢　桂枝半两，去皮

上五味，为散，白饮和服方寸匕，日三服。《伤寒论》

五苓散方

（方二：386）

猪苓去皮　白术　茯苓各十八铢　桂枝半两，去皮　泽泻一两六铢

上五味，为散，更治之，白饮和服方寸匕，日三服，**多饮暖水，汗出愈**。《伤寒论》

五苓散方

（31 4 5）

泽泻一两一分　猪苓三分，去皮　茯苓三分　白术三分　桂二分，去皮

上五味，为末，白饮服方寸匕，日三服，**多饮暖水，汗出愈**。《金匮要略》

按语： 五苓散“本”方。桂枝汤－芍药、生姜、大枣、甘草＋猪苓、茯苓、泽泻、白术，蕴含桂枝汤加减衍生之法。

五苓散“加”方【0】
五苓散“去”方【0】
五苓散“合”方【0】
五苓散“加减”方【2】

茵陈五苓散

[1 0 0 0 0 6 ☆☆☆]

18. 黄疸病，**茵陈五苓散主之**。一本云茵陈汤及五苓散并主之。《金匮要略·黄疸病脉证并治第十五》

茵陈五苓散方

（18）

茵陈蒿末十分　五苓散五分。方见痰饮中。

上二物和，先食饮方寸匕，日三服。《金匮要略》

按语： 五苓散＋茵陈蒿，蕴含桂枝五苓合方加减衍生之法。

茯苓泽泻汤

［100006 ☆★☆］

18. 胃反，吐而渴欲饮水者，**茯苓泽泻汤主之**。《金匮要略·呕吐哕下利病脉证治第十七》

茯苓泽泻汤方《外台》云：治消渴脉绝，胃反吐食方。有小麦一升。

（18）

茯苓半斤　泽泻四两　甘草二两　桂枝二两　白术三两　生姜四两

上六味，以水一斗，煮取三升，内泽泻，再煮取二升半，温服八合，日三服。《金匮要略》

按语： 五苓散－猪苓＋生姜、大枣，蕴含桂枝五苓合方加减衍生之法。

五苓散“衍生”方【37】

猪苓散

［100003 ☆☆☆］

13. 呕吐而病在膈上，后思水者，解，急与之。思水者，**猪苓散主之**。《金匮要略·呕吐哕下利病脉证治第十七》

猪苓散方

（13）

猪苓　茯苓　白术各等分

上三味，杵为散，饮服方寸匕，日三服。《金匮要略》

按语： 五苓散－桂枝、泽泻。

猪苓汤

[3 0 2 0 2 5 ☆★☆]

223. 若**脉浮**发热，渴欲饮水，小便不利者，**猪苓汤主之**。方十三。《伤寒论·辨阳明病脉证并治第八》

319. 少阴病，下利六七日，咳而呕渴，心烦不得眠者，**猪苓汤主之**。方十八。《伤寒论·辨少阴病脉证并治第十一》

13. **脉浮**，发热，渴欲饮水，小便不利者，**猪苓汤主之**。《金匮要略·消渴小便利淋病脉证并治第十三》

224. 阳明病，汗出多而渴者，不可**与猪苓汤**，以汗多胃中燥，猪苓汤复利其小便故也。《伤寒论·辨阳明病脉证并治第八》

17. 夫诸病在藏欲攻之，当随其所得而攻之，如渴者**与猪苓汤**。余皆仿此。《金匮要略·藏府经络先后病脉证第一》

猪苓汤方

（方十三：223 224）

猪苓去皮　茯苓　泽泻　阿胶　滑石碎，各一两

上五味，以水四升，**先煮四味，取二升**，去滓，**内阿胶烊消**，温服七合，日三服。《伤寒论》

猪苓汤方

（方十八；319）

猪苓去皮　茯苓　阿胶　泽泻　滑石各一两

上五味，以水四升，**先煮四物，取二升**，去滓，**内阿胶烊尽**，温服七合，日三服。《伤寒论》

猪苓汤方

（13　17）

猪苓去皮　茯苓　阿胶　滑石　泽泻各一两

上五味，以水四升，**先煮四味，取二升**，去滓，**内胶烊消**，温服七合，日三服。《金匮要略》

按语：五苓散－桂枝、白术＋滑石、阿胶。

当归芍药散

[2 0 0 0 0 6 ☆☆★]

5. 妇人怀妊，腹中痛，**当归芍药散主之**。《金匮要略·妇人妊娠病脉证并治第二十》

17. 妇人腹中诸疾痛，**当归芍药散主之**。《金匮要略·妇人杂病脉证并治第二十二》

当归芍药散方

（5 17）

当归三两　芍药一斤　茯苓四两　白术四两　泽泻半斤　芎䓖半斤，一作三两

上六味，杵为散，取方寸匕，**酒和**，日三服。《金匮要略》

按语：五苓散－桂枝、猪苓＋芍药、当归、芎䓖。

肾气丸

[4 0 0 1 0 8 ★☆★]

原文见附子汤“衍生”方

肾气丸方

按语：五苓散－猪苓、白术＋干地黄、薯蓣、牡丹皮、山茱萸、附子，蕴含桂枝五苓附子合方加减衍生之法。

茯苓桂枝白术甘草汤

[3 0 0 0 1 4 ☆☆☆]

原文见桂枝汤“衍生”方

茯苓桂枝白术甘草汤方

按语： 五苓散－猪苓、泽泻＋炙甘草，蕴含桂枝五苓合方加减衍生之法。茯苓桂枝大枣甘草汤、茯苓桂枝白术甘草汤、茯苓甘草汤、茯苓桂枝五味子甘草汤同为“苓桂剂”，互为“加减”方。

薯蓣丸

［1 0 0 0 0 21 ☆☆★］

原文见理中丸“加减”方

薯蓣丸方

按语： 五苓散－猪苓、泽泻＋薯蓣、当归、曲、干地黄、豆黄卷、甘草、人参、芎䓖、芍药、麦门冬、杏仁、柴胡、桔梗、阿胶、干姜、白蔹、防风、大枣，蕴含桂枝柴胡五苓理中桔梗合方加减衍生之法。

麻黄升麻汤

［1 0 0 0 1 14 ★★★］

原文见麻黄汤“加减”方

麻黄升麻汤方

按语： 五苓散－猪苓、泽泻＋麻黄、升麻、当归、知母、黄芩、葳蕤、芍药、天门冬、甘草、石膏、干姜。蕴含麻黄桂枝五苓理中白虎合方加减衍生之法。

侯氏黑散

［0 0 0 1 1 14 ☆☆★］

原文见理中丸“加减”方

侯氏黑散方

按语： 五苓散－猪苓、泽泻＋人参、干姜、菊花、细辛、牡蛎、防风、矾石、黄芩、桔梗、当归、芎䓖，蕴含桂枝理中五苓桔梗合方加减衍生之法。

茯苓戎盐汤

[1 0 0 0 0 3 ☆★☆]

11. 小便不利，蒲灰散主之，滑石白鱼散，**茯苓戎盐汤**并主之。《金匮要略·消渴小便利淋病脉证并治第十三》

茯苓戎盐汤方

（11）

茯苓半斤　白术二两　戎盐弹丸大，一枚

上三味，先将茯苓、白术煎成，入戎盐，再煎，分温三服。《金匮要略》

按语： 五苓散－猪苓、泽泻、桂枝＋戎盐。

附子汤

[2 0 0 1 2 5 ★☆☆]

原文见附子汤“本”方

附子汤方

按语： 五苓散－猪苓、泽泻、桂枝＋芍药、人参、附子。桂枝去桂加茯苓白术汤、真武汤、附子汤同为“苓芍剂”，桂枝去桂加茯苓白术汤、附子汤为真武汤“加减”方。

真武汤

[2 0 0 0 0 5 ★☆★]

原文见附子汤“加减”方

真武汤方

按语： 五苓散－猪苓、泽泻、桂枝＋芍药、生姜、附子，蕴含五苓附子合方加减衍生之法。桂枝去桂加茯苓白术汤、真武汤、附子汤同为“苓芍剂”，桂枝去桂加茯苓白术汤、附子汤为真武汤“加减”方。

甘草干姜茯苓白术汤

［1 0 0 0 0 4 ☆☆★］

原文见理中丸“加减”方

甘姜苓术汤方

按语： 五苓散－猪苓、泽泻、桂枝＋干姜、炙甘草，蕴含五苓理中合方加减衍生之法。

防己茯苓汤

［1 0 0 0 0 5 ★☆☆］

23. 皮水为病，四肢肿，水气在皮肤中，四肢聂聂动者，**防己茯苓汤主之**。《金匮要略·水气病脉证并治第十四》

防己茯苓汤方

（24）

防己三两　黄芪三两　桂枝三两　**茯苓六两**　甘草二两

上五味，以水六升，煮取二升，分温三服。《金匮要略》

按语： 五苓散－猪苓、泽泻、白术＋防己、黄芪、甘草，蕴含桂枝五苓合方加减衍生之法。

柴胡加龙骨牡蛎汤

［1 0 0 0 0 12 ☆★☆］

原文见小柴胡汤“加”方

柴胡加龙骨牡蛎汤方

按语： 五苓散－猪苓、泽泻、白术＋柴胡、龙骨、黄芩、生姜、铅丹、人参、半夏、大黄、牡蛎、大枣，蕴含柴胡桂枝五苓承气合方加减衍生之法。

茯苓桂枝甘草大枣汤

[2 0 0 0 0 4 ☆★☆]

原文见桂枝汤“衍生”方

茯苓桂枝甘草大枣汤方

按语： 五苓散－猪苓、泽泻、白术＋大枣、炙甘草，蕴含桂枝五苓合方加减衍生之法。茯苓桂枝大枣甘草汤、茯苓桂枝白术甘草汤、茯苓甘草汤、茯苓桂枝五味子甘草汤同为“苓桂剂”，互为“加减”方。

桂枝茯苓丸

[1 0 0 0 0 5 ☆☆☆]

原文见桂枝汤“衍生”方

桂枝茯苓丸方

按语： 五苓散－猪苓、泽泻、白术＋牡丹、桃仁、芍药，蕴含桂枝五苓合方加减衍生之法。

木防己加茯苓芒硝汤

[1 0 0 0 1 5 ★★★]

原文见桂枝汤“衍生”方

木防己加茯苓芒硝汤方

按语： 五苓散－猪苓、泽泻、白术＋木防己、芒硝、人参，蕴含桂枝五苓合方加减衍生之法。

茯苓甘草汤

[1 0 0 1 0 4 ☆☆☆]

原文见桂枝汤“衍生”方

茯苓甘草汤方

按语： 五苓散－猪苓、泽泻、白术＋生姜、炙甘草，蕴含桂枝五苓合方加减衍生之法。茯苓桂枝大枣甘草汤、茯苓桂枝白术甘草汤、茯苓甘草汤、茯苓桂枝五味子甘草汤同为“苓桂剂”，互为“加减”方。

茯苓桂枝五味子甘草汤

[0 0 1 0 1 4 ☆☆☆]

原文见桂枝汤“衍生”方

桂苓五味甘草汤方

按语： 五苓散－猪苓、泽泻、白术＋五味子、炙甘草，蕴含桂枝五苓合方加减衍生之法。茯苓桂枝大枣甘草汤、茯苓桂枝白术甘草汤、茯苓甘草汤、茯苓桂枝五味子甘草汤同为“苓桂剂”，互为“加减”方。

苓甘五味姜辛汤

[0 0 0 1 0 5 ★☆☆]

37. 冲气即低，而反更咳，胸满者，**用桂苓五味甘草汤，去桂加干姜、细辛**，以治其咳满。《金匮要略·痰饮咳嗽病脉证并治第十二》

苓甘五味姜辛汤方

（38）

茯苓四两　甘草　干姜　**细辛**各三两　五味子半升

上五味，以水八升，煮取三升，去滓，温服半升，日三服。《金匮要略》

按语： 五苓散－猪苓、泽泻、白术、桂枝＋炙甘草、五味子、干姜、细辛，蕴含五苓理中合方加减衍生之法。苓甘五味姜辛汤、桂苓五味甘草去桂加干姜细辛半夏汤、苓甘五味加姜辛半夏杏仁汤、茯甘五味加姜辛半杏大黄汤“同为“苓甘五味姜辛剂”，均小青龙汤“衍生”而成，或为茯苓桂枝五味子甘草汤“加减”方。

桂苓五味甘草去桂加干姜细辛半夏汤

[0 0 0 1 0 6 ☆☆☆]

38. 咳满即止，而更复渴，冲气复发者，以细辛干姜为热药也。服之当遂渴，而渴反止者，为支饮也。支饮者，法当冒，冒者必呕，呕者复内半夏，以去其水。《金匮要略·痰饮咳嗽病脉证并治第十二》

桂苓五味甘草去桂加干姜细辛半夏汤方

（38）

茯苓四两　甘草　细辛　干姜各二两　五味子　半夏各半升

上六味，以水八升，煮取三升，去滓，温服半升，日三服。《金匮要略》

按语： 五苓散－猪苓、泽泻、白术、桂枝＋炙甘草、五味子、干姜、细辛、半夏，蕴含五苓理中合方加减衍生之法。

苓甘五味加姜辛半夏杏仁汤

[1 0 0 0 0 7 ★☆☆]

39. 水去呕止，其人形肿者，加杏仁主之。其证应内麻黄，以其人遂痹，故不内之。若逆而内之者，必厥，所以然者，以其人血虚，麻黄发其阳故也。《金匮要略·痰饮咳嗽病脉证并治第十二》

苓甘五味加姜辛半夏杏仁汤方

（39）

茯苓四两　甘草三两　五味子半升　干姜三两　细辛三两　半夏半升　杏仁半升，去皮尖

上七味，以水一斗，煮取三升，去滓，温服半升，日三服。《金匮要略》

按语： 五苓散－猪苓、泽泻、白术、桂枝＋炙甘草、五味子、干姜、细辛、半夏、杏仁，蕴含五苓理中合方加减衍生之法。苓甘五味姜辛汤、桂苓五味甘草去桂加干姜细辛半夏汤、苓甘五味加姜辛半夏杏仁汤、茯甘五味加姜辛半杏大黄汤“同为“苓甘五味姜辛剂”，均小青龙汤“衍生”而成，或为茯苓桂枝五味子甘草汤“加减”方。

茯甘五味加姜辛半杏大黄汤

[0 0 0 1 0 8 ★☆☆]

40. 若面热如醉，此为胃热上冲，熏其面，**加大黄以利之**。《金匮要略·痰饮咳嗽病脉证并治第十二》

茯甘五味加姜辛半杏大黄汤方

（40）

茯苓四两　甘草三两　五味子半升　干姜三两　**细辛三两**　半夏半升　杏仁半升　大黄三两

上**八味**，以水一斗，煮取三升，去滓，温服半升，日三服。《金匮要略》

按语： 五苓散－猪苓、泽泻、白术、桂枝＋炙甘草、五味子、干姜、细辛、半夏、杏仁、大黄，蕴含五苓承气理中合方加减衍生之法。苓甘五味姜辛汤、桂苓五味甘草去桂加干姜细辛半夏汤、苓甘五味加姜辛半夏杏仁汤、茯甘五味加姜辛半杏大黄汤“同为“苓甘五味姜辛剂”，均小青龙汤“衍生”而成，或为茯苓桂枝五味子甘草汤“加减”方。

半夏厚朴汤

[1 0 0 0 0 5 ☆☆★]

5. 妇人咽中如有炙脔，**半夏厚朴汤主之**。《金匮要略·妇人杂病脉证并治第二十二》

半夏厚朴汤方《千金》作胸满、心下坚、咽中帖帖如有炙肉，吐之不出，吞之不下。

（5）

半夏一升　厚朴三两　茯苓四两　生姜五两　干苏叶二两

上**五味**，以水七升，煮取四升，分温四服，**日三夜一服**。《金匮要略》

按语： 五苓散－猪苓、泽泻、白术、桂枝＋半夏、厚朴、生姜、干苏叶。

赤　丸

[1 0 0 0 0 6 ☆★★]

原文见附子汤“衍生”方

赤丸方

按语： 五苓散－猪苓、泽泻、白术、桂枝＋半夏、乌头、细辛，蕴含五苓附子合方加减衍生之法。

葵子茯苓散

[1 0 0 0 0 2 ☆☆★]

8. 妊娠有水气，身重，小便不利，洒淅恶寒，起即头眩，**葵子茯苓散主之**。《金匮要略·妇人妊娠病脉证并治第二十》

葵子茯苓散方

（8）

葵子一斤　　茯苓三两

上二味，杵为散，饮服方寸匕，日三服，**小便利则愈**。《金匮要略》

按语： 五苓散－猪苓、泽泻、白术、桂枝＋葵子。

栝楼瞿麦丸

[1 0 0 0 0 5 ★☆★]

10. 小便不利者，有水气，其人若渴，用**栝楼瞿麦丸主之**。《金匮要略·消渴小便利淋病脉证并治第十三》

栝楼瞿麦丸方

（10）

栝楼根二两　　茯苓　　薯蓣各三两　　**附子**一枚，炮　　瞿麦一两

上五味，末之，炼蜜丸梧子大，饮服三丸，日三服，**不知，增至七八丸，**

以小便利，腹中温为知。《金匮要略》

按语：五苓散－猪苓、泽泻、白术、桂枝＋栝楼根、薯蓣、附子、瞿麦，蕴含五苓附子合方加减衍生之法。

茯苓四逆汤

［1 0 0 0 0 5 ★☆☆］

原文见四逆汤“加减”方

茯苓四逆汤方

按语：五苓散－猪苓、泽泻、白术、桂枝＋人参、附子、干姜、炙甘草，蕴含五苓四逆合方加减衍生之法。

酸枣汤

［1 0 0 0 0 5 ☆★☆］

17. 虚劳虚烦不得眠，**酸枣汤主之。**《金匮要略·血痹虚劳病脉证并治第六》

酸枣汤方

（17）

酸枣仁二升　甘草一两　知母二两　茯苓二两　芎䓖二两。《深师》有生姜二两。

上五味，以水八升，**煮酸枣仁，得六升，**内诸药，煮取三升，分温三服。《金匮要略》

按语：五苓散－猪苓、泽泻、白术、桂枝＋酸枣仁、甘草、知母、芎䓖。

茯苓杏仁甘草汤

［1 0 0 0 0 3 ☆☆☆］

6. 胸痹，胸中气塞，短气，**茯苓杏仁甘草汤主之；**橘枳姜汤亦主之。《金匮

要略·胸痹心痛短气病脉证治第九》

茯苓杏仁甘草汤方

（6）

茯苓三两　杏仁五十个　甘草一两

上三味，以水一斗，煮取五升，温服一升，日三服。不瘥，更服。《金匮要略》

按语：五苓散－猪苓、泽泻、白术、桂枝＋杏仁、炙甘草。

小半夏加茯苓汤

［2 0 0 0 0 3 ☆☆☆］

30. 卒呕吐，心下痞，膈间有水，眩悸者，**半夏加茯苓汤主之**。《金匮要略·痰饮咳嗽病脉证并治第十二》

41. 先渴后呕，为水停心下，此属饮家，**小半夏茯苓汤主之**。方见上。《金匮要略·痰饮咳嗽病脉证并治第十二》

小半夏加茯苓汤方

（30 41）

半夏一升　生姜半斤　茯苓三两，一法四两

上三味，以水七升，煮取一升五合，分温再服。《金匮要略》

按语：五苓散－猪苓、泽泻、白术、桂枝＋半夏、生姜。《金匮要略》既名小半夏加茯苓汤，又名半夏加茯苓汤、小半夏茯苓汤。

桂枝去桂加茯苓白术汤

［1 0 0 0 0 6 ☆☆★］

原文见桂枝汤“去”方

桂枝去桂加茯苓白术汤方

按语：五苓散－猪苓、泽泻、白术、桂枝＋芍药、炙甘草、生姜、大枣、白术。桂枝去桂加茯苓白术汤、真武汤、附子汤同为“苓芍剂”，桂枝去桂加茯苓白术汤、附子汤为真武汤“加减”方。

黄芪建中汤

［1 0 0 0 0 7 ★★★］

原文见桂枝汤“加减”方

黄芪建中汤方

按语：或加茯苓，蕴含桂枝五苓合方加减衍生之法。

小青龙汤

［5 0 0 0 0 8 ★★★］

原文见麻黄汤“加减”方

小青龙汤方

按语：或加茯苓，蕴含桂枝理中五苓合方加减衍生之法。

小柴胡汤

［10 2 10 0 8 7 ★★★］

原文见小柴胡汤“本”方

小柴胡汤方

按语：或加茯苓，蕴含柴胡五苓合方加减衍生之法。

四逆散

［1 0 0 0 0 4 ☆☆★］

原文见小柴胡汤“衍生”方

四逆散方

按语： 或加茯苓，蕴含柴胡五苓合方加减衍生之法。

理中丸

［2 1 1 0 0 4 ☆☆★］

原文见理中丸“本”方

理中丸方

按语： 或加茯苓，蕴含理中五苓合方加减衍生之法。

小柴胡汤类【1 2 0 1 0 5】

小柴胡汤“本”方【1】

小柴胡汤

[10 2 10 0 8 7 ★★★]

96. 伤寒五六日中风，往来寒热，胸胁苦满，嘿嘿不欲饮食，心烦喜呕，或胸中烦而不呕，或渴，或腹中痛，或胁下痞硬，或心下悸、小便不利，或不渴、身有微热，或咳者，**小柴胡汤主之**。方四十八。《伤寒论·辨太阳病脉证并治中第六》

97. 血弱气尽，腠理开，邪气因入，与正气相抟，结于胁下。正邪分争，往来寒热，休作有时，嘿嘿不欲饮食。藏府相连，其痛必下，邪高痛下，故使呕也。一云藏府相违，其病必下，胁膈中痛。**小柴胡汤主之**。服柴胡汤已，渴者，属阳明，以法治之。四十九。用前方。《伤寒论·辨太阳病脉证并治中第六》

99. 伤寒四五日，身热恶风，颈项强，胁下满，手足温而渴者，**小柴胡汤主之**。五十。用前方。《伤寒论·辨太阳病脉证并治中第六》

100. 伤寒，**阳脉涩**，**阴脉弦**，法当腹中急痛，先与小建中汤，不瘥者，**小柴胡汤主之**。五十一。用前方。《伤寒论·辨太阳病脉证并治中第六》

144. 妇人中风，七八日续得寒热，发作有时，经水适断者，此为热入血室，其血必结，故使如疟状，发作有时，**小柴胡汤主之**。方十。《伤寒论·辨太阳病脉证并治下第七》

379. 呕而发热者，**小柴胡汤主之**。方十九。《伤寒论·辨厥阴病脉证并治第十二》

394. 伤寒瘥以后，更发热，**小柴胡汤主之**。**脉浮**者，以汗解之；**脉沉实**一作紧。者，以下解之。方三。《伤寒论·辨阴阳易瘥后劳复病脉证并治第十四》

15. 呕而发热者，**小柴胡汤主之**。《金匮要略·呕吐哕下利病脉证治第十七》

2. 产妇郁冒，其**脉微弱**，不能食，大便反坚，但头汗出。所以然者，血虚而厥，厥而必冒，冒家欲解，必大汗出。以血虚下厥，孤阳上出，故头汗出。所以产妇喜汗出者，亡阴血虚，阳气独盛，故当汗出，阴阳乃复。大便

坚，呕不能食，**小柴胡汤主之**。方见呕吐中。《金匮要略·妇人产后病脉证治第二十一》

1. 妇人中风，七八日续来寒热，发作有时，经水适断，此为热入血室，其血必结，故使如疟状，发作有时，**小柴胡汤主之**。方见呕吐中。《金匮要略·妇人杂病脉证并治第二十二》

104. 伤寒十三日不解，胸胁满而呕，日晡所发潮热，已而微利，此本柴胡证，下之以不得利，今反利者，知医以丸药下之，此非其治也。潮热者，实也，**先宜服小柴胡汤**以解外，后以柴胡加芒硝汤主之。五十四。《伤寒论·辨太阳病脉证并治中第六》

21. 诸黄，腹痛而呕者，**宜柴胡汤**。必小柴胡汤，方见呕吐中。《金匮要略·黄疸病脉证并治第十五》

37. 太阳病，十日以去，**脉浮细**而嗜卧者，外已解也。设胸满胁痛者，**与小柴胡汤**。脉但浮者，与麻黄汤。七。用前第五方。《伤寒论·辨太阳病脉证并治中第六》

98. 得病六七日，**脉迟浮弱**，恶风寒，手足温。医二三下之，不能食，而胁下满痛，面目及身黄，颈项强，小便难者，**与柴胡汤**，后必下重。本渴饮水而呕者，柴胡汤不中与也，食谷者哕。《伤寒论·辨太阳病脉证并治中第六》

101. 伤寒中风，有柴胡证，但见一证便是，不必悉具。凡柴胡汤病证而下之，若柴胡证不罢者，复**与柴胡汤**，必蒸蒸而振，却复发热汗出而解。《伤寒论·辨太阳病脉证并治中第六》

103. 太阳病，过经十余日，反二三下之，后四五日，柴胡证仍在者，先**与小柴胡**。呕不止，心下急，一云，呕止小安。郁郁微烦者，为未解也，与大柴胡汤，下之则愈。方五十三。《伤寒论·辨太阳病脉证并治中第六》

148. 伤寒五六日，头汗出，微恶寒，手足冷，心下满，口不欲食，大便硬，**脉细**者，此为阳微结，必有表，复有里也。**脉沉**，亦在里也，汗出为阳微，假令纯阴结，不得复有外证，悉入在里，此为半在里半在外也。**脉虽沉紧**，不得为少阴病，所以然者，阴不得有汗，今头汗出，故知非少阴也，可**与小柴胡汤**。设不了了者，得屎而解。十四。用前第十方。《伤寒论·辨太阳病脉证并治下第七》

149. 伤寒五六日，呕而发热者，柴胡汤证具，而以他药下之，柴胡证仍在者，复**与柴胡汤**。此虽已下之，不为逆，必蒸蒸而振，却发热汗出而解。若心下满而硬痛者，此为结胸也，大陷胸汤主之。但满而不痛者，此为痞，

柴胡不中与之，宜半夏泻心汤。方十五。《伤寒论·辨太阳病脉证并治下第七》

229. 阳明病，发潮热，大便溏，小便自可，胸胁满不去者，**与小柴胡汤**。方十六《伤寒论·辨阳明病脉证并治第八》

230. 阳明病，胁下硬满，不大便而呕，舌上白胎者，**可与小柴胡汤**，上焦得通，津液得下，胃气因和，身濈然汗出而解。十七。用上方。《伤寒论·辨阳明病脉证并治第八》

231. 阳明中风，**脉弦浮大**而短气，腹都满，胁下及心痛，久按之气不通，鼻干不得汗，嗜卧，一身及目悉黄，小便难，有潮热，时时哕，耳前后肿，刺之小瘥，外不解，病过十日，**脉续浮者**，**与小柴胡汤**。十八。用上方。《伤寒论·辨阳明病脉证并治第八》

266. 本太阳病不解，转入少阳者，胁下硬满，干呕不能食，往来寒热，尚未吐下，**脉沉紧者**，**与小柴胡汤**。方一。《伤寒论·辨少阳病脉证并治第九》

小柴胡汤方

（方一：266）

柴胡八两　人参三两　**黄芩**三两　甘草三两，炙　半夏半升，洗　生姜三两，切　大枣十二枚，擘

上**七味**，以**水一斗二升**，**煮取六升**，去滓，**再煎**取三升。温服一升，日三服。《伤寒论》

小柴胡汤方

（方三：394）

柴胡八两　人参二两　黄芩二两　甘草二两，炙　生姜二两　半夏半升，洗　大枣十二枚，擘

上**七味**，以**水一斗二升**，**煮取六升**，去滓，**再煎**取三升，温服一升，日三服。《伤寒论》

小柴胡汤方

（方七：37）

柴胡半斤　**黄芩**　人参　甘草炙　生姜各三两，切　大枣十二枚，擘　半夏半升，洗

上七味，以水一斗二升，煮取六升，去滓，再煎取三升，温服一升，日三服。《伤寒论》

小柴胡汤方

（方十：144 148 149）

柴胡半斤　黄芩三两　人参三两　半夏半升，洗　甘草三两　生姜三两，切　大枣十二枚，擘

上七味，以水一斗二升，煮取六升，去滓，再煎取三升，温服一升，日三服。《伤寒论》

小柴胡汤方

（方十六：229 230 231）

柴胡半斤　黄芩三两　人参三两　半夏半升，洗　甘草三两，炙　生姜三两，切　大枣十二枚，擘

上七味，以水一斗二升，煮取六升，去滓，再煎取三升。温服一升，日三服。《伤寒论》

小柴胡汤方

（方十九：379）

柴胡八两　黄芩三两　人参三两　甘草三两，炙　生姜三两，切　半夏半升，洗　大枣十二枚，擘

上七味，以水一斗二升，煮取六升，去滓，更煎取三升，温服一升，日三服。《伤寒论》

小柴胡汤方

（方四十八：96 97 98 99 100 101 103 104）

柴胡半斤　黄芩三两　人参三两　半夏半升，洗　甘草炙　生姜各三两，切　大枣十二枚，擘

上七味，以水一斗二升，煮取六升，去滓，再煎取三升，温服一升，日三服。若胸中烦而不呕者，去半夏、人参，加栝楼实一枚；若渴，去半夏，加人参合前成四两半、栝楼根四两；若腹中痛者，去黄芩，加芍药三两；若胁下痞硬，去大枣，加牡蛎四两；若心下悸、小便不利者，去黄芩，加茯苓四两；若不渴，

外有微热者，去人参，加桂枝三两，温覆微汗愈；若咳者，去人参、大枣、生姜，加五味子半升、干姜二两。《伤寒论》

小柴胡汤方

（21 15 2 1）

柴胡半斤　黄芩三两　人参三两　甘草三两　半夏半斤　生姜三两　大枣十二枚

上七味，以水一斗二升，煮取六升，去滓，再煎取三升，温服一升，日三服。《金匮要略》

按语：小柴胡汤“本”方。

小柴胡汤“加”方【2】

柴胡加芒硝汤

［1 0 0 0 0 8 ☆★☆］

104. 伤寒十三日不解，胸胁满而呕，日晡所发潮热，已而微利，此本柴胡证，下之以不得利，今反利者，知医以丸药下之，此非其治也。潮热者，实也，先宜服小柴胡汤以解外，后以**柴胡加芒硝汤主之**。五十四。《伤寒论·辨太阳病脉证并治中第六》

柴胡加芒硝汤方

（方五十四：104）

柴胡二两十六铢　黄芩一两　人参一两　甘草一两，炙　生姜一两，切　半夏二十铢，本云五枚，洗　大枣四枚，擘　芒硝二两

上八味，以水四升，煮取二升，去滓，内芒硝，更煮微沸，分温再服，不解更作。臣亿等谨按，《金匮玉函》方中无芒硝。别一方云，以水七升，下芒硝二合，大黄四两，桑螵蛸五枚，煮取一升半，服五合，微下即愈。本云，柴胡再服，以解其外，余二升加芒硝、大黄、桑螵蛸也。《伤寒论》

按语：小柴胡汤＋芒硝。

柴胡加龙骨牡蛎汤

[1 0 0 0 0 12 ☆★☆]

107. 伤寒八九日，下之，胸满烦惊，小便不利，谵语，一身尽重，不可转侧者，**柴胡加龙骨牡蛎汤主之**。方五十七。《伤寒论·辨太阳病脉证并治中第六》

柴胡加龙骨牡蛎汤方

（方五十七：107）

柴胡四两　龙骨　黄芩　生姜切　铅丹　人参　桂枝去皮　茯苓各一两半　半夏二合半，洗　大黄二两　牡蛎一两半，熬　大枣六枚，擘

上十二味，以水八升，煮取四升，**内大黄，切如棋子，更煮一两沸**，去滓，温服一升。本云，柴胡汤今加龙骨等。《伤寒论》

按语： 小柴胡汤－炙甘草＋龙骨、牡蛎、铅丹、桂枝、茯苓、大黄，蕴含柴胡桂枝五苓承气合方加减衍生之法。

小柴胡汤“去”方【0】

小柴胡汤“合”方【1】

柴胡桂枝汤

[1 0 0 0 0 9 ☆☆☆]

原文见桂枝汤”合”方

柴胡桂枝汤方

按语： 柴胡汤＋桂枝汤，蕴含柴胡桂枝合方加减之法。

小柴胡汤“加减”方【0】
小柴胡汤“衍生”方【5】

大柴胡汤

［1 1 2 0 0 7 ★★☆］

165. 伤寒发热，汗出不解，心中痞硬，呕吐而下利者，**大柴胡汤主之**。二十七。用前第四方。《伤寒论·辨太阳病脉证并治下第七》

12. 按之心下满痛者，此为实也，当下之，**宜大柴胡汤**。《金匮要略·腹满寒疝宿食病脉证治第十》

103. 太阳病，过经十余日，反二三下之，后四五日，柴胡证仍在者，先与小柴胡。呕不止，心下急，一云，呕止小安。郁郁微烦者，为未解也，**与大柴胡汤**，下之则愈。方五十三。《伤寒论·辨太阳病脉证并治中第六》

136. 伤寒十余日，热结在里，复往来寒热者，**与大柴胡汤**；但结胸，无大热者，此为水结在胸胁也，但头微汗出者，大陷胸汤主之。四。用前第二方。《伤寒论·辨太阳病脉证并治下第七》

大柴胡汤方

（方五十三：103）

柴胡半斤　**黄芩**三两　芍药三两　半夏半升，洗　生姜五两，切　枳实四枚，炙　大枣十二枚，擘

上七味，以水一斗二升，**煮取六升**，去滓，**再煎**，温服一升，日三服。

一方加大黄二两。若不加，恐不为大柴胡汤。《伤寒论》

大柴胡汤方

（方四：136 165）

柴胡半斤　枳实四枚，炙　生姜五两，切　**黄芩**三两　芍药三两　半夏半升，洗　大枣十二枚，擘

上七味，以水一斗二升，**煮取六升**，去滓，**再煎**，温服一升，日三服。一

方加大黄二两，若不加，恐不名大柴胡汤。《伤寒论》

大柴胡汤方

（12）

柴胡半斤　**黄芩**三两　**芍药**三两　**半夏**半升，洗　**枳实**四枚，炙　**大黄**二两　**大枣**十二枚　**生姜**五两

上八味，以水一斗二升，煮取六升，去滓，再煎，温服一升，日三服。《金匮要略》

按语：小柴胡汤－人参、甘草＋芍药、枳实、大黄，蕴含柴胡承气合方加减衍生之法。

鳖甲煎丸

[0 1 0 0 0 23 ☆★★]

原文见大承气汤“加减”方

鳖甲煎丸方

按语：小柴胡汤－炙甘草、生姜、大枣＋鳖甲、乌扇、鼠妇、干姜、大黄、芍药、桂枝、葶苈、石韦、厚朴、牡丹、瞿麦、紫威、䗪虫、阿胶、蜂窠、赤硝、蜣、桃仁，蕴含柴胡承气桂枝理中合方加减衍生之法。

薯蓣丸

[1 0 0 0 0 21 ☆☆★]

原文见理中丸“加减”方

薯蓣丸方

按语：小柴胡汤－半夏黄芩生姜＋薯蓣、当归、桂枝、曲、干地黄、豆黄卷、芎䓖、芍药、白术、麦门冬、杏仁、桔梗、茯苓、阿胶、干姜、白蔹、防风，蕴含桂枝柴胡五苓理中桔梗合方加减衍生之法。

柴胡桂枝干姜汤

[100007★★★]

147. 伤寒五六日，已发汗而复下之，胸胁满微结，小便不利，渴而不呕，但头汗出，往来寒热，心烦者，此为未解也，**柴胡桂枝干姜汤主之**。方十三。《伤寒论·辨太阳病脉证并治下第七》

柴胡桂枝干姜汤方

（方十三：147）

柴胡半斤　桂枝三两，去皮　干姜二两　**栝楼根四两**　**黄芩三两**　牡蛎二两，熬　甘草二两，炙

上**七味**，以**水一斗二升**，**煮取六升**，去滓，**再煎**取三升。温服一升，日三服，**初服微烦，复服汗出便愈**。《伤寒论》

按语：小柴胡汤－半夏、人参、生姜、大枣＋桂枝、干姜、牡蛎、栝楼根，蕴含桂枝柴胡理中合方加减衍生之法。

四逆散

[100004☆☆★]

318. 少阴病，四逆，其人或咳，或悸，或小便不利，或腹中痛，或泄利下重者，**四逆散主之**。方十七。《伤寒论·辨少阴病脉证并治第十一》

四逆散方

（方十七：318）

甘草炙　枳实破，水渍，炙干　柴胡　芍药

上**四味**，各十分，捣筛，白饮和服方寸匕，日三服。**咳者，加五味子、干姜各五分，并主下利；悸者，加桂枝五分；小便不利者，加茯苓五分；腹中痛者，加附子一枚，炮令坼；泄利下重者，先以水五升，煮薤白三升，煮取三升，**去滓，**以散三方寸匕内汤中，煮取一升半，分温再服**。《伤寒论》

按语：小柴胡汤－黄芩、半夏、人参、生姜、大枣＋枳实、芍药。

半夏泻心汤类【1 0 0 0 3 11】

半夏泻心汤“本”方【1】

半夏泻心汤

[1 1 0 0 0 7 ★★☆]

10. 呕而肠鸣，心下痞者，**半夏泻心汤主之**。《金匮要略·呕吐哕下利病脉证治第十七》

149. 伤寒五六日，呕而发热者，柴胡汤证具，而以他药下之，柴胡证仍在者，复与柴胡汤。此虽已下之，不为逆，必蒸蒸而振，却发热汗出而解。若心下满而硬痛者，此为结胸也，大陷胸汤主之。但满而不痛者，此为痞，柴胡不中与之，**宜半夏泻心汤**。方十。《伤寒论·辨太阳病脉证并治下第七》

半夏泻心汤方

（10）

半夏半升，洗　**黄芩**　干姜　人参各三两　黄连一两　大枣十二枚　甘草三两，炙

上**七味**，以水一斗，**煮取六升**，去滓，**再煮**取三升，温服一升，日三服。《金匮要略》

半夏泻心汤方

（方十：149）

半夏半升，洗　**黄芩**　干姜　人参　甘草炙，各三两　黄连一两　大枣十二枚，擘

上七味，以水一斗，**煮取六升**，去滓，**再煎**取三升，温服一升，日三服。须大陷胸汤者，方用前第二法。一方用半夏一升。《伤寒论》

按语： 半夏泻心汤“本”方。小柴胡汤－柴胡生姜＋黄连干姜，蕴含小柴胡汤加减衍生之法。

半夏泻心汤“加”方【0】

半夏泻心汤“去”方【0】

半夏泻心汤“合”方【0】

半夏泻心汤“加减”方【3】

甘草泻心汤

［200006★★☆］

158. 伤寒中风，医反下之，其人下利日数十行，谷不化，腹中雷鸣，心下痞硬而满，干呕心烦不得安，医见心下痞，谓病不尽，复下之，其痞益甚，此非结热，但以胃中虚，客气上逆，故使芪也，**甘草泻心汤主之**。方二十一。《伤寒论·辨太阳病脉证并治下第七》

10. 狐惑之为病，状如伤寒，默默欲眠，目不得闭，卧起不安，蚀于喉为惑，蚀于阴为狐，不欲饮食，恶闻食臭，其面目乍赤、乍黑、乍白。蚀于上部则声喝，一作嗄。**甘草泻心汤主之**。《金匮要略·百合狐惑阴阳毒病脉证治第三》

甘草泻心汤方

（方二十一：158）

甘草四两，炙　**黄芩**三两　干姜三两　半夏半升，洗　大枣十二枚，擘　黄连一两

上六味，以水一斗，煮取六升，去滓，**再煎**取三升，温服一升，日三服。臣亿等谨按，上生姜泻心汤法，本云理中人参黄芩汤，今详泻心以疗痞，痞气因发阴而生，是半夏、生姜、甘草泻心三方，皆本于理中也，其方必各有人参，今甘草泻心中无者，脱落之也。又按《千金》并《外台秘要》，治伤寒䘌食用此方皆有人参，知脱落无疑。《伤寒论》

甘草泻心汤方

（10）

甘草四两　**黄芩**　人参　干姜各三两　黄连一两　大枣十二枚　半夏半升

上七味，水一斗，煮取六升，去滓，再煎，温服一升，日三服。《金匮要略》

按语：半夏泻心汤＋炙甘草，蕴含泻心理中合方加减衍生之法。

生姜泻心汤

［100008 ★★☆］

157. 伤寒汗出解之后，胃中不和，心下痞硬，干噫食臭，胁下有水气，腹中雷鸣，下利者，**生姜泻心汤主之**。方二十。《伤寒论·辨太阳病脉证并治下第七》

生姜泻心汤方

（方二十：157）

生姜四两，切　甘草三两，炙　人参三两　干姜一两　**黄芩**三两　半夏半升，洗　黄连一两　大枣十二枚，擘

上八味，以水一斗，煮取六升，去滓，**再煎**取三升，温服一升，日三服。附子泻心汤，本云加附子。半夏泻心汤，甘草泻心汤，同体别名耳。生姜泻心汤，本云理中人参黄芩汤，去桂枝、术，加黄连并泻肝法。《伤寒论》

按语：半夏泻心汤－干姜减量＋生姜，蕴含泻心理中合方加减衍生之法。

黄连汤

［100007 ☆☆★］

173. 伤寒胸中有热，胃中有邪气，腹中痛，欲呕吐者，**黄连汤主之**。方三十五。《伤寒论·辨太阳病脉证并治下第七》

黄连汤方

（方三十五：173）

黄连三两　甘草三两，炙　干姜三两　桂枝三两，去皮　人参二两　半夏半升，洗　大枣十二枚，擘

上七味，以水一斗，煮取六升，去滓，温服，**昼三夜二**。疑非仲景方。《伤寒论》

按语： 半夏泻心汤 - 黄芩 + 桂枝，蕴含桂枝泻心理中合方加减衍生之法。

半夏泻心汤“衍生”方【11】

干姜黄芩黄连人参汤

［1 0 0 0 0 4 ★☆☆］

原文见理中丸“衍生”方

干姜黄芩黄连人参汤方

按语： 半夏泻心汤—半夏、炙甘草、大枣，蕴含泻心理中合方加减衍生之法。

乌梅丸

［2 0 0 0 1 10 ☆★★］

原文见乌梅丸“本”方

乌梅丸方

按语： 半夏泻心汤 - 半夏、黄芩、炙甘草、大枣 + 乌梅、细辛、当归、附子、蜀椒、桂枝、黄柏，蕴含桂枝泻心四逆乌梅合方加减衍生之法。

小陷胸汤

［1 0 1 0 1 3 ☆★☆］

138. 小结胸病，正在心下，按之则痛，**脉浮滑者**，**小陷胸汤主之**。方六。《伤寒论・辨太阳病脉证并治下第七》

141. 病在阳，应以汗解之，反以冷水潠之，若灌之，其热被劫不得去，弥更益烦，肉上粟起，意欲饮水，反不渴者，服文蛤散；若不瘥者，与五苓散。寒实结胸，无热证者，**与三物小陷胸汤**。用前第六方。白散亦可服。七。一云与三物小白散。《伤寒论・辨太阳病脉证并治下第七》

小陷胸汤方

（方六：138 141）

黄连一两　　半夏半升，洗　　栝楼实大者一枚

上三味，以水六升，**先煮栝楼，取三升，**去滓，**内诸药，煮取**二升，去滓，分温三服。《伤寒论》

按语：半夏泻心汤 – 黄芩、干姜、甘草、人参、大枣 + 栝楼实。

泻心汤

[2 0 0 0 0 3 ☆★★]

17. 心气不足，吐血、衄血，**泻心汤主之**。《金匮要略·惊悸吐衄下血胸满瘀血病脉证治第十六》

7. 妇人吐涎沫，医反下之，心下即痞，当先治其吐涎沫，小青龙汤主之。涎沫止，乃治痞，**泻心汤主之**。见惊悸中。《金匮要略·妇人杂病脉证并治第二十二》

泻心汤方亦治霍乱。

（17 7）

大黄二两　　黄连　　黄芩各一两

上三味，以水三升，煮取一升，顿服之。《金匮要略》

按语：半夏泻心汤 – 半夏、干姜、炙甘草、人参、大枣 + 大黄，蕴含泻心承气合方加减衍生之法。

附子泻心汤

[1 0 1 1 0 4 ★★☆]

155. 心下痞，而复恶寒汗出者，**附子泻心汤主之**。方十八。《伤寒论·辨太阳病脉证并治下第七》

156. 本以下之，故心下痞，**与泻心汤**。痞不解，其人渴而口燥烦，小便不利者，五苓散主之。十九。一方云，忍之一日乃愈。用前第七证方。《伤寒论·辨

太阳病脉证并治下第七》

159. 伤寒服汤药，下利不止，心下痞硬。**服泻心汤**已，复以他药下之，利不止，医以理中与之，利益甚。理中者，理中焦，此利在下焦，赤石脂禹余粮汤主之。复不止者，当利其小便。赤石脂禹余粮汤。方二十二。《伤寒论·辨太阳病脉证并治下第七》

附子泻心汤方

（方十八：155 156 159）

大黄二两　黄连一两　黄芩一两　**附子一枚，炮，去皮，破，别煮取汁。**

上**四味**，切三味，以**麻沸汤二升渍之，须臾，绞去滓，内附子汁，**分温再服。《伤寒论》

按语：半夏泻心汤 – 半夏、干姜、炙甘草、人参、大枣 + 大黄、附子，蕴含泻心承气附子合方加减衍生之法。

葛根黄芩黄连汤

［1 0 0 0 1 4 ★★☆］

34. 太阳病，桂枝证，医反下之，利遂不止，**脉促**者，表未解也；喘而汗出者，**葛根黄芩黄连汤主之**。方四。促，一作纵。《伤寒论·辨太阳病脉证并治中第六》

葛根芩连汤方

（方四：34）

葛根半斤　甘草二两，炙　**黄芩**三两　黄连三两

上**四味**，以水八升，**先煮葛根，减**二升，内诸药，煮取二升，去滓，分温再服。《伤寒论》

按语：半夏泻心汤 – 半夏、干姜、炙甘草、人参、大枣 + 葛根、炙甘草。

黄连阿胶汤

［100005 ★★☆］

303. 少阴病，得之二三日以上，心中烦，不得卧，**黄连阿胶汤主之**。方三。《伤寒论·辨少阴病脉证并治第十一》

黄连阿胶汤方

（方三：303）

黄连四两　黄芩二两　芍药二两　鸡子黄二枚　**阿胶**三两。一云三挺。

上五味，以水六升，**先煮三物**，**取二升**，去滓，**内胶烊尽**，**小冷**，**内鸡子黄**，**搅令相得**，温服七合，日三服。《伤寒论》

按语：半夏泻心汤－半夏、干姜、炙甘草、人参、大枣＋芍药、阿胶、鸡子黄。

白头翁加甘草阿胶汤

［100006 ☆★☆］

11. 产后下利虚极，**白头翁加甘草阿胶汤主之**。《金匮要略·妇人产后病脉证治第二十一》

白头翁加甘草阿胶汤方

（11）

白头翁二两　黄连　柏皮　秦皮各三两　甘草二两　阿胶二两

上六味，以水七升，煮取二升半，**内胶**，**令消尽**，分温三服。《金匮要略》

按语：半夏泻心汤－半夏、干姜、黄芩、人参、大枣＋白头翁、阿胶、秦皮、柏皮。

白头翁汤

［300004 ☆☆☆］

371. 热利下重者，**白头翁汤主之**。方十二。《伤寒论·辨厥阴病脉证并治第十二》

373. 下利欲饮水者，以有热故也，**白头翁汤主之**。十四。用前第十二方。《伤

寒论·辨厥阴病脉证并治第十二》

43. 热利重下者，**白头翁汤主之**。《金匮要略·呕吐哕下利病脉证治第十七》

白头翁汤方

（方十二：371 373）

白头翁二两　　黄柏三两　　黄连三两　　秦皮三两

上**四味**，以水七升，煮取二升，去滓，温服一升，不愈，更服一升。《伤寒论》

白头翁汤方

（43）

白头翁二两　　黄连　　黄柏　　秦皮各三两

上**四味**，以水七升，煮取二升，去滓，温服一升，不愈更服。《金匮要略》

按语： 半夏泻心汤－半夏、干姜、炙甘草、黄芩、人参、大枣＋白头翁、黄柏、秦皮。

大黄黄连泻心汤

［1 1 0 0 1 2 ☆★☆］

154. 心下痞，按之濡，其**脉关上浮**者，**大黄黄连泻心汤主之**。方十七。《伤寒论·辨太阳病脉证并治下第七》

164. 伤寒大下后，复发汗，心下痞，恶寒者，表未解也。不可攻痞，当先解表，表解乃可攻痞。解表宜桂枝汤，攻痞宜**大黄黄连泻心汤**。二十六。泻心汤用前第十七方。《伤寒论·辨太阳病脉证并治下第七》

大黄黄连泻心汤方

（方十七：154 164）

大黄二两　　黄连一两

上二味，以麻沸汤二升，渍之须臾，绞去滓，分温再服。臣亿等看详大黄黄连泻心汤，诸本皆二味，又后附子泻心汤，用大黄、黄连、黄芩、附子，恐是前方中亦有黄芩，后但加附子也，故后云附子泻心汤，本云加附子也。《伤寒论》

按语： 半夏泻心汤－半夏、干姜、炙甘草、黄芩、人参、大枣＋大黄，蕴含泻心承气合方加减衍生之法。

黄连粉

［10000X※※※］

8. 浸淫疮，**黄连粉主之**。方未见。《金匮要略·疮痈肠痈浸淫病脉证并治第十八》

黄连粉方

（8）

方未见。《金匮要略》

按语： 半夏泻心汤－半夏、干姜、炙甘草、黄芩、人参、大枣。

十枣汤类【1 0 0 0 0 4】

十枣汤“本”方【1】

十枣汤

［3 1 0 0 1 3 ☆★★］

152. 太阳中风，下利呕逆，表解者，乃可攻之。其人漐漐汗出，发作有时，头痛，心下痞硬满，引胁下痛，干呕短气，汗出不恶寒者，此表解里未和也，**十枣汤主之**。方十六。《伤寒论·辨太阳病脉证并治下第七》

22. 病悬饮者，**十枣汤主之**。《金匮要略·痰饮咳嗽病脉证并治第十二》

32. 咳家其**脉弦**，为有水，**十枣汤主之**。方见上。《金匮要略·痰饮咳嗽病脉证并治第十二》

33. 夫有支饮家，咳烦，胸中痛者，不卒死，至一百日一岁，**宜十枣汤**。方见上。《金匮要略·痰饮咳嗽病脉证并治第十二》

十枣汤方

（方十六：152）

芫花熬　　甘遂　　大戟

上三味等分，各别捣为散，以水一升半，先煮大枣肥者十枚，取八合，去滓，内药末，强人服一钱匕，羸人服半钱，温服之，平旦服。若下少，病不除者，明日更服，加半钱。得快下利后，糜粥自养。《伤寒论》

十枣汤方

（22　32　33）

芫花熬　　甘遂　　大戟各等分

上三味，捣筛，以水一升五合，先煮肥大枣十枚，取八合，去滓，内药末。强人服一钱匕，羸人服半钱，平旦温服之；不下者，明日更加半钱，得快下后，

糜粥自养。《金匮要略》

按语：十枣汤“本”方。

十枣汤“加”方【0】
十枣汤“去”方【0】
十枣汤“合”方【0】
十枣汤“加减”方【0】
十枣汤“衍生”方【4】

大陷胸汤

[5 0 0 0 2 3 ★★★]

原文见大承气汤“衍生”方

大陷胸汤方

按语：十枣汤－芫花、大戟、大枣＋大黄、芒硝，蕴含十枣承气合方加减衍生之法。

大陷胸丸

[0 1 0 0 0 4 ☆★★]

原文见大承气汤“衍生”方

大陷胸丸方

按语：十枣汤－芫花、大戟、大枣＋大黄、芒硝、杏仁、葶苈子，蕴含十枣承气合方加减衍生之法。

大黄甘遂汤

[1 0 0 0 0 3 ★★★]

原文见大承气汤“衍生”方

大黄甘遂汤方

按语： 十枣汤－芫花、大戟、大枣＋大黄，蕴含十枣承气合方加减衍生之法。

甘遂半夏汤

［100014★★★］

18. 病者**脉伏**，其人欲自利，利反快，虽利，心下续坚满，此为留饮欲去故也，**甘遂半夏汤主之**。《金匮要略·痰饮咳嗽病脉证并治第十二》

甘遂半夏汤方

（18）

甘遂大者，三枚　**半夏**十二枚，以水一升，煮取半升，去滓　芍药五枚　甘草如指大一枚，炙，一本作"无"

上四味，以水二升，煮取半升，去滓，**以蜜半升，和药汁煎取八合，顿服之**。《金匮要略》

按语： 十枣汤－芫花、大戟、大枣＋半夏、芍药、炙甘草。

白虎汤类【1 2 0 0 2 13】

白虎汤“本”方【1】

白虎汤

［3 0 1 0 3 4 ★★☆］

176. 伤寒**脉浮滑**，此以表有热，里有寒，**白虎汤主之**。方三十八。《伤寒论·辨太阳病脉证并治下第七》

219. 三阳合病，腹满身重，难以转侧，口不仁，面垢，又作枯，一云向经。谵语遗尿。发汗则谵语。下之则额上生汗，手足逆冷。若自汗出者，**白虎汤主之**。方九。《伤寒论·辨阳明病脉证并治第八》

350. 伤寒**脉滑**而厥者，里有热，**白虎汤主之**。方二。《伤寒论·辨厥阴病脉证并治第十二》

170. 伤寒**脉浮**，发热无汗，其表不解，不可与**白虎汤**。渴欲饮水，无表证者，白虎加人参汤主之。三十二。用前方。《伤寒论·辨太阳病脉证并治下第七》

白虎汤方

（方三十八：176）

知母六两　**石膏**一斤，碎　甘草二两，炙　粳米六合

上**四味**，以水一斗，**煮米熟汤成**，去滓，温服一升，日三服。臣亿等谨按前篇云，热结在里，表里俱热者，白虎汤主之。又云其表不解，不可与白虎汤。此云脉浮滑，表有热，里有寒者，必表里字差矣。又阳明一证云，脉浮迟，表热里寒，四逆汤主之。又少阴一证云，里寒外热，通脉四逆汤主之。以此表里自差，明矣。《千金翼》云白通汤，非也。《伤寒论》

白虎汤方

（方九：219）

知母六两　**石膏**一斤，碎　甘草二两，炙　粳米六合

上四味，以水一斗，**煮米熟汤成**，去滓。温服一升，日三服。《伤寒论》

白虎汤

（方二：350）

知母六两　**石膏**一斤，碎，绵裹　**甘草**二两，炙　**粳米**六合

上四味，以水一斗，**煮米熟汤成**，去滓，温服一升，日三服。《伤寒论》

按语：白虎汤“本”方。

白虎汤“加”方【2】

白虎加人参汤

［700025★★★］

26. 服桂枝汤，大汗出后，大烦渴不解，**脉洪大者**，**白虎加人参汤主之**。方十三。《伤寒论·辨太阳病脉证并治上第五》

168. 伤寒若吐若下后，七八日不解，热结在里，表里俱热，时时恶风，大渴，舌上干燥而烦，欲饮水数升者，**白虎加人参汤主之**。方三十。《伤寒论·辨太阳病脉证并治下第七》

169. 伤寒无大热，口燥渴，心烦，背微恶寒者，**白虎加人参汤主之**。三十一用前方。《伤寒论·辨太阳病脉证并治下第七》

170. 伤寒**脉浮**，发热无汗，其表不解，不可与白虎汤。渴欲饮水，无表证者，**白虎加人参汤主之**。三十二。用前方。《伤寒论·辨太阳病脉证并治下第七》

222. 若渴欲饮水，口干舌燥者，**白虎加人参汤主之**。方十二。《伤寒论·辨阳明病脉证并治第八》

26. 太阳中热者，暍是也。汗出恶寒，身热而渴，**白虎加人参汤主之**。《金匮要略·痉湿暍病脉证治第二》

12. 渴欲饮水，口干舌燥者，**白虎加人参汤主之**。方见中暍中。《金匮要略·消渴小便利淋病脉证并治第十三》

白虎加人参汤方

（方十三：26）

知母六两　**石膏**一斤，碎，绵裹　**甘草**炙，二两　**粳米**六合　**人参**三两

上五味，以水一斗，煮米熟汤成，去滓，温服一升，日三服。《伤寒论》

白虎加人参汤方

（方三十：168 169 170）

知母六两　**石膏**一斤，碎　**甘草**二两，炙　**人参**二两　**粳米**六合

上五味，以水一斗，煮米熟汤成，去滓，温服一升，日三服。此方立夏后，立秋前乃可服。立秋后不可服。正月、二月、三月尚凛冷，亦不可与服之，与之则呕利而腹痛。诸亡血虚家亦不可与，得之则腹痛利者，但可温之，当愈。《伤寒论》

白虎加人参汤方

（方十二：222）

知母六两　**石膏**一斤，碎　**甘草**二两，炙　**粳米**六合　**人参**三两

上五味，以水一斗，煮米熟汤成，去滓，温服一升，日三服。《伤寒论》

白虎人参汤方

（26 12）

知母六两　**石膏**一斤，碎　**甘草**二两　**粳米**六合　**人参**三两

上五味，以水一斗，煮米熟汤成，去滓，温服一升，日三服。《金匮要略》

按语：白虎汤＋人参。《金匮要略》既名白虎加人参汤，又名白虎人参汤。

白虎加桂枝汤

［1 0 0 0 1 5 ★☆☆］

4. 温疟者，其脉如平，身无寒但热，骨节疼烦，时呕，**白虎加桂枝汤**主之。《金匮要略·疟病脉证并治第四》

白虎加桂枝汤方

（4）

知母六两　　甘草二两，炙　　石膏一斤　　粳米二合　　桂枝去皮，三两

上剉，每五钱，水一盏半，煎至八分，去滓，温服，汗出愈。《金匮要略》

按语： 白虎汤 + 桂枝，蕴含桂枝白虎合方加减衍生之法。

白虎汤“去”方【0】

白虎汤“合”方【0】

白虎汤“加减”方【2】

麻黄升麻汤

［1 0 0 0 1 14 ★★★］

原文见麻黄汤“加减”方

麻黄升麻汤方

按语： 白虎汤 − 粳米 + 麻黄、升麻、当归、黄芩、葳蕤、芍药、天门冬、桂枝、茯苓、白术、干姜，蕴含麻黄桂枝五苓理中白虎合方加减衍生之法。

竹叶石膏汤

［1 0 0 0 0 7 ☆★☆］

397. 伤寒解后，虚羸少气，气逆欲吐，**竹叶石膏汤主之**。方六。《伤寒论·辨阴阳易瘥后劳复病脉证并治第十四》

竹叶石膏汤方

（方六：397）

竹叶二把　　石膏一斤　　半夏半升，洗　　麦门冬一升，去心　　人参二两　　甘草二两，炙　　粳米半升

上**七味**，以水一斗，煮取六升，去滓，内粳米，**煮米熟，汤成去米**，温服一升，日三服。《伤寒论》

按语： 白虎汤 – 知母 + 麦门冬、半夏、竹叶、人参、炙甘草。

白虎汤“衍生”方【13】

小青龙加石膏汤

[1 0 0 0 1 9 ★★★]

原文见麻黄汤“加减”方

小青龙加石膏汤方

按语： 白虎汤 – 知母、粳米 + 麻黄、芍药、桂枝、细辛、干姜、五味子、半夏，蕴含桂枝麻黄理中白虎合方加减衍生之法。

大青龙汤

[2 0 0 1 2 7 ★★★]

原文见麻黄汤”合”方

大青龙汤方

按语： 白虎汤 – 知母、粳米 + 麻黄、桂枝、杏仁、生姜、大枣，蕴含桂枝麻黄白虎合方加减衍生之法。

麻黄杏仁甘草石膏汤

[0 0 2 0 0 4 ☆★☆]

原文见麻黄汤“加减”方

麻黄杏子甘草石膏汤方

按语： 白虎汤 – 知母、粳米 + 麻黄、杏仁，蕴含麻黄白虎合方加减衍生之法。麻黄杏仁甘草石膏汤、麻黄杏仁薏苡甘草汤、麻黄汤、杏子汤、文蛤汤同为“麻杏剂”。

杏子汤

［0 1 0 0 1 X ※※※］

原文见麻黄汤“加减”方

杏子汤方

按语： 白虎汤－知母、粳米＋麻黄、杏仁，蕴含麻黄白虎合方加减衍生之法。麻黄杏仁甘草石膏汤、麻黄杏仁薏苡甘草汤、麻黄汤、杏子汤、文蛤汤同为“麻杏剂”。

文蛤汤

［1 0 0 0 1 7 ☆☆☆］

原文见麻黄汤“加减”方

文蛤汤方

按语： 白虎汤－知母、粳米＋麻黄、杏仁、文蛤、大枣，蕴含麻黄白虎合方加减衍生之法。麻黄杏仁甘草石膏汤、麻黄杏仁薏苡甘草汤、麻黄汤、杏子汤、文蛤汤同为“麻杏剂”。

桂枝二越婢一汤

［0 1 0 0 1 7 ☆★☆］

原文见桂枝汤“合”方

桂枝二越婢一汤方

按语： 白虎汤－知母、粳米＋桂枝、芍药、麻黄、大枣、生姜，蕴含桂枝麻黄白虎合方加减衍生之法。

越婢汤

［1 0 0 0 1 5 ★★★］

原文见麻黄汤“衍生”方

越婢汤方

按语： 白虎汤－知母、粳米＋麻黄、生姜、大枣，蕴含麻黄白虎合方加减衍生之法。

越婢加术汤

[2 0 0 0 1 6 ★★☆]

原文见麻黄汤“衍生”方

越婢加术汤方

按语： 白虎汤－知母、粳米＋麻黄、生姜、大枣、白术，蕴含麻黄白虎合方加减衍生之法。

越婢加半夏汤

[1 0 0 0 1 6 ★★☆]

原文见麻黄汤“衍生”方

越婢加半夏汤方

按语： 白虎汤－知母、粳米＋麻黄、生姜、大枣、半夏，蕴含麻黄白虎合方加减衍生之法。

竹皮大丸

[1 0 0 0 0 5 ☆★★]

原文见桂枝汤“衍生”方

竹皮大丸方

按语： 白虎汤－知母、粳米＋生竹茹、桂枝、白薇，蕴含桂枝白虎合方加减衍生之法。

风引汤

[0 0 0 1 1 12 ☆★★]

原文见桃花汤“加减”方

风引汤方

按语： 白虎汤－知母、粳米＋大黄、干姜、龙骨、桂枝、牡蛎、寒水石、滑石、赤石脂、白石脂、紫石英，蕴含桂枝白虎承气理中桃花合方加减衍生之法。

厚朴麻黄汤

［100019 ☆★☆］

原文见麻黄汤“衍生”方

厚朴麻黄汤方

按语： 白虎汤－知母、粳米、炙甘草＋厚朴、麻黄、杏仁、半夏、干姜、细辛、小麦、五味子。

木防己汤

［100014 ★☆☆］

原文见桂枝汤“衍生”方

木防己汤方

按语： 白虎汤－知母、粳米、炙甘草＋木防己、桂枝、人参，蕴含桂枝白虎合方加减衍生之法。

栀子豉汤类【１００００９０】

栀子豉汤“本”方【1】

栀子豉汤

［６１０１１２☆★★］

76. 发汗后，水药不得入口为逆，若更发汗，必吐下不止。发汗吐下后，虚烦不得眠，若剧者，必反覆颠倒，音到，下同。心中懊侬，上乌浩、下奴冬切，下同。**栀子豉汤主之**；若少气者，栀子甘草豉汤主之；若呕者，栀子生姜豉汤主之。三十八。《伤寒论·辨太阳病脉证并治中第六》

77. 发汗若下之，而烦热胸中窒者，**栀子豉汤主之**。三十九。用上初方。《伤寒论·辨太阳病脉证并治中第六》

78. 伤寒五六日，大下之后，身热不去，心中结痛者，未欲解也，**栀子豉汤主之**。四十。用上初方。《伤寒论·辨太阳病脉证并治中第六》

221. 阳明病，**脉浮而紧**，咽燥口苦，腹满而喘，发热汗出，不恶寒反恶热，身重。若发汗则躁，心愦愦公对切反谵语。若加温针，必怵惕烦躁不得眠。若下之，则胃中空虚，客气动膈，心中懊侬，舌上胎者，**栀子豉汤主之**。方十一。《伤寒论·辨阳明病脉证并治第八》

228. 阳明病，下之，其外有热，手足温，不结胸，心中懊侬，饥不能食，但头汗出者，**栀子豉汤主之**。 十五。用前第十一方。《伤寒论·辨阳明病脉证并治第八》

44. 下利后更烦，按之心下濡者，为虚烦也，**栀子豉汤主之**。《金匮要略·呕吐哕下利病脉证治第十七》

375. 下利后更烦，按之心下濡者，为虚烦也，**宜栀子豉汤**。方十六。《伤寒论·辨厥阴病脉证并治第十二》

81. 凡用**栀子汤**，病人旧微溏者，不可与服之。《伤寒论·辨太阳病脉证并治中第六》

栀子豉汤方

（方三十八：76 77 78）

栀子十四个，擘　　香豉四合，绵裹

上二味，以水四升，**先煮栀子，**得二升半，**内豉，煮取一升半，**去滓，分为二服，**温进一服，得吐者，止后服。**《伤寒论》

栀子豉汤方

（方十一：221 228）

肥栀子十四枚，擘　　香豉四合，绵裹

上二味，以水四升，**煮栀子取二升半，**去滓，**内豉，更煮取一升半，**去滓。分二服，**温进一服，得快吐者，止后服。**《伤寒论》

栀子豉汤方

（方十六：375）

肥栀子十四个，擘　　香豉四合，绵裹

上二味，以水四升，**先煮栀子，取二升半，内豉，更煮取一升半，**去滓，分再服。**一服得吐，止后服。**《伤寒论》

栀子豉汤方

（44）

栀子十四枚　　香豉四合，绵裹

上二味，以水四升，**先煮栀子得二升半。内豉，煮取一升半，**去滓，分二服，**温进一服，得吐则止。**《金匮要略》

按语：栀子豉汤“本”方。《伤寒论》既名栀子豉汤，又名栀子汤。

栀子豉汤"加"方【0】
栀子豉汤"去"方【0】
栀子豉汤"合"方【0】
栀子豉汤"加减"方【9】

栀子甘草豉汤

［1 0 0 0 0 3 ☆★★］

76. 发汗后，水药不得入口为逆，若更发汗，必吐下不止。发汗吐下后，虚烦不得眠，若剧者，必反覆颠倒，音到，下同。心中懊憹，上乌浩、下奴冬切，下同。栀子豉汤主之；若少气者，**栀子甘草豉汤主之**；若呕者，栀子生姜豉汤主之。三十八。《伤寒论·辨太阳病脉证并治中第六》

栀子甘草豉汤方

（方三十八：76）

栀子十四个，擘　　甘草二两，炙　　香豉四合，绵裹

上三味，以水四升，**先煮栀子、甘草，取二升半，内豉，煮取一升半，**去滓，**分二服，温进一服，得吐者，止后服。**《伤寒论》

按语：栀子豉汤 + 甘草。

栀子生姜豉汤

［1 0 0 0 0 3 ☆★★］

76. 发汗后，水药不得入口为逆，若更发汗，必吐下不止。发汗吐下后，虚烦不得眠，若剧者，必反覆颠倒，音到，下同。心中懊憹，上乌浩、下奴冬切，下同。栀子豉汤主之；若少气者，栀子甘草豉汤主之；若呕者，**栀子生姜豉汤主之**。三十八。《伤寒论·辨太阳病脉证并治中第六》

栀子生姜豉汤方

（方三十八：76）

栀子十四个，擘　生姜五两　香豉四合，绵裹

上三味，以水四升，先煮栀子、生姜，取二升半，内豉，煮取一升半，去滓，分二服，温进一服，得吐者，止后服。《伤寒论》

按语：栀子豉汤－干姜量＋生姜。

枳实栀子汤

［1 0 0 0 0 3 ☆★★］

393. 大病瘥后，劳复者，枳实栀子汤主之。方二。《伤寒论·辨阴阳易瘥后劳复病脉证并治第十四》

枳实栀子汤方

（方二：393）

枳实三枚，炙　栀子十四个，擘　豉一升，绵裹

上三味，以清浆水七升，空煮取四升，内枳实、栀子，煮取二升，下豉，更煮五六沸，去滓，温分再服，覆令微似汗。若有宿食者，内大黄如博棋子五六枚，服之愈。《伤寒论》

按语：栀子豉汤＋枳实。

栀子大黄汤

［1 0 0 0 0 4 ☆☆☆］

15. 酒黄疸，心中懊侬，或热痛，栀子大黄汤主之。《金匮要略·黄疸病脉证并治第十五》

栀子大黄汤方

（15）

栀子十四枚　大黄一两　枳实五枚　豉一升

上四味，以水六升，煮取二升，分温三服。《金匮要略》

按语： 栀子豉汤＋大黄、枳实，蕴含栀子承气合方加减衍生之法。

栀子厚朴汤

[1 0 0 0 0 3 ☆☆★]

79. 伤寒下后，心烦腹满，卧起不安者，**栀子厚朴汤主之**。方四十一。《伤寒论·辨太阳病脉证并治中第六》

栀子厚朴汤方

（方四十一：79）

栀子十四个，擘　厚朴四两，炙，去皮　枳实四枚，水浸，炙令黄

上三味，以水三升半，煮取一升半，去滓，分二服，温进一服，**得吐者，止后服**。《伤寒论》

按语： 栀子豉汤－香豉＋厚朴、枳实。

栀子柏皮汤

[1 0 0 0 0 3 ★☆☆]

261. 伤寒身黄发热。**栀子柏皮汤主之**。方四十三。《伤寒论·辨阳明病脉证并治第八》

栀子柏皮汤方

（方四十三：261）

肥栀子十五个，擘　甘草一两，炙　黄柏二两

上三味，以水四升，煮取一升半，去滓，分温再服。《伤寒论》

按语： 栀子豉汤－香豉＋黄柏、甘草。

栀子干姜汤

[1 0 0 0 0 2 ☆☆★]

80. 伤寒，医以丸药大下之，身热不去，微烦者，**栀子干姜汤主之**。方四十二。《伤寒论·辨太阳病脉证并治中第六》

栀子干姜汤方

（方四十二：80）

栀子十四个，擘　　干姜二两

上二味，以水三升半，煮取一升半，去滓，分二服，温进一服，**得吐者，止后服**。《伤寒论》

按语： 栀子豉汤－香豉＋干姜，蕴含栀子理中合方加减衍生之法。

茵陈蒿汤

[3 0 0 0 0 3 ★★★]

236. 阳明病，发热汗出者，此为热越，不能发黄也。但头汗出，身无汗，剂颈而还，小便不利，渴引水浆者，此为瘀热在里，身必发黄，**茵陈蒿汤主之**。方二十三。《伤寒论·辨阳明病脉证并治第八》

260. 伤寒七八日，身黄如橘子色，小便不利，腹微满者，**茵陈蒿汤主之**。四十二。用前第二十三方。《伤寒论·辨阳明病脉证并治第八》

13. 谷疸之为病，寒热不食，食即头眩，心胸不安，久久发黄，为谷疸。**茵陈蒿汤主之**。《金匮要略·黄疸病脉证并治第十五》

茵陈蒿汤方

（方二十三：236 260）

茵陈蒿六两　　栀子十四枚，擘　　大黄二两，去皮

上三味，以水一斗二升，**先煮茵陈减六升**，内二味，煮取三升，去滓，分三服。**小便当利，尿如皂荚汁状，色正赤，一宿腹减，黄从小便去也**。《伤寒论》

茵陈蒿汤方

（13）

茵陈蒿六两　　栀子十四枚　　大黄二两

上三味，以水一斗，**先煮茵陈，减六升**，内二味，煮取三升，去滓，分温三服。**小便当利，尿如皂角汁状，色正赤，一宿腹减，黄从小便去也。**《金匮要略》

按语：栀子豉汤－香豉＋大黄、茵陈蒿，蕴含栀子承气合方加减衍生之法。

大黄硝石汤

[0 1 0 0 0 4 ★★★]

原文见大承气汤“衍生”方

大黄硝石汤方

按语：栀子豉汤－香豉＋大黄、黄柏、硝石，蕴含栀子承气合方加减衍生之法。

栀子豉汤“衍生”方【0】

瓜蒂散类【1 0 0 0 0 1】

瓜蒂散“本”方【1】

瓜蒂散

［0 3 0 0 2 2 ☆★★］

166. 病如桂枝证，头不痛，项不强，**寸脉微浮**，胸中痞硬，气上冲喉咽，不得息者，此为胸有寒也。当吐之，**宜瓜蒂散**。方二十八。《伤寒论·辨太阳病脉证并治下第七》

355. 病人手足厥冷，**脉乍紧者**，邪结在胸中，心下满而烦，饥不能食者，病在胸中，当须吐之，**宜瓜蒂散**。方七。《伤寒论·辨厥阴病脉证并治第十二》

24. 宿食在上脘，当吐之，**宜瓜蒂散**。《金匮要略·腹满寒疝宿食病脉证治第十》

瓜蒂散方

（方二十八：166）

瓜蒂一分，熬黄　　赤小豆一分

上二味，各别捣筛，为散已，合治之，取一钱匕，**以香豉一合，用热汤七合，煮作稀糜**，去滓，**取汁和散，温顿服之。不吐者，少少加，得快吐乃止。诸亡血虚家，不可与瓜蒂散**。《伤寒论》

瓜蒂散方

（方七：355）

瓜蒂　　赤小豆

上二味，各等分，异捣筛，合内臼中，更治之，**别以香豉一合，用热汤七合，煮作稀糜**，去滓**取汁，和散**一钱匕，**温顿服之。不吐者，少少加，得快吐乃止。诸亡血虚家，不可与瓜蒂散**。《伤寒论》

瓜蒂散方

（24）

瓜蒂一枚，熬黄　　赤小豆一分，煮

上二味，杵为散，以香豉七合煮取汁，和散一钱匕，温服之。不吐者，少加之，以快吐为度而止。亡血及虚者不可与之。《金匮要略》

按语： 瓜蒂散“本”方

瓜蒂散“加”方【0】

瓜蒂散“去”方【0】

瓜蒂散“合”方【0】

瓜蒂散“加减”方【0】

瓜蒂散“衍生”方【1】

一物瓜蒂汤

［1 0 0 0 1 1 ★☆★］

27. 太阳中暍，身热疼重而脉微弱，此以夏月伤冷水，水行皮中所致也，一物瓜蒂汤主之。《金匮要略·痉湿暍病脉证治第二》

一物瓜蒂汤方

（27）

瓜蒂二七个

上剉，以水一升，煮取五合，去滓，顿服。《金匮要略》

按语： 瓜蒂散－赤小豆、香豉。

大承气汤类【1 0 0 0 6 26】

大承气汤“本”方【1】

大承气汤

[5 22 4 1 12 4 ☆★★]

208. 阳明病，**脉迟**，虽汗出不恶寒者，其身必重，短气腹满而喘，有潮热者，此外欲解，可攻里也。手足濈然汗出者，此大便已硬也，**大承气汤主之**；若汗多，微发热恶寒者，外未解也，一法与桂枝汤。其热不潮，未可与承气汤；若腹大满不通者，可与小承气汤，微和胃气，勿令至大泄下。大承气汤。方二。《伤寒论·辨阳明病脉证并治第八》

212. 伤寒若吐若下后不解，不大便五六日，上至十余日，日晡所发潮热，不恶寒，独语如见鬼状。若剧者，发则不识人，循衣摸床，惕而不安，一云顺衣妄撮，怵惕不安。微喘直视，**脉弦者生，涩者死**。**微者**，但发热谵语者，**大承气汤主之**。若一服利，则止后服。四。用前第二方。《伤寒论·辨阳明病脉证并治第八》

21. 问曰：人病有宿食，何以别之？师曰：**寸口脉浮而大，按之反涩，尺中亦微而涩**，故知有宿食，**大承气汤主之**。《金匮要略·腹满寒疝宿食病脉证治第十》

3. 病解能食，七八日更发热者，此为胃实，**大承气汤主之**。方见痓中。《金匮要略·妇人产后病脉证治第二十一》

7. 产后七八日，无太阳证，少腹坚痛，此恶露不尽，不大便，烦躁发热，**切脉微实**，再倍发热，日晡时烦躁者，不食，食则谵语，至夜即愈，宜**大承气汤主之**。热在里，结在膀胱也。方见痓病中。《金匮要略·妇人产后病脉证治第二十一》

215. 阳明病，谵语有潮热，反不能食者，胃中必有燥屎五六枚也；若能食者，但硬耳，**宜大承气汤**下之。七。用前第二方。《伤寒论·辨阳明病脉证并治第八》

217. 汗汗一作卧。出谵语者，以有燥屎在胃中，此为风也。须下者，过经乃可下之。下之若早，语言必乱，以表虚里实故也。下之愈，**宜大承气汤**。八。用前第二方，一云大柴胡汤。《伤寒论·辨阳明病脉证并治第八》

220. 二阳并病，太阳证罢，但发潮热，手足漐漐汗出，大便难而谵语者，下之则愈，**宜大承气汤**。十。用前第二方。《伤寒论·辨阳明病脉证并治第八》

238. 阳明病，下之，心中懊憹而烦，胃中有燥屎者，可攻。腹微满，初头硬，后必溏，不可攻之。若有燥屎者，**宜大承气汤**。二十五。用前第二方。《伤寒论·辨阳明病脉证并治第八》

241. 大下后，六七日不大便，烦不解，腹满痛者，此有燥屎也。所以然者，本有宿食故也，**宜大承气汤**。二十七。用前第二方。《伤寒论·辨阳明病脉证并治第八》

242. 病人小便不利，大便乍难乍易，时有微热，喘冒一作怫郁。不能卧者，有燥屎也，**宜大承气汤**。二十八。用前第二方。《伤寒论·辨阳明病脉证并治第八》

251. 得病二三日，**脉弱**，无太阳、柴胡证，烦躁，心下硬。至四五日，虽能食，以小承气汤，少少与，微和之，令小安，至六日，与承气汤一升。若不大便六七日，小便少者，虽不受食，一云不大便但初头硬，后必溏，未定成硬，攻之必溏；须小便利，屎定硬，乃可攻之，**宜大承气汤**。三十五。用前第二方。《伤寒论·辨阳明病脉证并治第八》

252. 伤寒六七日，目中不了了，睛不和，无表里证，大便难，身微热者，此为实也，急下之，**宜大承气汤**。三十六。用前第二方。《伤寒论·辨阳明病脉证并治第八》

253. 阳明病，发热汗多者，急下之，**宜大承气汤**。三十七。用前第二方。一云大柴胡汤。《伤寒论·辨阳明病脉证并治第八》

254. 发汗不解，腹满痛者，急下之，**宜大承气汤**。三十八。用前第二方。《伤寒论·辨阳明病脉证并治第八》

255. 腹满不减，减不足言，当下之，**宜大承气汤**。三十九。用前第二方。《伤寒论·辨阳明病脉证并治第八》

256. 阳明少阳合病，必下利，其脉不负者，为顺也。负者，失也，互相克贼，名为负也。**脉滑而数者**，有宿食也，当下之，**宜大承气汤**。四十。用前第二方。《伤寒论·辨阳明病脉证并治第八》

320. 少阴病，得之二三日，口燥咽干者，急下之，**宜大承气汤**。方十九。《伤寒论·辨少阴病脉证并治第十一》

321. 少阴病，自利清水，色纯青，心下必痛，口干燥者，可下之，**宜大承气汤**。二十。用前第十九方，一法用大柴胡汤。《伤寒论·辨少阴病脉证并治第十一》

322. 少阴病，六七日，腹胀不大便者，急下之，**宜大承气汤**。二十一。用

前第十九方。《伤寒论·辨少阴病脉证并治第十一》

13. 腹满不减，减不足言，当须下之，**宜大承气汤**。大承气汤方见前痉病中。《金匮要略·腹满寒疝宿食病脉证治第十》

22. **脉数而滑**者，实也，此有宿食，下之愈，**宜大承气汤**。《金匮要略·腹满寒疝宿食病脉证治第十》

23. 下利不饮食者，有宿食也，当下之，**宜大承气汤**。大承气汤方见前痉病中。《金匮要略·腹满寒疝宿食病脉证治第十》

37. 下利三部**脉皆平**，按之心下坚者，急下之，**宜大承气汤**。《金匮要略·呕吐哕下利病脉证治第十七》

38. 下利**脉迟而滑**者，实也。利未欲止，急下之，**宜大承气汤**。《金匮要略·呕吐哕下利病脉证治第十七》

39. 下利**脉反滑**者，当有所去，下乃愈，**宜大承气汤**。《金匮要略·呕吐哕下利病脉证治第十七》

40. 下利已瘥，至其年月日时复发者，以病不尽故也，当下之，**宜大承气汤**。大承气汤方见痉病中。《金匮要略·呕吐哕下利病脉证治第十七》

56. 伤寒不大便六七日，头痛有热者，**与承气汤**。其小便清者，一云大便青。知不在里，仍在表也，当须发汗。若头痛者，必衄，宜桂枝汤。二十二。用前第十二方。《伤寒论·辨太阳病脉证并治中第六》

209. 阳明病，潮热，大便微硬者，可**与大承气汤**，不硬者不可与之。若不大便六七日，恐有燥屎，欲知之法，少与小承气汤，汤入腹中，转失气者，此有燥屎也，乃可攻之。若不转失气者，此但初头硬，后必溏，不可攻之，攻之必胀满不能食也。欲饮水者，与水则哕。其后发热者，必大便复硬而少也，以小承气汤和之。不转失气者，慎不可攻也。小承气汤。三。用前第二方。《伤寒论·辨阳明病脉证并治第八》

240. 病人烦热，汗出则解，又如疟状，日晡所发热者，属阳明也。**脉实**者，宜下之；**脉浮虚**者，宜发汗。下之**与大承气汤**，发汗宜桂枝汤。二十六。大承气汤用前第二方。桂枝汤用前第二十一方。《伤寒论·辨阳明病脉证并治第八》

13. 痉为病，一本痉字上有刚字。胸满口噤，卧不着席，脚挛急，必龂齿，可**与大承气汤**。《金匮要略·痉湿暍病脉证治第二》

30. 问曰：证象阳旦，按法治之而增剧，厥逆，咽中干，两胫拘急而谵语。师曰：言夜半手足当温，两脚当伸，后如师言，何以知此？答曰：**寸口脉浮而大**，**浮为风**，**大为虚**，风则生微热，虚则两胫挛，病形象桂枝，因加附子参其间，增桂令汗出，附子温经，亡阳故也。厥逆咽中干，烦躁，阳明内结，谵语烦乱，更饮甘草干姜汤，夜半阳气还，两足当热，胫尚微拘急，重与芍药甘草汤，尔乃胫伸；**以承气汤**微溏，则止其谵语。《伤寒论·辨太阳病脉证并治上第五》

大承气汤方

（方二。208 209 212 215 217 220 238 240 241 242 251 252 253 254 255 256）

大黄四两，**酒洗**　厚朴半斤，**炙**，**去皮**　枳实五枚，**炙**　芒硝三合

上四味，以水一斗，**先煮二物**，**取五升**，去滓，**内大黄**，**更煮取二升**，去滓，**内芒硝**，**更上微火一两沸**，**分温再服**，**得下余勿服**。《伤寒论》

大承气汤方

（方十九：320 321 322）

枳实五枚，**炙**　厚朴半斤，**去皮**，**炙**　大黄四两，**酒洗**　芒硝三合

上四味，以水一斗，**先煮二味**，**取五升**，去滓，**内大黄**，**更煮取二升**，去滓，**内芒硝**，**更上火令一两沸**，**分温再服**。**一服得利**，**止后服**。《伤寒论》

大承气汤方

（13 13 21 22 23 37 38 39 40 3 7）

大黄四两，**酒洗**　厚朴半斤，**炙**，**去皮**　枳实五枚，**炙**　芒硝三合

上四味，以水一斗，**先煮二物**，**取五升**；去滓，**内大黄**，**煮取二升**；去滓，**内芒硝**，**更上火微一二沸**，**分温再服**，**得下止服**。《金匮要略》

按语：大承气汤“本”方。

大承气汤“加”方【0】
大承气汤“去”方【0】
大承气汤“合”方【0】
大承气汤“加减”方【6】

小承气汤

[3 1 4 0 3 3 ☆☆★]

213. 阳明病，其人多汗，以津液外出，胃中燥，大便必硬，硬则谵语；**小承气汤主之**；若一服谵语止者，更莫复服。五。用前第二方。《伤寒论·辨阳明病脉证并治第八》

214. 阳明病，谵语发潮热，**脉滑而疾者**，**小承气汤主之**。因与承气汤一升，腹中转气者，更服一升，若不转气者，勿更与之。明日又不大便，**脉反微涩者**，里虚也，为难治，不可更与承气汤也。六。用前第二方。《伤寒论·辨阳明病脉证并治第八》

41. 下利谵语者，有燥屎也，**小承气汤主之**。《金匮要略·呕吐哕下利病脉证治第十七》。

374. 下利谵语者，有燥屎也，**宜小承气汤**。方十五。《伤寒论·辨厥阴病脉证并治第十二》

208. 阳明病，**脉迟**，虽汗出不恶寒者，其身必重，短气腹满而喘，有潮热者，此外欲解，可攻里也。手足濈然汗出者，此大便已硬也，大承气汤主之；若汗多，微发热恶寒者，外未解也，一法与桂枝汤。其热不潮，未可与承气汤；若腹大满不通者，可与**小承气汤**，微和胃气，勿令至大泄下。《伤寒论·辨阳明病脉证并治第八》

209. 阳明病，潮热，大便微硬者，可与大承气汤，不硬者不可与之。若不大便六七日，恐有燥屎，欲知之法，少与**小承气汤**，汤入腹中，转失气者，此有燥屎也，乃可攻之。若不转失气者，此但初头硬，后必溏，不可攻之，攻之必胀满不能食也。欲饮水者，与水则哕。其后发热者，必大便复硬而少也，以小承气汤和之。不转失气者，慎不可攻也。小承气汤。三。用前第二方。

《伤寒论·辨阳明病脉证并治第八》

250. 太阳病，若吐若下若发汗后，微烦，小便数，大便因硬者，**与小承气汤和之愈**。三十四。用前第二方。《伤寒论·辨阳明病脉证并治第八》

251. 得病二三日，**脉弱**，无太阳、柴胡证，烦躁，心下硬。至四五日，虽能食，**以小承气汤，少少与**，微和之，令小安，至六日，与承气汤一升。若不大便六七日，小便少者，虽不受食，一云不大便但初头硬，后必溏，未定成硬，攻之必溏；须小便利，屎定硬，乃可攻之，宜大承气汤。三十五。用前第二方。《伤寒论·辨阳明病脉证并治第八》

·

小承气汤方

（方二：208 209 213 214 250 251）

大黄四两　厚朴二两，炙，去皮　枳实三枚，大者，炙

上三味，以水四升，煮取一升二合，去滓，分温二服。**初服汤当更衣，不尔者尽饮之，若更衣者，勿服之。**《伤寒论》

小承气汤

（方十五。374））

大黄四两，酒洗　枳实三枚，炙　厚朴二两，去皮，炙

上三味，以水四升，煮取一升二合，去滓，分二服。**初一服谵语止，若更衣者，停后服，不尔尽服之。**《伤寒论》

小承气汤方

（41）

大黄四两　厚朴二两，炙　枳实大者，三枚，炙

上三味，以水四升，煮取一升二合，去滓，分温二服。得利则止。《金匮要略》

按语：大承气汤－芒硝。

厚朴三物汤

［100003★★★］

11. 痛而闭者，**厚朴三物汤主之**。《金匮要略·腹满寒疝宿食病脉证治第十》

厚朴三物汤方

（11）

厚朴八两　大黄四两　枳实五枚

上三**味**，以水一斗二升，**先煮二味**，**取五升**，**内大黄**，**煮**取三升，**温分一升**。**以利为度**。《金匮要略》

按语：大承气汤－芒硝，或小承气汤＋厚朴、枳实。

厚朴大黄汤

［1 0 0 0 0 3 ★☆☆］

26. 支饮胸满者，**厚朴大黄汤主之**。《金匮要略·痰饮咳嗽病脉证并治第十二》

厚朴大黄汤方

（26）

厚朴一尺　**大黄**六两　枳实四枚

上三**味**，以水五升，煮取二升，分温再服。《金匮要略》

按语：大承气汤－芒硝，或小承气汤＋厚朴、大黄。

厚朴七物汤

［1 0 0 0 1 7 ☆☆★］

9. 病腹满，发热十日，**脉浮而数**，饮食如故，**厚朴七物汤主之**。《金匮要略·腹满寒疝宿食病脉证治第十》

厚朴七物汤方

（9）

厚朴半斤　甘草　大黄各三两　大枣十枚　枳实五枚　桂枝二两　生姜五两

上**七味**，以水一斗，煮取四升，温服八合，日三服。**呕者加半夏五合，下利去大黄，寒多者加生姜至半斤**。《金匮要略》

按语： 大承气汤－芒硝＋桂枝、炙甘草、大枣、生姜，或小承气汤＋桂枝、甘草、生姜、大枣，蕴含桂枝承气合方加减衍生之法。

麻子仁丸

［2 0 0 0 2 6 ☆☆★］

247. **趺阳脉浮而涩**，浮则胃气强，涩则小便数，**浮涩相抟**，大便则硬，其脾为约，**麻子仁丸主之**。方三十一。《伤寒论·辨阳明病脉证并治第八》

15. **趺阳脉浮而涩**，浮则胃气强，涩则小便数，**浮涩相抟**，大便则坚，其脾为约，**麻子仁丸主之**。《金匮要略·五藏风寒积聚病脉证并治第十一》

麻子仁丸方

（方三十一：247）

麻子仁二升　芍药半斤　枳实半斤，炙　大黄一斤，去皮　厚朴一尺，炙，去皮　杏仁一升，去皮尖，熬，别作脂

上六味，蜜和丸如梧桐子大，饮服十丸，日三服，**渐加，以知为度**。《伤寒论》

麻子仁丸方

（15）

麻子仁二升　芍药半斤　枳实一斤　大黄一斤　厚朴一尺　杏仁一升

上六味，末之，炼蜜和丸梧子大，饮服十丸，日三，**以知为度**。《金匮要略》

按语： 大承气汤－芒硝＋麻子仁、芍药、杏仁，或小承气汤＋麻子仁、芍药、杏仁。

鳖甲煎丸

［0 1 0 0 0 23 ☆★★］

2. 病疟，以月一日发，当以十五日愈；设不瘥，当月尽解；如其不瘥，当如何？师曰：此结为癥瘕，名曰疟母，急治之，**宜鳖甲煎丸**。《金匮要略·疟病脉证并治第四》

鳖甲煎丸方

（2）

鳖甲十二分，炙　乌扇三分，烧　黄芩三分　柴胡六分　鼠妇三分，熬　干姜三分　大黄三分　芍药五分　桂枝三分　葶苈一分，熬　石韦三分，去毛　厚朴三分　牡丹五分，去心　瞿麦二分　紫威三分　半夏一分　人参一分　䗪虫五分，熬　阿胶三分，炙　蜂窠四分，熬　赤硝十二分　蜣螂六分，熬　桃仁二分

上二十三味为末。**取锻灶下灰一斗，清酒一斛五斗，浸灰，候酒尽一半，着鳖甲于中，煮令泛烂如胶漆，绞取汁，内诸药，煎为丸，**如梧子大，**空心服七丸，**日三服。《金匮要略》

按语：大承气汤－枳实＋鳖甲、乌扇、黄芩、柴胡、鼠妇、干姜、芍药、桂枝、葶苈、石韦、牡丹、瞿麦、紫威、半夏、人参、䗪虫、阿胶、蜂窠、蜣、桃仁，蕴含柴胡承气桂枝理中合方加减衍生之法。

大承气汤“衍生”方【26】

调胃承气汤

［2 1 5 0 3 3 ☆★★］

105. 伤寒十三日，过经谵语者，以有热也，当以汤下之。若小便利者，大便当硬，而反下利，**脉调和**者，知医以丸药下之，非其治也。若自下利者，**脉当微厥**，今反和者，此为内实也，**调胃承气汤主之**。五十五。用前第三十三方。《伤寒论·辨太阳病脉证并治中第六》

248. 太阳病三日，发汗不解，蒸蒸发热者，属胃也，**调胃承气汤主之**。三十二。用前第一方。《伤寒论·辨阳明病脉证并治第八》

94. 太阳病未解，**脉阴阳俱停，**一作微。必先振栗汗出而解。但**阳脉微**者，先汗出而解，但**阴脉微**一作尺脉实者，下之而解。若欲下之，**宜调胃承气汤**。四十六。用前第三十三方。一云用大柴胡汤。《伤寒论·辨太阳病脉证并治中第六》

29. 伤寒**脉浮**，自汗出，小便数，心烦，微恶寒，脚挛急，反与桂枝欲攻

其表，此误也。得之便厥，咽中干，烦躁，吐逆者，作甘草干姜汤与之，以复其阳；若厥愈足温者，更作芍药甘草汤与之，其脚即伸；若胃气不和，谵语者，**少与调胃承气汤**；若重发汗，复加烧针者，四逆汤主之。方十六。《伤寒论·辨太阳病脉证并治上第五》

70. 发汗后恶寒者，虚故也。不恶寒，但热者，实也，当和胃气，**与调胃承气汤**。方三十三。《玉函》云，与小承气汤。《伤寒论·辨太阳病脉证并治中第六》

123. 太阳病，过经十余日，心下温温欲吐，而胸中痛，大便反溏，腹微满，郁郁微烦。先此时自极吐下者，**与调胃承气汤**。若不尔者，不可与。但欲呕，胸中痛，微溏者，此非柴胡汤证，以呕故知极吐下也。调胃承气汤。六十三。用前第三十三方。《伤寒论·辨太阳病脉证并治中第六》

207. 阳明病，不吐不下，心烦者，可**与调胃承气汤**。方一。《伤寒论·辨阳明病脉证并治第八》

249. 伤寒吐后，腹胀满者，**与调胃承气汤**。三十三。用前第一方。《伤寒论·辨阳明病脉证并治第八》

调胃承气汤

（方一：207 248 249）

甘草二两，炙　芒硝半升　大黄四两，清酒洗

上三味，切，以水三升，**煮二物至一升**，去滓，**内芒硝，更上微火一二沸，温顿服之，以调胃气**。《伤寒论》

调胃承气汤

（方三十三。70. 94 105 123）

芒硝半升　甘草二两，炙　大黄四两，去皮，清酒洗

上三味，以水三升，**煮取一升**，去滓，**内芒硝，更煮两沸，顿服**。《伤寒论》

调胃承气汤方

（方十六：29）

大黄四两，去皮，清酒洗　甘草二两，炙　芒硝半升

上三味，以水三升，**煮取一升**，去滓，**内芒硝，更上火微煮令沸，少少温服之**。《伤寒论》

按语： 大承气汤－枳实、厚朴＋炙甘草。

桃核承气汤

[0 1 0 0 0 5 ★★★]

106. 太阳病不解，热结膀胱，其人如狂，血自下，下者愈。其外不解者，尚未可攻，当先解其外；外解已，但少腹急结者，乃可攻之，**宜桃核承气汤**。方五十六。后云，解外宜桂枝汤。《伤寒论·辨太阳病脉证并治中第六》

桃核承气汤方

（方五十六：106）

桃仁五十个，**去皮尖**　大黄四两　桂枝二两，**去皮**　甘草二两，**炙**　芒硝二两

上五味，以水七升，煮取二升半，去滓，**内芒硝，更上火，微沸下火，先食温服五合，日三服，当微利**。《伤寒论》

按语： 大承气汤－枳实、厚朴＋炙甘草、桃仁、桂枝，或调胃承气汤＋桃核、桂枝，蕴含桂枝承气合方加减衍生之法。

大黄牡丹汤

[1 0 0 0 1 5 ★★★]

4. 肠痈者，少腹肿痞，按之即痛如淋，小便自调，时时发热，自汗出，复恶寒，其**脉迟紧**者，脓未成，可下之，当有血。**脉洪数**者脓已成，不可下也，**大黄牡丹汤主之**。《金匮要略·疮痈肠痈浸淫病脉证并治第十八》

大黄牡丹汤方

（4）

大黄四两　牡丹一两　**桃仁**五十个　瓜子半升　芒硝三合

上五味，以水六升，煮取一升，去滓，**内芒硝再煎沸，顿服之，有脓当下，如无脓，当下血**。《金匮要略》

按语：大承气汤－枳实、厚朴＋牡丹、桃仁、瓜子，或桃核承气汤－桂枝、炙甘草＋牡丹、瓜子。

大陷胸汤

［500023★★★］

134. 太阳病，**脉浮而动数**，浮则为风，**数**则为热，动则为痛，数则为虚，头痛发热，微盗汗出，而反恶寒者，表未解也。医反下之，动数变迟，膈内拒痛。一云头痛即眩。胃中空虚。客气动膈，短气躁烦，心中懊憹，阳气内陷，心下因硬，则为结胸，**大陷胸汤主之**。若不结胸，但头汗出，余处无汗，剂颈而还，小便不利，身必发黄。大陷胸汤方二。《伤寒论·辨太阳病脉证并治下第七》

135. 伤寒六七日，结胸热实，**脉沉而紧**，心下痛，按之石硬者，**大陷胸汤主之**。三。用前第二方。《伤寒论·辨太阳病脉证并治下第七》

136. 伤寒十余日，热结在里，复往来寒热者，与大柴胡汤；但结胸，无大热者，此为水结在胸胁也，但头微汗出者，**大陷胸汤主之**。方四。用前第二方。《伤寒论·辨太阳病脉证并治下第七》

137. 太阳病，重发汗而复下之，不大便五六日，舌上燥而渴，日晡所小有潮热，一云日晡所发，心胸大烦。从心下至少腹硬满而痛，不可近者，**大陷胸汤主之**。五。用前第二方。《伤寒论·辨太阳病脉证并治下第七》

149. 伤寒五六日，呕而发热者，柴胡汤证具，而以他药下之，柴胡证仍在者，复与柴胡汤。此虽已下之，不为逆，必蒸蒸而振，却发热汗出而解。若心下满而硬痛者，此为结胸也，**大陷胸汤主之**。但满而不痛者，此为痞，柴胡不中与之，宜半夏泻心汤。方十五。《伤寒论·辨太阳病脉证并治下第七》

大陷胸汤方

（方二：134 135 136 137 149）

大黄六两去皮　**芒硝**一升　甘遂一钱匕

上三**味**，以水六升，**先煮大黄取二升**，去滓，**内芒硝**，**煮一两沸**，**内甘遂末**，**温服一升**，**得快利**，**止后服**。《伤寒论》

按语：大承气汤－枳实、厚朴＋甘遂，或调胃承气汤－甘草＋甘遂，蕴含十枣承气合方加减衍生之法。

大陷胸丸

[0 1 0 0 0 4 ☆★★]

131. 病发于阳，而反下之，热入因作结胸；病发于阴，而反下之，一作汗出。因作痞也。所以成结胸者，以下之太早故也。结胸者，项亦强，如柔痓状，下之则和，**宜大陷胸丸**。方一。《伤寒论·辨太阳病脉证并治下第七》

大陷胸丸方

（方一：131）

大黄半斤　葶苈子半升，熬　芒硝半升　杏仁半升，去皮尖，熬黑

上四味，捣筛二味，内杏仁、芒硝，合研如脂，和散，取如弹丸一枚，别捣甘遂末一钱匕，白蜜二合，水二升，煮取一升，温顿服之，一宿乃下，如不下，更服，取下为效。禁如药法。《伤寒论》

按语： 大承气汤－枳实、厚朴＋葶苈子、杏仁，或调胃承气汤－甘草＋甘遂、杏仁、葶苈子，蕴含十枣承气合方加减衍生之法。

栀子大黄汤

[1 0 0 0 0 4 ☆☆☆]

原文见栀子豉汤“加减”方

栀子大黄汤方

按语： 大承气汤－厚朴、芒硝＋栀子、香豉，或小承气汤－厚朴＋栀子、香豉，蕴含栀子承气合方加减衍生之法。

大柴胡汤

[1 1 2 0 0 7 ★★☆]

原文见小柴胡汤“衍生”方

大柴胡汤方

按语：大承气汤－厚朴、芒硝＋柴胡、黄芩、半夏、芍药、大枣、生姜，或小承气汤－厚朴＋柴胡、黄芩、半夏、芍药、生姜、大枣，蕴含柴胡承气合方加减衍生之法。

大黄䗪虫丸

[1 0 0 0 0 12 ☆☆★]

18. 五劳虚极羸瘦，腹满不能饮食，食伤，忧伤，饮伤，房室伤，饥伤、劳伤、经络荣卫气伤，内有干血，肌肤甲错，两目黯黑。缓中补虚，**大黄䗪虫丸主之**。《金匮要略·血痹虚劳病脉证并治第六》

大黄䗪虫丸方

（18）

大黄十分，蒸　黄芩二两　甘草三两　桃仁一升　杏仁一升　芍药四两　干地黄十两　干漆一两　虻虫一升　水蛭百枚　蛴螬一升　䗪虫半升

上十二**味**，末之，炼蜜和丸小豆大，**酒饮服**五丸，日三服。《金匮要略》

按语：大承气汤－枳实、厚朴、芒硝＋桃仁、水蛭、虻虫、黄芩、甘草、杏仁、芍药、干地黄、干漆、䗪虫、蛴螬，或桃核承气汤－桂枝、芒硝＋黄芩、杏仁、芍药、干地黄、干漆、水蛭、虻虫、䗪虫、蛴螬。

抵当汤

[3 2 0 0 3 4 ★☆★]

124. 太阳病六七日，表证仍在，**脉微而沉**，反不结胸，其人发狂者，以热在下焦，少腹当硬满，小便自利者，下血乃愈。所以然者，以太阳随经，瘀热在里故也，**抵当汤主之**。方六十四。《伤寒论·辨太阳病脉证并治中第六》

125. 太阳病身黄，**脉沉结**，少腹硬，小便不利者，为无血也。小便自利，其人如狂者，血证谛也，**抵当汤主之**。六十五。《伤寒论·辨太阳病脉证并治中第六》

14. 妇人经水不利下，**抵当汤主之**（亦治男子膀胱满急，有瘀血者）。《金匮要略·妇人杂病脉证并治第二十二》

237. 阳明证，其人喜忘者，必有畜血。所以然者，本有久瘀血，故令喜忘。屎虽硬，大便反易，其色必黑者，**宜抵当汤**下之。方二十四。《伤寒论·辨阳明病脉证并治第八》

257. 病人无表里证，发热七八日，虽**脉浮数**者，可下之。假令已下，**脉数**不解，合热则消谷喜饥，至六七日不大便者，有瘀血，**宜抵当汤**。四十一用前第二十四方。《伤寒论·辨阳明病脉证并治第八》

抵当汤方

（方六十四：124 125）

水蛭熬　**虻虫**各三十个，去翅足，熬　桃仁二十个，去皮尖　大黄三两，酒洗

上四味，以水五升，煮取三升，去滓，**温服一升，不下更服**。《伤寒论》

抵当汤方

（方二十四：237 257）

水蛭熬　**虻虫**去翅足，熬，各三十个　大黄三两，酒洗　桃仁二十个，去皮尖及两仁者

上四味，以水五升，煮取三升，去滓，**温服一升，不下更服**。《伤寒论》

抵当汤方

（14）

水蛭三十个，熬　**虻虫**三十枚，熬，去翅足　桃仁二十个，去皮尖　大黄三两，酒浸

上四味，为末，以水五升，煮取三升，去滓，温服一升。《金匮要略》

按语： 大承气汤－枳实、厚朴、芒硝＋桃仁、水蛭、虻虫，或桃核承气汤－桂枝、甘草、芒硝＋水蛭、虻虫。

抵当丸

[0 1 0 0 0 4 ☆★★]

126. 伤寒有热，少腹满，应小便不利，今反利者，为有血也，当下之，不可余药，**宜抵当丸**。方六十六。《伤寒论·辨太阳病脉证并治中第六》

抵挡丸方

（方六十六：126）

水蛭二十个，熬　虻虫二十个，去翅足，熬　桃仁二十五个，去皮尖　大黄三两

上四味，捣分四丸，以水一升，煮一丸，取七合服之，晬时当下血，若不下者更服。《伤寒论》

按语： 大承气汤－枳实、厚朴、芒硝＋桃仁、水蛭、虻虫，或桃核承气汤－桂枝、甘草、芒硝＋水蛭、虻虫。

下瘀血汤

［1 0 0 0 0 3 ★★★］

6. 师曰：产妇腹痛，法当以枳实芍药散，假令不愈者，此为腹中有干血着脐下，宜**下瘀血汤主之**。亦主经水不利。《金匮要略·妇人产后病脉证治第二十一》

下瘀血汤方

（6）

大黄二两　桃仁二十枚　**䗪虫**二十枚，熬，去足

上三味，末之，炼蜜合为四丸，以酒一升，煎一丸，取八合，顿服之。新血下如豚肝。《金匮要略》

按语： 大承气汤－枳实、厚朴、芒硝＋䗪虫、桃仁，或桃核承气汤－桂枝、甘草、芒硝＋䗪虫。

大黄甘草汤

［1 0 0 0 0 2 ☆★☆］

17. 食已即吐者，**大黄甘草汤主之**。《外台》方又治吐水。《金匮要略·呕吐哕下利病脉证治第十七》

大黄甘草汤方

（17）

大黄四两　甘草一两

上二味，以水三升，煮取一升，分温再服。《金匮要略》

按语：大承气汤－枳实、厚朴、芒硝＋炙甘草，或调胃承气汤－芒硝。

桂枝加大黄汤

[1 0 0 0 0 6 ★☆☆]

原文见桂枝汤“加”方

桂枝加大黄汤方

按语：大承气汤－枳实、厚朴、芒硝＋桂枝汤，或调胃承气汤－芒硝＋桂枝汤，蕴含桂枝承气合方加减衍生之法。

茯甘五味加姜辛半杏大黄汤

[0 0 0 1 0 8 ★☆☆]

原文见五苓散“衍生”方

茯甘五味加姜辛半杏大黄汤方

按语：大承气汤－枳实、厚朴、芒硝＋茯苓、炙甘草、五味子、干姜、细辛、半夏、杏仁，或调胃承气汤－芒硝＋苓甘五味姜辛汤，蕴含五苓承气理中合方加减衍生之法。苓甘五味姜辛汤、桂苓五味甘草去桂加干姜细辛半夏汤、苓甘五味加姜辛半夏杏仁汤、茯甘五味加姜辛半杏大黄汤“同为“苓甘五味姜辛剂”，均小青龙汤“衍生”而成，或为茯苓桂枝五味子甘草汤“加减”方。

风引汤

[0 0 0 1 1 12 ☆★★]

原文见桃花汤“加减”方

风引汤方

按语：大承气汤－枳实、厚朴、芒硝＋干姜、甘草、桂枝、龙骨、牡蛎、寒水石、滑石、赤石脂、白石脂、紫石英、石膏，或调胃承气汤－芒硝＋干姜、桂枝、龙骨、牡蛎、寒水石、滑石、赤石脂、白石脂、紫石英、石膏，蕴含桂枝白虎承气理中桃花合方加减衍生之法。

茵陈蒿汤

[3 0 0 0 0 3 ★★★]

原文见栀子豉汤“加减”方

茵陈蒿汤方

按语： 大承气汤－枳实、厚朴、芒硝＋茵陈蒿、栀子，蕴含栀子承气合方加减衍生之法。

大黄硝石汤

[0 1 0 0 0 4 ★★★]

19. 黄疸腹满，小便不利而赤，自汗出，此为表和里实，当下之，**宜大黄硝石汤**。《金匮要略·黄疸病脉证并治第十五》

大黄硝石汤方

（19）

大黄　　黄柏　　硝石各四两　　栀子十五枚

上四味，以水六升，煮取二升，去滓，**内硝，更煮取一升，顿服**。《金匮要略》

按语： 大承气汤－枳实、厚朴、芒硝＋黄柏、栀子、硝石，蕴含栀子承气合方加减衍生之法。

大黄黄连泻心汤

[1 1 0 0 1 2 ☆★☆]

原文见半夏泻心汤“衍生”方

大黄黄连泻心汤方

按语： 大承气汤－枳实、厚朴、芒硝＋黄连，蕴含泻心承气合方加减衍生之法。

大黄附子汤

［0 1 0 0 1 3 ★☆★］

原文见附子汤“衍生”方

大黄附子汤方

按语： 大承气汤 – 枳实、厚朴、芒硝 + 附子、细辛，蕴含承气附子合方加减衍生之法。

大黄甘遂汤

［1 0 0 0 0 3 ★★★］

13. 妇人少腹满如敦状，小便微难而不渴，生后者，此为水与血并结在血室也，**大黄甘遂汤主之**。《金匮要略·妇人杂病脉证并治第二十二》

大黄甘遂汤方

（13）

大黄四两　**甘遂**二两　阿胶二两

上三味，以水三升，煮取一升，顿服之，其血当下。《金匮要略》

按语： 大承气汤 – 枳实、厚朴、芒硝 + 甘遂、阿胶，蕴含十枣承气合方加减衍生之法。

泻心汤

［2 0 0 0 0 3 ☆★★］

原文见半夏泻心汤“衍生”方

泻心汤方

按语： 大承气汤 – 枳实、厚朴、芒硝 + 黄连、黄芩，蕴含泻心承气合方加减衍生之法。

附子泻心汤

［1 0 1 1 0 4 ★★☆］

原文见半夏泻心汤“衍生”方

附子泻心汤方

按语： 大承气汤－枳实、厚朴、芒硝＋黄连、黄芩、附子，蕴含泻心承气附子合方加减衍生之法。

柴胡加龙骨牡蛎汤

［1 0 0 0 0 12 ☆★☆］

原文见小柴胡汤“加”方

柴胡加龙骨牡蛎汤方

按语： 大承气汤－枳实、厚朴、芒硝＋柴胡、龙骨、牡蛎、黄芩、生姜、铅丹、人参、桂枝、茯苓、半夏、大枣，蕴含柴胡桂枝五苓承气合方加减衍生之法。

防己椒目葶苈大黄丸

［1 0 0 0 0 4 ☆☆★］

29. 腹满，口舌干燥，此肠间有水气，**己椒苈黄丸主之**。《金匮要略·痰饮咳嗽病脉证并治第十二》

防己椒目葶苈大黄丸方

（29）

防己　椒目　葶苈熬　大黄各一两

上四味，末之，蜜丸如梧子大，先食饮服一丸，日三服，**稍增，口中有津液。渴者，加芒硝半两。**《金匮要略》

按语： 大承气汤－枳实、厚朴、芒硝＋防己、椒目、葶苈。《金匮要略》既名防己椒目葶苈大黄丸，又名己椒苈黄丸。

枳实栀子汤

[1 0 0 0 0 3 ☆★★]

原文见栀子豉汤“加减”方

枳实栀子汤方

按语： 或加大黄，蕴含栀子承气合方加减衍生之法。

蜜煎

[0 1 0 0 0 1 ☆★★]

233. 阳明病，自汗出，若发汗，小便自利者，此为津液内竭，虽硬不可攻之，当须自欲大便，**宜蜜煎导**而通之。若土瓜根及大猪胆汁，皆可为导。二十。《伤寒论·辨阳明病脉证并治第八》

蜜煎方

（方二十：233）

食蜜七合

上一味，于铜器内，微火煎，当须凝如饴状，搅之勿令焦着，欲可丸，并手捻作挺，令头锐，大如指，长二寸许。当热时急作，冷则硬。以内谷道中，以手急抱，欲大便时乃去之。疑非仲景意，已试甚良。

又大猪胆一枚，泻汁，和少许法醋，以灌谷道内，如一食顷，当大便出宿食恶物，甚效。《伤寒论》

按语： 导意蕴承气法。

理中丸类【1 0 0 0 9 24】

理中丸“本”方【1】

理中丸

[2 1 1 0 0 4 ☆☆★]

386. 霍乱，头痛发热，身疼痛，热多欲饮水者，五苓散主之；寒多不用水者，**理中丸主之**。二。《伤寒论·辨霍乱病脉证并治第十三》

5. 胸痹心中痞，留气结在胸，胸满，胁下逆抢心，枳实薤白桂枝汤主之。**人参汤**亦主之。《金匮要略·胸痹心痛短气病脉证治第九》

396. 大病瘥后，喜唾，久不了了，胸上有寒，当以丸药温之，**宜理中丸**。方五。《伤寒论·辨阴阳易瘥后劳复病脉证并治第十四》

159. 伤寒服汤药，下利不止，心下痞硬。服泻心汤已，复以他药下之，利不止，医以**理中**与之，利益甚。理中者，理中焦，此利在下焦，赤石脂禹余粮汤主之。复不止者，当利其小便。赤石脂禹余粮汤。方二十二。《伤寒论·辨太阳病脉证并治下第七》

理中丸方下有作汤加减法。

（方二：159 386）

人参　干姜　甘草炙　白术各三两

上四味，捣筛，蜜和为丸，如鸡子黄许大。**以沸汤数合，和一丸，研碎，温服之，日三四，夜二服。腹中未热，益至三四丸，然不及汤。汤法，以四物依两数切，用水八升，煮取三升，**去滓，**温服一升，日三服。若脐上筑者，肾气动也，去术，加桂四两；吐多者，去术，加生姜三两；下多者，还用术；悸者，加茯苓二两；渴欲得水者，加术，足前成四两半；腹中痛者，加人参，足前成四两半；寒者，加干姜，足前成四两半；腹满者，去术，加附子一枚。服汤后如食**

顷，饮热粥一升许，微自温，勿发揭衣被。《伤寒论》

理中丸方

（方五：396）

人参　　白术　　甘草炙　　干姜各三两

上**四味**，捣筛，蜜和为丸，如鸡子黄许大，以**沸汤数合，和一丸，研**碎，**温服之**，日三服。《伤寒论》

人参汤方

（5）

人参　　甘草　　干姜　　白术各三两

上**四味**，以水八升，煮取三升，温服一升，日三服。《金匮要略》

按语： 理中丸“本”方。四逆汤－附子＋人参白术，蕴含四逆汤加减衍生之法。《伤寒论》既名理中丸，又名理中汤，《金匮要略》名人参汤，理中汤与人参汤同方异名耳。

理中丸“加”方【0】

理中丸“去”方【0】

理中丸“合”方【0】

理中丸“加减”方【9】

桂枝人参汤

［1 0 0 0 0 5 ☆★★］

163. 太阳病，外证未除，而数下之，遂协热而利，利下不止，心下痞硬，表里不解者，**桂枝人参汤主之**。方二十五。《伤寒论·辨太阳病脉证并治下第七》

桂枝人参汤方

（方二十五：163）

桂枝四两，别切　　甘草四两，炙　　白术三两　　人参三两　　干姜三两

上五味，以水九升，**先煮四味，取五升，内桂，更煮取三升**，去滓，温服一升，**日再夜一服**。《伤寒论》

按语： 理中丸＋桂枝，蕴含桂枝理中合方加减衍生之法。

薯蓣丸

[1 0 0 0 0 21 ☆☆★]

16. 虚劳诸不足，风气百疾，**薯蓣丸主之**。《金匮要略·血痹虚劳病脉证并治第六》

薯蓣丸方

（16）

薯蓣三十分　当归　桂枝　麴　干地黄　豆黄卷各十分　甘草二十八分　人参七分　芎䓖　芍药　白术　麦门冬　杏仁各六分　柴胡　桔梗　茯苓各五分　阿胶七分　干姜三分　白蔹二分　防风六分　大枣百枚，为膏

上二十一**味**，末之，炼蜜和丸，如弹子大，**空腹酒服一丸，一百丸为剂。**《金匮要略》

按语： 理中丸＋薯蓣、当归、桂枝、曲、干地黄、豆黄卷、芎䓖、芍药、麦门冬、杏仁、柴胡、桔梗、茯苓、阿胶、白蔹、防风、大枣，蕴含桂枝柴胡五苓理中桔梗合方加减衍生之法。

半夏泻心汤

[1 1 0 0 0 7 ★★☆]

原文见半夏泻心汤“本”方

半夏泻心汤方

按语： 理中丸－白术－半夏、黄连、黄芩、大枣。

甘草泻心汤

[2 0 0 0 0 6 ★★☆]

原文见半夏泻心汤“加减”方

半夏泻心汤方

按语： 理中丸－白术＋半夏、黄连、黄芩、大枣，蕴含泻心理中合方加减衍生之法。

生姜泻心汤

［1 0 0 0 0 8 ★★☆］

原文见半夏泻心汤“加减”方

生姜泻心汤方

按语： 理中丸－白术＋半夏、黄连、黄芩、大枣、生姜，蕴含泻心理中合方加减衍生之法。

黄连汤

［1 0 0 0 0 7 ☆☆★］

原文见半夏泻心汤“加减”方

黄连汤方

按语： 理中丸－白术＋半夏、黄连、桂枝、大枣，蕴含桂枝泻心理中合方加减衍生之法。

甘草干姜茯苓白术汤

［1 0 0 0 0 4 ☆☆★］

16. 肾着之病，其人身体重，腰中冷，如坐水中，形如水状，反不渴，小便自利，饮食如故，病属下焦，身劳汗出，衣一作表。里冷湿，久久得之，腰以下冷痛，腹重如带五千钱，**甘姜苓术汤主之**。《金匮要略·五藏风寒积聚病脉证并治第十一》

甘草干姜茯苓白术汤方

（16）

甘草　白术各二两　干姜　茯苓各四两

上四味，以水五升，煮取三升，分温三服，**腰中即温**。《金匮要略》

按语： 理中丸－人参＋茯苓，蕴含五苓理中合方加减衍生之法。《金匮要略》既名甘草干姜茯苓白术汤，又名甘姜苓术汤。

麻黄升麻汤

［1 0 0 0 1 14 ★★★］

原文见麻黄汤“加减”方

麻黄升麻汤方

按语： 理中丸－人参＋麻黄、升麻、当归、知母、黄芩、葳蕤、芍药、天门冬、桂枝、茯苓、石膏，蕴含麻黄桂枝五苓理中白虎合方加减衍生之法。

侯氏黑散

［0 0 0 1 1 14 ☆☆★］

2. **寸口脉浮而紧，**紧则为寒，浮则为虚，寒虚相搏，邪在皮肤；浮者血虚，络脉空虚，贼邪不泻，或左或右，邪气反缓，正气即急，正气引邪，㖞僻不遂。邪在于络，肌肤不仁；邪在于经，即重不胜；邪入于府，即不识人；邪入于藏，舌即难言，口吐涎。

侯氏黑散　治大风，四肢烦重，心中恶寒不足者。《外台》治风癫。《金匮要略·中风历节病脉证并治第五》

侯氏黑散方

（2）

菊花四十分　白术十分　细辛三分　茯苓三分　牡蛎三分　桔梗八分　防风十分　人参三分　矾石三分　黄芩三分　当归三分　干姜三分　芎䓖三分　桂枝三分

上十四味，杵为散，酒服方寸匕，日一服。**初服二十日，温酒调服，禁一切鱼肉大蒜，常宜冷食，六十日止，即药积在腹中不下也，热食即下矣，冷食自能助药力。**《金匮要略》

按语： 理中丸－炙甘草＋桂枝、菊花、细辛、茯苓、牡蛎、桔梗、防风、矾石、黄芩、当归、芎䓖，蕴含桂枝理中五苓桔梗合方加减衍生之法。

理中丸“衍生”方【24】

大建中汤

［1 0 0 0 0 3 ★★★］

14. 心胸中大寒痛，呕不能饮食，腹中寒，上冲皮起，出见有头足，上下痛而不可触近，**大建中汤主之**。《金匮要略·腹满寒疝宿食病脉证治第十》

大建中汤方

（14）

蜀椒二合，汗　干姜四两　人参二两

上三味，以水四升，煮取二升，去滓，**内胶饴一升，微火煎取一升半**，分温再服；**如一炊顷，可饮粥二升，后更服，当一日食糜，温覆之**。《金匮要略》

按语： 理中丸－白术、甘草＋蜀椒。

干姜黄芩黄连人参汤

［1 0 0 0 0 4 ★☆☆］

359. 伤寒本自寒下，医复吐下之，寒格更逆吐下，若食入口即吐，**干姜黄芩黄连人参汤主之**。方十。《伤寒论·辨厥阴病脉证并治第十二》

干姜黄芩黄连人参汤方

（方十：359）

干姜　**黄芩**　黄连　人参各三两

上四味，以水六升，煮取二升，去滓，分温再服。《伤寒论》

按语： 理中丸－白术、甘草＋黄芩、黄连，蕴含泻心理中合方加减衍生之法。

干姜人参半夏丸

[1 0 0 0 0 3 ☆★☆]

6. 妊娠呕吐不止，**干姜人参半夏丸主之**。《金匮要略·妇人妊娠病脉证并治第二十》

干姜人参半夏丸

（6）

干姜　人参各一两　半夏二两

上三味，末之，**以生姜汁糊为丸**，如梧子大，饮服十丸，日三服。《金匮要略》

按语：理中丸－白术、甘草＋半夏。

鳖甲煎丸

[0 1 0 0 0 23 ☆★★]

原文见大承气汤“加减”方

鳖甲煎丸方

按语：理中丸－白术、甘草＋鳖甲、乌扇、黄芩、柴胡、鼠妇、大黄、芍药、桂枝、葶苈、石韦、厚朴、牡丹、瞿麦、紫威、半夏、䗪虫、阿胶、蜂窠、赤硝、蜣、桃仁，蕴含柴胡承气桂枝理中合方加减衍生之法。

甘草干姜汤

[0 0 1 2 2 2 ☆☆☆]

29. 伤寒**脉浮**，自汗出，小便数，心烦，微恶寒，脚挛急，反与桂枝欲攻其表，此误也。得之便厥，咽中干，烦躁，吐逆者，作**甘草干姜汤与之**，以复其阳；若厥愈足温者，更作芍药甘草汤与之，其脚即伸；若胃气不和，谵语者，少与调胃承气汤；若重发汗，复加烧针者，四逆汤主之。方十六。《伤寒论·辨太阳病脉证并治上第五》

30. 问曰：证象阳旦，按法治之而增剧，厥逆，咽中干，两胫拘急而谵语。师曰：言夜半手足当温，两脚当伸，后如师言，何以知此？答曰：**寸口脉浮而大**，**浮**为风，**大**为虚，风则生微热，虚则两胫挛，病形象桂枝，因加附子参其间，增桂令汗出，附子温经，亡阳故也。厥逆咽中干，烦躁，阳明内结，谵语烦乱，**更饮甘草干姜汤**，夜半阳气还，两足当热，胫尚微拘急，重与芍药甘草汤，尔乃胫伸；以承气汤微溏，则止其谵语。故知病可愈。《伤寒论·辨太阳病脉证并治上第五》

5. 肺痿吐涎沫而不咳者，其人不渴，必遗尿，小便数，所以然者，以上虚不能制下故也。此为肺中冷，必眩，多涎唾，**甘草干姜汤以温之**。若服汤已渴者，属消渴。《金匮要略·肺痿肺痈咳嗽上气病脉证治第七》

甘草干姜汤方

（方十六：29 30）

甘草四两，炙　　干姜二两

上二**味**，以水三升，煮取一升五合，去滓，分温再服。《伤寒论》

甘草干姜汤方

（5）

甘草四两，炙　　干姜二两，炮

上**㕮咀**，以水三升，煮取一升五合，去滓，分温再服。《金匮要略》

按语：理中丸－人参、白术。

王不留行散

［1 0 0 0 0 9 ★★★］

6. 病金疮，**王不留行散主之**。《金匮要略·疮痈肠痈浸淫病脉证并治第十八》

王不留行散方

（6）

王不留行十分，八月八日采　　**蒴藋细叶**十分，七月七日采　　**桑东南根**白皮，十分，三月三日采　　**甘草**十八分　　**川椒**三分，除目及闭口者，汗　　**黄芩**二分　　**干姜**二分　　**芍药**二

分　厚朴二分

上九味，桑根皮以上三味，烧灰存性，勿令灰过，各别杵筛，合治之为散，服方寸匕，小疮即粉之，大疮但服之。产后亦可服。如风寒，桑东根勿取之。前三物，皆阴干百日。《金匮要略》

按语：理中丸－人参、白术＋王不留行、蒴细叶、桑东南根白皮、川椒、黄芩、厚朴、芍药。

柴胡桂枝干姜汤

［100007★★★］

原文见小柴胡汤“衍生”方

柴胡桂枝干姜汤方

按语：理中丸－人参、白术＋柴胡、桂枝、黄芩、栝楼根、牡蛎，蕴含桂枝柴胡理中合方加减衍生之法。

小青龙汤

［500008★★★］

原文见麻黄汤“加减”方

小青龙汤方

按语：理中丸－人参、白术＋桂枝、麻黄、芍药、细辛、半夏、五味子，蕴含桂枝麻黄理中合方加减衍生之法。

小青龙加石膏汤

［100019★★★］

原文见麻黄汤“加减”方

小青龙加石膏汤方

按语：理中丸－人参、白术＋桂枝、麻黄、芍药、细辛、半夏、五味子、石膏，蕴含桂枝麻黄理中白虎合方加减衍生之法。

苓甘五味姜辛汤

[0 0 0 1 0 5 ★☆☆]

原文见五苓散“衍生”方

苓甘五味姜辛汤方

按语： 理中丸－人参、白术＋茯苓、五味子、细辛，蕴含五苓理中合方加减衍生之法。苓甘五味姜辛汤、桂苓五味甘草去桂加干姜细辛半夏汤、苓甘五味加姜辛半夏杏仁汤、茯甘五味加姜辛半杏大黄汤“同为“苓甘五味姜辛剂”，均小青龙汤“衍生”而成，或为茯苓桂枝五味子甘草汤“加减”方。

桂苓五味甘草去桂加干姜细辛半夏汤

[0 0 0 1 0 6 ☆☆☆]

原文见五苓散“衍生”方

桂苓五味甘草去桂加干姜细辛半夏汤方

按语： 理中丸－人参、白术＋茯苓、五味子、细辛、半夏，蕴含五苓理中合方加减衍生之法。苓甘五味姜辛汤、桂苓五味甘草去桂加干姜细辛半夏汤、苓甘五味加姜辛半夏杏仁汤、茯甘五味加姜辛半杏大黄汤“同为“苓甘五味姜辛剂”，均小青龙汤“衍生”而成，或为茯苓桂枝五味子甘草汤“加减”方。

苓甘五味加姜辛半夏杏仁汤

[1 0 0 0 0 7 ★☆☆]

原文见五苓散“衍生”方

苓甘五味加姜辛半夏杏仁汤

按语： 理中丸－人参、白术＋茯苓、五味子、细辛、半夏、杏仁，蕴含五苓理中合方加减衍生之法。苓甘五味姜辛汤、桂苓五味甘草去桂加干姜细辛半夏汤、苓甘五味加姜辛半夏杏仁汤、茯甘五味加姜辛半杏大黄汤“同为“苓甘五味姜辛剂”，均小青龙汤“衍生”而成，或为茯苓桂枝五味子甘草汤“加减”方。

茯甘五味加姜辛半杏大黄汤

[0 0 0 1 0 8 ★☆☆]

原文见五苓散“衍生”方

茯甘五味加姜辛半杏大黄汤方

按语： 理中丸－人参、白术＋茯苓、五味子、细辛、半夏、杏仁、大黄，蕴含五苓承气理中合方加减衍生之法。苓甘五味姜辛汤、桂苓五味甘草去桂加干姜细辛半夏汤、苓甘五味加姜辛半夏杏仁汤、茯甘五味加姜辛半杏大黄汤“同为“苓甘五味姜辛剂”，均小青龙汤“衍生”而成，或为茯苓桂枝五味子甘草汤“加减”方。

风引汤

[0 0 0 1 1 12 ☆★★]

原文见桃花汤“加减”方

风引汤方

按语： 理中丸－人参、白术＋桂枝、大黄、龙骨、牡蛎、寒水石、滑石、赤石脂、白石脂、紫石英、石膏，蕴含桂枝白虎承气理中桃花合方加减衍生之法。

栀子干姜汤

[1 0 0 0 0 2 ☆☆★]

原文见栀子豉汤“加减”方

栀子干姜汤方

按语： 理中丸－人参、白术、炙甘草＋栀子，蕴含栀子理中合方加减衍生之法。

厚朴麻黄汤

[1 0 0 0 1 9 ☆★☆]

原文见麻黄汤“衍生”方

厚朴麻黄汤方

按语： 理中丸－人参、白术、炙甘草＋厚朴、麻黄、石膏、杏仁、半夏、细辛、小麦、五味子。

柏叶汤

[1 0 0 0 0 3 ☆★☆]

14. 吐血不止者，**柏叶汤主之。**《金匮要略·惊悸吐衄下血胸满瘀血病脉证治第十六》

柏叶汤方

（14）

柏叶　干姜各三两　艾三把

上三**味**，以水五升，取**马通汁一升**，**合煮**，取一升，分温再服。《金匮要略》

按语： 理中丸－人参、白术、炙甘草＋柏叶、艾。

半夏干姜散

[1 0 0 0 0 2 ☆★★]

20. 干呕吐逆，吐涎沫，**半夏干姜散主之。**《金匮要略·呕吐哕下利病脉证治第十七》

半夏干姜散方

（20）

半夏　干姜各等分

上二**味**，杵为散，取方寸匕，**浆水一升半**，煎取七合，**顿服之**。《金匮要略》

按语： 理中丸－人参、白术、炙甘草＋半夏。

桃花汤

［3 0 0 0 0 3 ★★★］

原文见桃花汤“本”方

桃花汤方

按语： 理中丸－人参、白术、炙甘草＋赤石脂、粳米。

小柴胡汤

［10 2 10 0 8 7 ★★★］

原文见小柴胡汤“本”方

小柴胡汤方

按语： 或加干姜，蕴含理中柴胡合方加减衍生之法。

四逆散

［1 0 0 0 0 4 ☆☆★］

原文见小柴胡汤“衍生”方

四逆散方

按语： 或加干姜，蕴含柴胡理中合方加减衍生之法。

旋覆代赭汤

［1 0 0 0 0 7 ☆★☆］

161. 伤寒发汗，若吐若下，解后心下痞硬，噫气不除者，**旋覆代赭汤主之**。方二十三。《伤寒论·辨太阳病脉证并治下第七》

旋覆代赭汤方

（方二十三：161）

旋覆花三两　人参二两　生姜五两　代赭一两　甘草三两，炙　半夏半升，洗　大枣十二枚，擘

上**七味**，以水一斗，煮取六升，去滓，**再煎**取三升。温服一升，日三服。《伤寒论》

按语：理中丸 - 白术、干姜 + 旋覆花、生姜、代赭、半夏、大枣，蕴含理中加减衍生之法。

厚朴生姜半夏甘草人参汤

[1 0 0 0 0 5 ☆☆☆]

66. 发汗后，腹胀满者，**厚朴生姜半夏甘草人参汤主之**。方二十九。《伤寒论·辨太阳病脉证并治中第六》

厚朴生姜半夏甘草人参汤方

（方二十九：66）

厚朴半斤，炙，去皮　生姜半斤，切　半夏半升，洗　甘草二两　人参一两

上**五味**，以水一斗，煮取三升，去滓，温服一升，日三服。《伤寒论》

按语：理中丸 - 白术、干姜 + 厚朴、生姜、半夏，蕴含理中加减衍生之法。

防己黄芪汤

[2 0 0 0 2 6 ☆★★]

22. 风湿，**脉浮**，身重，汗出，恶风者，**防己黄芪汤主之**。《金匮要略·痉湿暍病脉证治第二》

21. 风水**脉浮**，身重，汗出恶风者，**防己黄芪汤主之**。腹痛加芍药。《金匮要略·水气病脉证并治第十四》

防己黄芪汤方

（22）

防己一两　甘草半两，炒　白术七钱半　黄芪一两一分，去芦

上剉麻豆大，每抄五钱匕，生姜四片，大枣一枚，水盏半，煎八分，去滓，温服，良久再服。喘者，加麻黄半两；胃中不和者，加芍药三分；气上冲者，加桂枝三分；下有陈寒者，加细辛三分。服后当如虫行皮中，从腰下如冰，后坐被上，又以一被绕腰以下，温，令微汗，瘥。《金匮要略》

防己黄芪汤方

（21）

防己一两　黄芪一两一分　白术三分　甘草半两，炙

上剉，每服五钱匕，生姜四片，枣一枚，水盏半，煎取八分，去滓，温服，良久再服。《金匮要略》

按语： 理中丸－人参、干姜＋防己、黄芪、生姜、大枣，蕴含理中加减衍生之法。

附子汤类【1 0 0 0 1 28】

附子汤“本”方【1】

附子汤

［2 0 0 1 2 5 ★☆☆］

304. 少阴病，得之一二日，口中和，其背恶寒者，当灸之，**附子汤主之**。方四。《伤寒论·辨少阴病脉证并治第十一》

305. 少阴病，身体痛，手足寒，骨节痛，**脉沉者**，**附子汤主之**。五。用前第四方。《伤寒论·辨少阴病脉证并治第十一》

3. 妇人怀娠六七月，**脉弦**、发热，其胎愈胀，腹痛恶寒者，少腹如扇，所以然者，子藏开故也，**当以附子汤温其藏**。方未见。《金匮要略·妇人妊娠病脉证并治第二十》

附子汤方

（方四：304 305）

附子二枚，炮，去皮，破八片　茯苓三两　人参二两　白术四两　芍药三两

上**五味**，以水八升，煮取三升，去滓，温服一升，日三服。《伤寒论》

附子汤方

（3）

方未见。《金匮要略》

按语： 附子汤“本”方。四逆汤－干姜炙甘草＋茯苓人参白术芍药，蕴含四逆汤加减衍生之法。桂枝去桂加茯苓白术汤、真武汤、附子汤同为“苓芍剂”，桂枝去桂加茯苓白术汤、附子汤为真武汤“加减”方。

附子汤“加”方【0】
附子汤“去”方【0】
附子汤“合”方【0】
附子汤“加减”方【1】

真武汤

[200005★☆★]

82. 太阳病发汗，汗出不解，其人仍发热，心下悸，头眩，身瞤动，振振欲擗一作僻。地者，**真武汤主之**。方四十三。《伤寒论·辨太阳病脉证并治中第六》

316. 少阴病，二三日不已，至四五日，腹痛，小便不利，四肢沉重疼痛，自下利者，此为有水气。其人或咳，或小便利，或下利，或呕者，**真武汤主之**。方十五。《伤寒论·辨少阴病脉证并治第十一》

真武汤方

（方四十三：82）

茯苓　芍药　生姜各三两，切　白术二两　**附子**一枚，炮，去皮，破八片

上五味，以水八升，煮取三升，去滓，温服七合，日三服。《伤寒论》

真武汤方

（方十五：316）

茯苓三两　芍药三两　白术二两　生姜三两，切　**附子**一枚，炮，去皮，破八片

上五味，以水八升，煮取三升，去滓，温服七合，日三服。**若咳者，加五味子半升，细辛一两，干姜一两；若小便利者，去茯苓；若下利者，去芍药，加干姜二两；若呕者，去附子，加生姜，足前为半斤。**《伤寒论》

按语： 附子汤 − 人参 + 生姜，蕴含五苓附子合方加减衍生之法。桂枝去桂加茯苓白术汤、真武汤、附子汤同为“苓芍剂”，桂枝去桂加茯苓白术汤、附子汤为真武汤“加减”方。

附子汤“衍生”方【28】

桂枝芍药知母汤

［1 0 0 0 0 9 ★☆☆］

原文见桂枝汤“加减”方

桂枝芍药知母汤方

按语： 附子汤－茯苓、人参＋桂枝、甘草、麻黄、生姜、知母、防风，蕴含桂枝麻黄附子合方加减衍生之法。

肾气丸

［4 0 0 1 0 8 ★☆★］

15. 虚劳腰痛，少腹拘急，小便不利者，**八味肾气丸主之**。方见脚气中。《金匮要略·血痹虚劳病脉证并治第六》

17. 夫短气有微饮，当从小便去之，茯桂术甘汤主之。方见上。**肾气丸**亦主之。方见脚气中。《金匮要略·痰饮咳嗽病脉证并治第十二》

3. 男子消渴，小便反多，以饮一斗，小便一斗，**肾气丸主之**。方见脚气中。《金匮要略·消渴小便利淋病脉证并治第十三》

19. 问曰：妇人病，饮食如故，烦热不得卧而反倚息者，何也？师曰：此名转胞，不得溺也，以胞系了戾，故致此病。但利小便则愈，宜**肾气丸主之**。《金匮要略·妇人杂病脉证并治第二十二》

肾气丸方方见脚气中，即崔氏八味丸。

（15 17 3）

崔氏八味丸　治脚气上入，少腹不仁。《金匮要略·中风历节病脉证并治第五》

干地黄八两　山茱萸　薯蓣各四两　泽泻　茯苓　牡丹皮各三两　桂枝　**附子**炮各一两

上**八味**，末之，炼蜜和丸梧子大，**酒下**十五丸，日再服。《金匮要略》

肾气丸方

（19）

干地黄八两　薯蓣四两　山茱萸四两　泽泻三两　茯苓三两　牡丹皮三两　桂枝　**附子**炮，各一两

上**八味**，末之，炼蜜和丸梧子大，**酒下**十五丸，加至二十五丸，日再服。《金匮要略》

按语：附子汤－芍药、人参、白术＋干地黄、薯蓣、山茱萸、泽泻、牡丹皮、桂枝，蕴含桂枝五苓附子合方加减衍生之法。《金匮要略》既名八味肾气丸，又名肾气丸，肾气丸即崔氏八味丸。

栝楼瞿麦丸

［100005 ★☆★］

原文见五苓散“衍生”方

栝楼瞿麦丸方

按语：附子汤－芍药、人参、白术＋栝楼根、薯蓣、瞿麦，蕴含五苓附子合方加减衍生之法。

黄土汤

［100007 ★☆☆］

15. 下血，先便后血，此远血也，**黄土汤主之**。《金匮要略·惊悸吐衄下血胸满瘀血病脉证治第十六》

黄土汤方亦主吐血、衄血。

（15）

甘草　干地黄　白术　**附子**炮　阿胶　**黄芩**各三两　灶中黄土半斤

上**七味**，以水八升，煮取三升，分温二服。《金匮要略》

按语：附子汤－茯苓、芍药、人参＋甘草、干地黄、阿胶、黄芩、灶中黄土。

去桂加白术汤

［200025★★★］

174. 伤寒八九日，风湿相搏，身体疼烦，不能自转侧，不呕，不渴，**脉浮虚而涩者**，桂枝附子汤主之。若其人大便硬，一云脐下心下硬。小便自利者，**去桂加白术汤主之**。三十六。《伤寒论·辨太阳病脉证并治下第七》

23. 伤寒八九日，风湿相搏，身体疼烦，不能自转侧，不呕不渴，**脉浮虚而涩者**，桂枝附子汤主之。若大便坚，小便自利者，**去桂加白术汤主之**。《金匮要略·痓湿暍病脉证治第二》

去桂加白术汤方

（方三十六：174）

附子三枚，炮，去皮，破　白术四两　生姜三两，切　甘草二两，炙　大枣十二枚，擘

上五味，以水六升，煮取二升，去滓，分温三服。**初一服，其人身如痹，半日许复服之，三服都尽，其人如冒状，勿怪，此以附子、术，并走皮内，逐水气未得除，故使之耳。法当加桂四两，此本一方二法，以大便硬，小便自利，去桂也；以大便不硬，小便不利，当加桂。附子三枚恐多也，虚弱家及产妇，宜减服之。**《伤寒论》

白术附子汤方

（23）

白术二两　**附子**一枚半，炮，去皮　甘草一两，炙　生姜一两半，切　大枣六枚

上五味，以水三升，**煮取一升**，去滓，分温三服。**一服觉身痹，半日许再服，三服都尽，其人如冒状，勿怪，即是术附并走皮中逐水气，未得除故耳。**《金匮要略》

按语：附子汤－茯苓、芍药、人参＋生姜、炙甘草、大枣。《伤寒论》名为去桂加白术汤，《金匮要略》既名去桂加白术汤，又名白术附子汤。

甘草附子汤

［2 0 0 0 0 4 ★☆★］

175. 风湿相搏，骨节疼烦，掣痛不得屈伸，近之则痛剧，汗出短气，小便不利，恶风不欲去衣，或身微肿者，**甘草附子汤主之**。方三十七。《伤寒论·辨太阳病脉证并治下第七》

24. 风湿相搏，骨节疼烦，掣痛不得屈伸，近之则痛剧，汗出短气，小便不利，恶风不欲去衣，或身微肿者，**甘草附子汤主之**。《金匮要略·痓湿暍病脉证治第二》

甘草附子汤方

（方三十七：175）

甘草二两，炙　**附子**二枚，炮，去皮，破　白术二两　桂枝四两，去皮

上四味，以水六升，煮取三升，去滓，温服一升，日三服。**初服得微汗则解，能食，汗止复烦者，将服五合，恐一升多者，宜服六七合为始。**《伤寒论》

甘草附子汤方

（24）

甘草二两，炙　**附子**二枚，炮，去皮　白术二两　桂枝四两，去皮

上四味，以水六升，煮取三升，去滓，温服一升，日三服。**初服得微汗则解，能食，汗出复烦者，服五合，恐一升多者，服六七合为妙。**《金匮要略》

按语：附子汤－茯苓、芍药、人参＋炙甘草、桂枝，蕴含桂枝附子合方加减衍生之法。

竹叶汤

［1 0 0 0 0 10 ★☆★］

原文见桂枝汤“衍生”方

竹叶汤方

按语：附子汤－茯苓、芍药、白术＋竹叶、葛根、防风、桔梗、桂枝、甘草、大枣、生姜，蕴含桂枝附子桔梗合方加减衍生之法。

桂枝加附子汤

［100006★☆★］

原文见桂枝汤“加”方

桂枝加附子汤方

按语：：附子汤－茯苓、人参、白术＋生姜、炙甘草、大枣、桂枝，蕴含桂枝附子合方加减衍生之法。

芍药甘草附子汤

［100003★☆☆］

68. 发汗，病不解，反恶寒者，虚故也，**芍药甘草附子汤主之**。方三十一。《伤寒论·辨太阳病脉证并治中第六》

芍药甘草附子汤方

（方三十一：68）

芍药　甘草各三两，炙　**附子**一枚，炮，去皮，破八片

上三**味**，以水五升，煮取一升五合，去滓，分温三服。疑非仲景方。《伤寒论》

按语： 附子汤－茯苓、人参、白术＋甘草。

桂枝附子汤

［200025★☆☆］

原文见桂枝汤“加减”方

桂枝附子汤方

按语： 附子汤－茯苓、芍药、人参、白术＋生姜、炙甘草、大枣、桂枝，蕴含桂枝附子合方加减衍生之法。

附子粳米汤

[1 0 0 0 0 5 ★★☆]

10. 腹中寒气，雷鸣切痛，胸胁逆满，呕吐，**附子粳米汤主之**。《金匮要略·腹满寒疝宿食病脉证治第十》

附子粳米汤方

（10）

附子一枚，**炮**　半夏半升　甘草一两　大枣十枚　粳米半升

上**五味**，以水八升，**煮米熟，汤成**，去滓，温服一升，日三服。《金匮要略》

按语：附子汤 – 茯苓、芍药、人参、白术 + 甘草、半夏、粳米。

大黄附子汤

[0 1 0 0 1 3 ★☆★]

15. 胁下偏痛，发热，其**脉紧弦**，此寒也，以温药下之，**宜大黄附子汤**。《金匮要略·腹满寒疝宿食病脉证治第十》

大黄附子汤方

（15）

大黄三两　**附子**三枚，**炮**　细辛二两

上三味，以水五升，煮取二升，分温三服；**若强人煮二升半，分温三服。服后如人行四五里，进一服**。《金匮要略》

按语：附子汤 – 茯苓、芍药、人参、白术 + 细辛、大黄，蕴含承气附子合方加减衍生之法。

附子泻心汤

[1 0 1 1 0 4 ★★☆]

原文见半夏泻心汤“衍生”方

附子泻心汤方

按语： 附子汤－茯苓、芍药、人参、白术＋大黄、黄连、黄芩，蕴含泻心承气附子合方加减衍生之法。

桂枝去芍药加附子汤

［1 0 0 0 0 5 ★☆★］

原文见桂枝汤“去”方

桂枝去芍药加附子汤方

按语： 附子汤－茯苓、芍药、人参、白术＋桂枝、炙甘草、生姜、大枣，蕴含桂枝附子合方加减衍生之法。

桂枝去芍药加麻黄细辛附子汤

［1 0 0 0 0 7 ★★★］

原文见桂枝汤”去”方

桂枝去芍药加麻黄细辛附子汤方

按语： 附子汤－茯苓、芍药、人参、白术＋桂枝、炙甘草、生姜、大枣、麻黄、细辛，蕴含桂枝麻黄附子合方加减衍生之法。

麻黄附子甘草汤

［0 0 0 1 0 3 ★★☆］

原文见麻黄汤“衍生”方

麻黄附子甘草汤方

按语： 附子汤－茯苓、芍药、人参、白术＋麻黄、甘草，蕴含麻黄附子合方加减衍生之法。麻黄附子汤、麻黄附子甘草汤、麻黄细辛附子汤同为“麻附剂”，互为“加减”方。

麻黄附子汤

［0 1 0 0 1 3 ★★☆］

原文见麻黄汤“衍生”方

麻黄附子汤方

按语：附子汤－茯苓、芍药、人参、白术＋麻黄、甘草，蕴含麻黄附子合方加减衍生之法。麻黄附子汤、麻黄附子甘草汤、麻黄细辛附子汤同为“麻附剂”，互为“加减”方。

麻黄细辛附子汤

［1 0 0 0 1 3 ★★☆］

原文见麻黄汤“衍生”方

麻黄细辛附子汤方

按语：附子汤－茯苓、芍药、人参、白术＋麻黄、细辛，蕴含麻黄附子合方加减衍生之法。麻黄附子汤、麻黄附子甘草汤、麻黄细辛附子汤同为“麻附剂”，互为“加减”方。

薏苡附子败酱散

［1 0 0 0 1 3 ☆☆★］

3. 肠痈之为病，其身甲错，腹皮急，按之濡，如肿状，腹无积聚，身无热，**脉数**，此为腹内有痈脓，**薏苡附子败酱散主之**。《金匮要略·疮痈肠痈浸淫病脉证并治第十八》

薏苡附子败酱散方

（3）

薏苡仁十分　附子二分　败酱五分

上三**味**，杵为末，取方寸匕，以水二升，煎减半，**顿服**。小便当下。《金匮要略》

按语：附子汤－茯苓、芍药、人参、白术＋薏苡仁、败酱。

薏苡附子散

［1 0 0 0 0 2 ☆☆☆］

7. 胸痹缓急者，**薏苡仁附子散主之**。《金匮要略 · 胸痹心痛短气病脉证治第九》

薏苡附子散方

（7）

薏苡仁十五两　　大附子十枚，炮

上二味，杵为散，服方寸匕，日三服。《金匮要略》

按语： 附子汤 – 茯苓、芍药、人参、白术 + 薏苡仁。《金匮要略》既名薏苡仁附子散，又名薏苡附子散。

头风摩散

［0 0 0 1 1 2 ☆☆★］

3. **寸口脉迟而缓**，迟则为寒，**缓**则为虚，**荣缓**则为亡血，**卫缓**则为中风。邪气中经，则身痒而瘾疹。心气不足，邪气入中，则胸满而短气。

……

头风摩散方《金匮要略 · 中风历节病脉证并治第五》

头风摩散方

（3）

大附子一枚，炮　　盐等分

上二味，为散。沐了，以方寸匕，**已摩疢上，令药力行**。《金匮要略》

按语： 附子汤 – 茯苓、芍药、人参、白术 + 盐。

乌头煎

［1 0 0 0 1 2 ★★★］

17. 腹痛，**脉弦而紧**，**弦**则卫气不行，即恶寒，**紧**则不欲食，邪正相搏，即为寒疝，遶脐痛，若发则白汗出，手足厥冷，其**脉沉弦**者，**大乌头煎主之**。《金匮要略·腹满寒疝宿食病脉证治第十》

乌头煎方

（9）

乌头大者五枚，熬，去皮，不㕮咀

上以**水三升，煮取一升**，去滓，**内蜜二升，煎令水气尽，取二升，强人服七合，弱人服五合。不差，明日更服，不可一日再服。**《金匮要略》

按语：乌头＋蜜，乌头附子同属，蕴含附子加减衍生之法。《金匮要略》既名大乌头煎，又名乌头煎。

乌头桂枝汤

［1 0 0 0 0 6 ★★★］

原文见桂枝汤“合”方

乌头桂枝汤方

按语：乌头＋蜜、桂枝汤，乌头附子同属，蕴含桂枝附子合方加减衍生之法。既名乌头桂枝汤，又名抵当乌头桂枝汤。

赤 丸

［1 0 0 0 0 6 ☆★★］

16. 寒气厥逆，**赤丸主之**。《金匮要略·腹满寒疝宿食病脉证治第十》

赤丸方

（16）

茯苓四两　半夏四两，洗，一方用桂　乌头二两，炮　细辛一两，《千金》作人参

上六味，末之，**内真朱为色**，炼蜜丸，如麻子大，**先食酒饮下三丸，日再夜一服；不知，稍增之，以知为度。**《金匮要略》

按语：乌头＋茯苓、半夏、细辛，乌头附子同属，蕴含五苓附子合方加减衍生之法。

乌头汤

［1 0 0 0 0 5 ★★★］

9. 病历节，不可屈伸，疼痛，**乌头汤主之**。

乌头汤方　治脚气疼痛，不可屈伸。《金匮要略·中风历节病脉证并治第五》

乌头汤方

（9）

麻黄　芍药　黄芪各三两　甘草三两，**炙**　**川乌五枚，㕮咀，以蜜二升，煎取一升，即出乌头**

上五味，**㕮咀**四味，**以水三升，煮取一升**，去滓，**内蜜煎中，更煎之，服七合。不知，尽服之**。《金匮要略》

按语：川乌＋蜜、麻黄、芍药、黄芪、甘草，川乌附子同属，蕴含麻黄附子合方加减衍生之法。

天雄散

［0 0 0 1 1 4 ☆☆★］

8. 夫失精家少腹弦急，阴头寒，目眩，一作目眶痛。发落，**脉极虚芤迟**，为清谷，亡血，失精。**脉得诸芤动微紧**，男子失精，女子梦交，桂枝龙骨牡蛎汤主之。

……

天雄散方《金匮要略·血痹虚劳病脉证并治第六》

天雄散方

（8）

天雄三两，**炮**　白术八两　桂枝六两　龙骨三两

上四味，杵为散，**酒服半钱匕，日三服，不知，稍增之**。《金匮要略》

按语： 天雄 + 白术、桂枝、龙骨，天雄附子同属，蕴含桂枝附子合方加减衍生之法。

四逆散

[1 0 0 0 0 4 ☆☆★]

原文见小柴胡汤“衍生”方

四逆散方

按语： 或加附子，蕴含柴胡附子合方加减衍生之法。

越婢汤

[1 0 0 0 1 5 ★★★]

原文见麻黄汤“衍生”方

越婢汤方

按语： 或加附子，蕴含麻黄白虎附子合方加减衍生之法。

四逆汤类【1 1 0 0 11 0】

四逆汤“本”方【1】

四逆汤

[8 5 0 1 8 3 ★☆★]

29. 伤寒**脉浮**，自汗出，小便数，心烦，微恶寒，脚挛急，反与桂枝欲攻其表，此误也。得之便厥，咽中干，烦躁，吐逆者，作甘草干姜汤与之，以复其阳；若厥愈足温者，更作芍药甘草汤与之，其脚即伸；若胃气不和，谵语者，少与调胃承气汤；若重发汗，复加烧针者，**四逆汤主之**。方十六。《伤寒论·辨太阳病脉证并治上第五》

225. **脉浮而迟**，表热里寒，下利清谷者，**四逆汤主之**。方十四。《伤寒论·辨阳明病脉证并治第八》

353. 大汗出，热不去，内拘急，四肢疼，又下利厥逆而恶寒者，**四逆汤主之**。方五。《伤寒论·辨厥阴病脉证并治第十二》

354. 大汗，若大下利，而厥冷者，**四逆汤主之**。六。用前第五方。《伤寒论·辨厥阴病脉证并治第十二》

377. 呕而**脉弱**，小便复利，身有微热，见厥者难治，**四逆汤主之**。十七。用前第五方。《伤寒论·辨厥阴病脉证并治第十二》

388. 吐利汗出，发热恶寒，四肢拘急，手足厥冷者，**四逆汤主之**。方四。《伤寒论·辨霍乱病脉证并治第十三》

389. 既吐且利，小便复利，而大汗出，下利清谷，内寒外热，**脉微欲绝**者，**四逆汤主之**。五。用前第四方。《伤寒论·辨霍乱病脉证并治第十三》

14. 呕而**脉弱**，小便复利，身有微热，见厥者难治，**四逆汤主之**。《金匮要略·呕吐哕下利病脉证治第十七》

91. 伤寒，医下之，续得下利，清谷不止，身疼痛者，急当救里；后身疼痛，清便自调者，急当救表。救里**宜四逆汤**，救表宜桂枝汤。四十五。用前第

十二方。《伤寒论·辨太阳病脉证并治中第六》

323. 少阴病，**脉沉者**，急温之，**宜四逆汤**。方二十二。《伤寒论·辨少阴病脉证并治第十一》

324. 少阴病，饮食入口则吐，心中温温欲吐，复不能吐。始得之，手足寒，**脉弦迟者**，此胸中实，不可下也，当吐之。若膈上有寒饮，干呕者，不可吐也，当温之，**宜四逆汤**。二十三。方依上法。《伤寒论·辨少阴病脉证并治第十一》

372. 下利腹胀满，身体疼痛者，先温其里，乃攻其表，温里**宜四逆汤**，攻表宜桂枝汤。十三。四逆汤，用前第五方。《伤寒论·辨厥阴病脉证并治第十二》

36. 下利，腹胀满，身体疼痛者，先温其里，乃攻其表。温里**宜四逆汤**，攻表宜桂枝汤。四逆汤方方见上。《金匮要略·呕吐哕下利病脉证治第十七》

92. 病发热头痛，**脉反沉**，若不差，身体疼痛，当救其里。**四逆汤方**。《伤寒论·辨太阳病脉证并治中第六》

四逆汤方

（方十六：29）

甘草二两，炙　干姜一两半　**附子**一枚，生用，去皮，破八片

上三味，以水三升，煮取一升二合，去滓，分温再服。**强人可大附子一枚，干姜三两。**《伤寒论》

四逆汤方

（方四十五：91 92）

甘草二两，炙　干姜一两半　**附子**一枚，生用，去皮，破八片

上三味，以水三升，煮取一升二合，去滓，分温再服。**强人可大附子一枚，干姜三两。**《伤寒论》

四逆汤方

（方十四：225）

甘草二两，炙　干姜一两半　**附子**一枚，生用，去皮，破八片

上三味，以水三升，煮取一升二合，去滓，分温二服。**强人可大附子一枚，干姜三两。**《伤寒论》

四逆汤方

（方二十二：323 324）

甘草二两，炙　　干姜一两半　　**附子**一枚，生用，去皮，破八片

上三味，以水三升，煮取一升二合，去滓，分温再服。**强人可大附子一枚，干姜三两**。《伤寒论》

四逆汤方

（方五：353 354 372 377）

甘草二两，炙　　干姜一两半　　**附子**一枚，生用，去皮，破八片

上三味，以水三升，煮取一升二合，去滓，分温再服。**若强人可用大附子一枚，干姜三两**。《伤寒论》

四逆汤方

（方四：388 389）

甘草二两，炙　　干姜一两半　　**附子**一枚，生，去皮，破八片

上三味，以水三升，煮取一升二合，去滓，分温再服。**强人可大附子一枚，干姜三两**。《伤寒论》

四逆汤方

（14 36）

附子一枚，生用　　干姜一两半　　甘草二两，炙

上三味，以水三升，煮取一升二合，去滓，分温再服，**强人可大附子一枚，干姜三两**。《金匮要略》

按语：四逆汤“本”方

四逆汤“加”方【1】

四逆加人参汤

［1 0 0 0 1 4 ★☆☆］

385. 恶寒**脉微**一作缓。而复利，利止亡血也，**四逆加人参汤主之**。方一。《伤

寒论·辨霍乱病脉证并治第十三》

四逆加人参汤方

（方一：385）

甘草二两，炙　附子一枚，生，去皮，破八片　干姜一两半　人参一两

上四味，以水三升，煮取一升二合，去滓，分温再服。《伤寒论》

按语： 四逆汤＋人参。

四逆汤“去”方【0】
四逆汤“合”方【0】
四逆汤“加减”方【11】

通脉四逆汤

[3 0 0 0 1 3 ★☆★]

317. 少阴病，下利清谷，里寒外热，手足厥逆，**脉微欲绝**，身反不恶寒，其人面色赤，或腹痛，或干呕，或咽痛，或利止**脉不出者**，**通脉四逆汤主之**。《伤寒论·辨少阴病脉证并治第十一》

370. 下利清谷，里寒外热，汗出而厥者，**通脉四逆汤主之**。方十一。《伤寒论·辨厥阴病脉证并治第十二》

45. 下利清谷，里寒外热，汗出而厥者，**通脉四逆汤主之**。《金匮要略·呕吐哕下利病脉证治第十七》

通脉四逆汤方

（方十六：317）

甘草二两，炙　附子大者一枚，生用，去皮，破八片　干姜三两，强人可四两

上三味，以水三升，煮取一升二合，去滓，分温再服，**其脉即出者愈。面色赤者，加葱九茎；腹中痛者，去葱，加芍药二两；呕者，加生姜二两；咽痛者，去芍药，加桔梗一两；利止脉不出者，去桔梗，加人参二两。病皆与方相应者，乃服之。**《伤寒论》

通脉四逆汤方

（方十一：370）

甘草二两，炙　　**附子**大者一枚，生，去皮，破八片　　**干姜**三两，强人可四两

上三味，以水三升，煮取一升二合，去滓，分温再服，**其脉即出者愈**。《伤寒论》

通脉四逆汤方

（45）

附子大者一枚，生用　　**干姜**三两，强人可四两　　甘草二两，炙

上三味，以水三升，煮取一升二合，去滓，分温再服。《金匮要略》

按语：四逆汤＋附子、干姜。

通脉四逆加猪胆汤

［1 0 0 0 1 4 ★☆★］

390. 吐已下断，汗出而厥，四肢拘急不解，**脉微欲绝者**，**通脉四逆加猪胆汤主之**。方六。《伤寒论·辨霍乱病脉证并治第十三》

通脉四逆加猪胆汤方

（方六：390）

甘草二两，炙　　**干姜**三两，强人可四两　　**附子**大者一枚，生，去皮，破八片　　猪胆汁半合

上四味，以水三升，煮取一升二合，去滓，内猪胆汁，分温再服，**其脉即来**。**无猪胆**，**以羊胆代之**。《伤寒论》

按语：四逆汤＋附子量、干姜量、猪胆汁。

茯苓四逆汤

［1 0 0 0 0 5 ★☆☆］

69. 发汗，若下之，病仍不解，烦躁者，**茯苓四逆汤主之**。方三十二。《伤寒论·辨太阳病脉证并治中第六》

茯苓四逆汤方

（方三十二：69）

茯苓四两　人参一两　**附子**一枚，生用，去皮，破八片　甘草二两，炙　干姜一两半

上**五味**，以水五升，煮取三升，去滓，温服七合，日二服。《伤寒论》

按语：四逆汤＋人参、茯苓，蕴含五苓四逆合方加减衍生之法。

干姜附子汤

［1 0 0 0 1 2 ★★★］

61. 下之后，复发汗，昼日烦躁不得眠，夜而安静，不呕，不渴，无表证，**脉沉微**，身无大热者，**干姜附子汤主之**。方二十四。《伤寒论·辨太阳病脉证并治中第六》

干姜附子汤方

（方二十四：61）

干姜一两　**附子**一枚，生用，去皮，切八片

上二味，以水三升，**煮取一升**，去滓，**顿服**。《伤寒论》

按语：四逆汤－炙甘草、干姜量。

白通汤

［1 0 1 0 1 3 ★★☆］

314. 少阴病，下利，**白通汤主之**。方十三。《伤寒论·辨少阴病脉证并治第十一》

315. 少阴病，下利**脉微**者，**与白通汤**；利不止，厥逆**无脉**，干呕，烦者，白通加猪胆汁汤主之。服汤**脉暴出**者死，**微续**者生。白通加猪胆汤。方十四。白通汤用上方。《伤寒论·辨少阴病脉证并治第十一》

白通汤方

（方十三：314 315）

葱白四茎　　干姜一两　　**附子**一枚，生，去皮，破八片

上三**味**，以**水**三**升**，**煮取一升**，去滓，分温再服。《伤寒论》

按语：四逆汤－炙甘草、干姜量＋葱白。

白通加猪胆汁汤

［1 0 0 0 1 5 ★★★］

315. 少阴病，下利**脉微**者，与白通汤；利不止，厥逆**无脉**，干呕，烦者，**白通加猪胆汁汤主之**。服汤**脉暴出**者死，**微续**者生。白通加猪胆汤。方十四。白通汤用上方。《伤寒论·辨少阴病脉证并治第十一》

白通加猪胆汁汤方

（方十四：315）

葱白四茎　　干姜一两　　**附子**一枚，生，去皮，破八片　　人尿五合　　猪胆汁一合

上**五味**，以水三**升**，**煮取一升**，去滓，**内胆汁、人尿**，**和令相得**，分温再服。**若无胆**，**亦可用**。《伤寒论》

按语：四逆汤－炙甘草、干姜量＋葱白、猪胆汁、人尿。

乌梅丸

［2 0 0 0 1 10 ☆★★］

原文见乌梅丸“本”方

乌梅丸方

按语： 四逆汤－炙甘草、生附子＋炮附子、乌梅、细辛、黄连、当归、、蜀椒、桂枝、人参、黄柏，蕴含桂枝泻心四逆乌梅合方加减衍生之法。

赤石脂丸

［1 0 0 0 0 5 ★☆☆］

9. 心痛彻背，背痛彻心，**乌头赤石脂丸主之**。《金匮要略·胸痹心痛短气病脉证治第九》

赤石脂丸方

（9）

蜀椒一两，一法二分　**乌头一分，炮**　**附子半两，炮，一法一分**　干姜一两，一法一分　赤石脂一两，一法二分

上五味，末之，蜜丸如梧子大，先食服一丸。日三服。不知，稍加服。《金匮要略》

按语： 四逆汤－炙甘草、生附子＋炮附子、蜀椒、乌头、赤石脂，蕴含四逆桃花合方加减衍生之法。《金匮要略》既名乌头赤石脂丸，又名赤石脂丸。

小青龙汤

［5 0 0 0 0 8 ★★★］

原文见麻黄汤“加减”方

小青龙汤方

按语： 或加附子，即为四逆汤＋麻黄桂枝五味细辛半夏芍药，蕴含四逆桂枝合方加减衍生之法。

理中丸

［2 1 1 0 0 4 ☆☆★］

原文见理中丸“本”方

理中丸方

按语： 或加附子，即为四逆汤＋人参白术，蕴含四逆加减之法。

真武汤

［2 0 0 0 0 5 ★☆★］

原文见附子汤“加减”方

真武汤方

按语： 或加干姜，即为四逆汤－炙甘草＋茯苓芍药白术生姜五味子，蕴含五苓四逆合方加减衍生之法。桂枝去桂加茯苓白术汤、真武汤、附子汤同为“苓芍剂”，桂枝去桂加茯苓白术汤、附子汤为真武汤“加减”方。

四逆汤“衍生”方【0】

桔梗汤类【１ ０ ０ ０ ８ ０】

桔梗汤"本"方【1】

桔梗汤

[１０１０１２ ☆★★]

12. 咳而胸满，振寒**脉数**，咽干不渴，时出浊唾腥臭，久久吐脓如米粥者，为肺痈，**桔梗汤主之**。《金匮要略·肺痿肺痈咳嗽上气病脉证治第七》

311. 少阴病，二三日，咽痛者，可与甘草汤，不差，**与桔梗汤**。十。《伤寒论·辨少阴病脉证并治第十一》

桔梗汤方亦治血痹。

（12）

桔梗一两　　甘草二两

上二味，以**水三升**，**煮取一升**，分温再服。**则吐脓血也**。《金匮要略》

桔梗汤方

（方十：311）

桔梗一两　　甘草二两

上二味，以**水三升**，**煮取一升**，去滓，温分再服。《伤寒论》

按语：桔梗汤"本"方

桔梗汤“加”方【0】

桔梗汤“去”方【0】

桔梗汤“合”方【0】

桔梗汤“加减”方【8】

竹叶汤

[1 0 0 0 0 10 ★☆★]

原文见桂枝汤“衍生”方

竹叶汤方

按语： 桔梗汤＋竹叶、葛根、防风、桂枝、人参、附子、大枣、生姜，蕴含桂枝附子桔梗合方加减衍生之法。

薯蓣丸

[1 0 0 0 0 21 ☆☆★]

原文见理中丸“加减”方

薯蓣丸方

按语： 桔梗汤＋薯蓣、当归、桂枝、曲、干地黄、豆黄卷、人参、芎藭、芍药、白术、麦门冬、杏仁、柴胡、茯苓、阿胶、干姜、白蔹、防风、大枣，蕴含桂枝柴胡五苓理中桔梗合方加减衍生之法。

排脓汤

[0 0 0 1 0 4 ☆★☆]

6. 病金疮，王不留行散主之。

……

排脓汤方《金匮要略·疮痈肠痈浸淫病脉证并治第十八》

排脓汤方

（6）

甘草二两　　桔梗三两　　生姜一两　　大枣十枚

上四味，以水三升，煮取一升，温服五合，日再服。《金匮要略》

按语：桔梗汤＋生姜、大枣。

排脓散

［0 0 0 1 0 3 ☆☆★］

6. 病金疮，王不留行散主之。

……

排脓散方《金匮要略·疮痈肠痈浸淫病脉证并治第十八》

排脓散方

（6）

枳实十六枚　　芍药六分　　桔梗二分

上三味，杵为散，取**鸡子黄一枚，以药散与鸡黄相等，揉和令相得，饮和服之，**日一服。《金匮要略》

按语：桔梗汤－甘草＋枳实、芍药。

白散

［0 0 0 1 0 3 ☆★★］

141. 病在阳，应以汗解之，反以冷水潠之，若灌之，其热被劫不得去，弥更益烦，肉上粟起，意欲饮水，反不渴者，服文蛤散；若不差者，与五苓散。寒实结胸，无热证者，与三物小陷胸汤。用前第六方。**白散亦可服**。七。一云与三物小白散。《伤寒论·辨太阳病脉证并治下第七》

白散方

（方七：141）

桔梗三分　巴豆一分，去皮心，熬黑研如脂　贝母三分

上三味为散，内巴豆，更于臼中杵之，以白饮和服，强人半钱匕，羸者减之。病在膈上必吐，在膈下必利，不利进热粥一杯，利过不止，进冷粥一杯。身热皮粟不解，欲引衣自覆，若以水潠之，洗之，益令热却不得出，当汗而不汗则烦，假令汗出已，腹中痛，与芍药三两如上法。《伤寒论》

按语： 桔梗汤－甘草＋巴豆、贝母。

侯氏黑散

［0 0 0 1 1 14 ☆☆★］

原文见理中丸“加减”方

侯氏黑散方

按语： 桔梗汤－甘草＋人参、白术、干姜、桂枝、菊花、细辛、茯苓、牡蛎、防风、矾石、黄芩、当归、芎䓖，蕴含桂枝理中五苓桔梗合方加减衍生之法。

通脉四逆汤

［3 0 0 0 1 3 ★☆★］

原文见四逆汤“加减”方

通脉四逆汤方

按语： 或加桔梗，蕴含四逆桔梗合方加减衍生之法。

甘草汤

［0 0 1 0 0 1 ☆★☆］

311. 少阴病，二三日，咽痛者，可与**甘草汤**，不差，与桔梗汤。十。《伤寒论·辨少阴病脉证并治第十一》

甘草汤方

（方十：311）

甘草二两

上一味，以水三升，煮取一升半，去滓，温服七合，日二服。《伤寒论》

按语： 桔梗汤 – 桔梗。

桔梗汤“衍生”方【0】

半夏散及汤类【１０００１４】

半夏散及汤“本”方【1】

半夏散及汤

［１０００３☆★★］

313. 少阴病，咽中痛，**半夏散及汤主之**。方十二。《伤寒论·辨少阴病脉证并治第十一》

半夏散及汤方

（方十二：313）

半夏洗　　桂枝去皮　　甘草炙

上三味，等分。**各别捣筛已，合治之，白饮和服方寸匕，**日三服。**若不能散服者，以水一升，煎七沸，内散两方寸匕，更煮三沸，下火令小冷，少少咽之。半夏有毒，不当散服。**《伤寒论》

按语： 半夏散及汤“本”方。《伤寒论》名为半夏散及汤，蕴含桂枝半夏合方加减衍生之法。

半夏散及汤“加”方【0】

半夏散及汤“去”方【0】

半夏散及汤“合”方【0】

半夏散及汤“加减”方【1】

麦门冬汤

［１０００６☆★★］

10. 大逆上气，咽喉不利，止逆下气者，**麦门冬汤主之**。《金匮要略·肺痿肺痈咳嗽上气病脉证治第七》

麦门冬汤方

（10）

麦门冬七升　半夏一升　人参二两　甘草二两　粳米三合　大枣十二枚

上六味，以水一斗二升，煮取六升，温服一升，**日三夜一服。**《金匮要略》

按语：半夏散及汤－桂枝＋麦门冬、人参、粳米、大枣。

半夏散及汤“衍生”方【4】

苦酒汤

［1 0 0 0 0 2 ★★★］

312. 少阴病，咽中伤，生疮，不能语言，声不出者，**苦酒汤主之。**方十一。《伤寒论·辨少阴病脉证并治第十一》

苦酒汤方

（方十一：312）

半夏洗，破如枣核十四枚　**鸡子**一枚，去黄，内上苦酒，着鸡子壳中

上二味，内半夏着苦酒中，以鸡子壳置刀环中，安火上，令三沸，去滓，少**少含咽之，**不差，更作三剂。《伤寒论》

按语：半夏散及汤－桂枝、甘草＋苦酒、鸡子白。

大半夏汤

［1 0 0 0 0 3 ★★★］

16. 胃反呕吐者，**大半夏汤主之**《千金》云：治胃反不受食，食入即吐。《外台》云：治呕心下痞硬者。《金匮要略·呕吐哕下利病脉证治第十七》

大半夏汤方

（16）

半夏二升，洗完用　　**人参**三两　　**白蜜**一升

上三味，以水一斗二升，和蜜扬之二百四十遍，煮药取升半，温服一升，余分再服。《金匮要略》

按语：半夏散及汤－桂枝、甘草＋人参、白蜜。

小半夏汤

[3 0 0 0 0 2 ★★☆]

28. 呕家本渴，渴者为欲解。今反不渴，心下有支饮故也，**小半夏汤主之。**《千金》云，小半夏加茯苓汤。《金匮要略·痰饮咳嗽病脉证并治第十二》

20. 黄疸病，小便色不变，欲自利，腹满而喘，不可除热，热除必哕。哕者，**小半夏汤主之。**方见痰饮中。《金匮要略·黄疸病脉证并治第十五》

12. 诸呕吐谷不得下者，**小半夏汤主之。**方见痰饮中。《金匮要略·呕吐哕下利病脉证治第十七》

小半夏汤方

（28 20 12）

半夏一升　　**生姜**半斤

上二味，以水七升，煮取一升半，分温再服。《金匮要略》

按语：半夏散及汤－桂枝、甘草＋生姜。

生姜半夏汤

[1 0 0 0 0 2 ★★★]

21. 病人胸中似喘不喘，似呕不呕，似哕不哕，彻心中愦愦然无奈者，**生姜半夏汤主之。**《金匮要略·呕吐哕下利病脉证治第十七》

生姜半夏汤方

(21)

半夏半斤　**生姜汁**一升

上二味，以水三升，煮半夏，取二升，内生姜汁，煮取一升半，小冷，分四服，日三夜一服。止，停后服。《金匮要略》

按语：半夏散及汤－桂枝、甘草＋生姜。

猪肤汤类【１ ０ ０ ０ ０ ０】

猪肤汤“本”方【1】

猪肤汤

［1 0 0 0 0 1 ☆★★］

310. 少阴病，下利咽痛，胸满心烦，**猪肤汤主之**。方九。《伤寒论·辨少阴病脉证并治第十一》

猪肤汤方

（方九：310）

猪肤一斤

上一味，以水一斗，煮取五升，去滓，**加白蜜一升，白粉五合，熬香，和令相得，温分六服**。《伤寒论》

按语：猪肤汤“本”方。

猪肤汤“加”方【0】

猪肤汤“去”方【0】

猪肤汤“合”方【0】

猪肤汤“加减”方【0】

猪肤汤“衍生”方【0】

桃花汤类【1 0 0 0 2 1】

桃花汤“本”方【1】

桃花汤

［3 0 0 0 0 3 ★★★］

306. 少阴病，下利便脓血者，**桃花汤主之**。方六。《伤寒论·辨少阴病脉证并治第十一》

307. 少阴病，二三日至四五日，腹痛，小便不利，下利不止，便脓血者，**桃花汤主之**。七。用前第六方。《伤寒论·辨少阴病脉证并治第十一》

42. 下利便脓血者，**桃花汤主之**。《金匮要略·呕吐哕下利病脉证治第十七》

桃花汤方

（方六：306 307）

赤石脂一斤，一半全用，一半筛末　**干姜**一两　**粳米**一升

上三味，以水七升，煮米令熟，去滓，温服七合，内赤石脂末方寸匕，日三服。若一服愈，余勿服。《伤寒论》

桃花汤方

（42）

赤石脂一斤，一半剉，一半筛末　**干姜**一两　**粳米**一升

上三味，以水七升，煮米令熟，去滓，温七合，内赤石脂末方寸匕，日三服。若一服愈，余勿服。《金匮要略》

按语：桃花汤“本”方

桃花汤“加”方【0】
桃花汤“去”方【0】
桃花汤“合”方【0】
桃花汤“加减”方【2】

赤石脂丸

[1 0 0 0 0 5 ★☆☆]

原文见四逆汤“加减”方

赤石脂丸方

按语：桃花汤－粳米＋蜀椒、乌头，蕴含四逆桃花合方加减衍生之法。

风引汤

[0 0 0 1 1 12 ☆★★]

3. 寸口脉迟而缓，迟则为寒，缓则为虚，荣缓则为亡血，卫缓则为中风。邪气中经，则身痒而瘾疹。心气不足，邪气入中，则胸满而短气。

风引汤　除热瘫痫。《金匮要略·中风历节病脉证并治第五》

风引汤方

（3）

大黄　干姜　龙骨各四两　桂枝三两　甘草　牡蛎各二两　寒水石　滑石　赤石脂　白石脂　紫石英　石膏各六两

上十二味，杵，粗筛，以韦囊盛之，取三指撮，井花水三升，煮三沸，温服一升治大人风引，少小惊痫瘛疭，日数十后，医所不疗，除热方。巢氏云：脚气宜风引汤。《金匮要略》

按语：桃花汤－粳米＋大黄、龙骨、桂枝、甘草、牡蛎、寒水石、滑石、白石脂、紫石英、石膏，蕴含桂枝白虎承气理中桃花合方加减衍生之法。

桃花汤“衍生”方【1】

赤石脂禹余粮汤

［1 0 0 0 0 2 ☆☆☆］

159. 伤寒服汤药，下利不止，心下痞硬。服泻心汤已，复以他药下之，利不止，医以理中与之，利益甚。理中者，理中焦，此利在下焦，**赤石脂禹余粮汤主之**。复不止者，当利其小便。赤石脂禹余粮汤。方二十二。《伤寒论·辨太阳病脉证并治下第七》

赤石脂禹余粮汤方

（方二十二：159）

赤石脂一斤，碎　太一禹余粮一斤，碎

上二味，以水六升，煮取二升，去滓，分温三服。《伤寒论》

按语： 桃花汤－干姜、粳米＋太一禹余粮。

乌梅丸类【1 0 0 0 0 0】

乌梅丸“本”方【1】

乌梅丸

［2 0 0 0 1 10 ☆★★］

338. 伤寒脉微而厥，至七八日肤冷，其人躁无暂安时者，此为藏厥，非蛔厥也。蛔厥者，其人当吐蛔。今病者静，而复时烦者，此为藏寒，蛔上入其膈，故烦，须臾复止，得食而呕，又烦者，蛔闻食臭出，其人常自吐蛔。蛔厥者，**乌梅丸主之**。又主久利。方一。《伤寒论·辨厥阴病脉证并治第十二》

8. 蛔厥者，**乌梅丸主之**。《金匮要略·趺蹶手指臂肿转筋阴狐疝蛔虫病脉证治第十九》

乌梅丸方

（方一：338）

乌梅三百枚　细辛六两　干姜十两　黄连十六两　当归四两　附子六两，炮，去皮　蜀椒四两，出汗　桂枝去皮，六两　人参六两　黄柏六两

上十味，异捣筛，合治之，以苦酒渍乌梅一宿，去核，蒸之五斗米下，饭熟捣成泥，和药令相得，内臼中，与蜜杵二千下，丸如梧桐子大，先食饮服十丸，日三服，稍加至二十丸。禁生冷、滑物、臭食等。《伤寒论》

乌梅丸方

（8）

乌梅三百个　细辛六两　干姜十两　黄连一斤　当归四两　附子六两，炮　川椒四两，去汗　桂枝六两　人参　黄柏各六两

上十味，异捣筛，合治之，以苦酒渍乌梅一宿，去核蒸之，五升米下，饭熟，捣成泥，和药令相得，内臼中，与蜜杵二千下，丸如梧子大，先食，饮服十丸。三服，稍加至二十丸。禁生冷滑臭等食。《金匮要略》

按语： 乌梅丸“本”方。四逆汤－炙甘草＋乌梅、细辛、当归、川椒、桂枝、人参、黄柏、黄连，蕴含四逆桂枝泻心乌梅合方加减衍生之法。

乌梅丸“加”方【0】

乌梅丸“去”方【0】

乌梅丸“合”方【0】

乌梅丸“加减”方【0】

乌梅丸“衍生”方【0】

吴茱萸汤类【1 0 0 0 2 0】

吴茱萸汤“本”方【1】

吴茱萸汤

[5 0 0 0 0 4 ★☆☆]

243. 食谷欲呕，属阳明也，**吴茱萸汤主之**。得汤反剧者，属上焦也。吴茱萸汤。方二十九。《伤寒论·辨阳明病脉证并治第八》

309. 少阴病，吐利，手足逆冷，烦躁欲死者，**吴茱萸汤主之**。方八。《伤寒论·辨少阴病脉证并治第十一》

378. 干呕吐涎沫，头痛者，**吴茱萸汤主之**。方十八。《伤寒论·辨厥阴病脉证并治第十二》

8. 呕而胸满者，**茱萸汤主之**。《金匮要略·呕吐哕下利病脉证治第十七》

9. 干呕吐涎沫，头痛者，**茱萸汤主之**。方见上。《金匮要略·呕吐哕下利病脉证治第十七》

吴茱萸汤方

（方二十九：243）

吴茱萸一升，洗　人参三两　**生姜**六两，切　大枣十二枚，擘

上四味，以水七升，煮取二升，去滓，温服七合，日三服。《伤寒论》

吴茱萸汤方

（方八：309）

吴茱萸一升　人参二两　**生姜**六两，切　大枣十二枚，擘

上四味，以水七升，煮取二升，去滓，温服七合，日三服。《伤寒论》

吴茱萸汤方

（方十八：378）

吴茱萸一升，汤洗七遍　人参三两　大枣十二枚，擘　**生姜**六两，切

上四味，以水七升，煮取二升，去滓，温服七合，日三服。《伤寒论》

茱萸汤方

（8 9）

吴茱萸一升　人参三两　**生姜**六两　大枣十二枚

上四味，以水五升，煮取三升，温服七合，日三服。《金匮要略》

按语： 吴茱萸汤“本”方。《伤寒论》名吴茱萸汤，《金匮要略》名茱萸汤，茱萸汤与吴茱萸汤同方异名耳。

吴茱萸汤“加”方【0】

吴茱萸汤“去”方【0】

吴茱萸汤“合”方【0】

吴茱萸汤“加减”方【2】

当归四逆加吴茱萸生姜汤

[0 1 0 0 0 9 ★★★]

原文见桂枝汤“加减”方

当归四逆加吴茱萸生姜汤方

按语： 吴茱萸汤－人参＋当归、芍药、炙甘草、通草、桂枝、细辛，蕴含桂枝吴茱萸合方加减衍生之法。

温经汤

[1 0 0 0 0 12 ☆☆★]

原文见桂枝汤“加减”方

温经汤方

按语：吴茱萸汤 – 大枣 + 当归、芎䓖、芍药、桂枝、阿胶、牡丹皮、炙甘草、半夏、麦门冬，蕴含桂枝吴茱萸合方加减衍生之法。

吴茱萸汤“衍生”方【0】

杂方类【49】

当归散

[1 0 0 0 0 5 ☆☆★]

9. 妇人妊娠，宜常服**当归散主之**。《金匮要略·妇人妊娠病脉证并治第二十》

当归散方

（9）

当归　　黄芩　　芍药　　芎䓖各一斤　　白术半斤

上五味，杵为散，酒饮服方寸匕，日再服。**妊娠常服即易产。胎无苦疾，产后百病悉主之。**《金匮要略》

按语：当归类。

当归生姜羊肉汤

[2 0 0 0 0 3 ★☆★]

18. 寒疝腹中痛，及胁痛里急者，**当归生姜羊肉汤主之**。《金匮要略·腹满寒疝宿食病脉证治第十》

4. 产后腹中㽲痛，**当归生姜羊肉汤主之**，并治腹中寒疝，虚劳不足。当归生姜羊肉汤方见寒疝中。《金匮要略·妇人产后病脉证治第二十一》

当归生姜羊肉汤方

（18 4）

当归三两　　生姜五两　　羊肉一斤

上三味，以水八升，煮取三升，温服七合，日三服。**若寒多者，加生姜成一斤；痛多而呕者，加橘皮二两，白术一两。加生姜者，亦加水五升，煮取三升二合，服之。**《金匮要略》

按语： 当归类。

当归贝母苦参丸

［1 0 0 0 0 3 ☆☆☆］

7. 妊娠小便难，饮食如故，**归母苦参丸主之**。《金匮要略·妇人妊娠病脉证并治第二十》

当归贝母苦参丸方男子加滑石半两。

（7）

当归　贝母　苦参各四两

上三**味**，末之，炼蜜丸如小豆大，饮服三丸，加至十丸。《金匮要略》

按语： 当归类。既名当归贝母苦参丸，又名归母苦参丸。

芎归胶艾汤

［1 0 0 0 0 7 ★★★］

4. 师曰：妇人有漏下者，有半产后因续下血都不绝者，有妊娠下血者。假令妊娠腹中痛，为胞阻，**胶艾汤主之**。《金匮要略·妇人妊娠病脉证并治第二十》

芎归胶艾汤方一方加干姜一两。胡洽治妇人胞动无干姜。

（4）

芎䓖　阿胶　甘草各二两　艾叶　当归各三两　芍药四两　**干地黄四两**

上七**味**，以**水五升**，**清酒**三升，**合煮**，取三升，去滓，**内胶**，**令消尽**，温**服一升**，日三**服**，**不差更作**。《金匮要略》

按语： 当归类，《金匮要略》既名芎归胶艾汤，又名胶艾汤。

胶姜汤

[1 0 0 0 0 X ※※※]

12. 妇人陷经，漏下，黑不解，**胶姜汤主之**。《金匮要略·妇人杂病脉证并治第二十二》

胶姜汤方

（12）

臣亿等校诸本无胶姜汤方，想是前妊娠中胶艾汤。《金匮要略》

按语：当归类。

赤豆当归散

[2 0 0 0 1 2 ★★☆]

13. 病者**脉数**，无热，微烦，默默但欲卧，汗出，初得之三四日，目赤如鸠眼；七八日目四眥一本此有黄字。黑。若能食者，脓已成也，**赤豆当归散主之**。《金匮要略·百合狐惑阴阳毒病脉证治第三》

16. 下血，先血后便，此近血也，**赤小豆当归散主之**。方见狐惑中。《金匮要略·惊悸吐衄下血胸满瘀血病脉证治第十六》

赤豆当归散方

（13 16）

赤小豆三升，浸令芽出，曝干　**当归**三两

上二味，杵为散，**浆水**服方寸匕，日三服。《金匮要略》

按语：当归类，《金匮要略》既名赤豆当归散，又名赤小豆当归散。

升麻鳖甲汤

[2 0 0 0 0 6 ☆☆★]

14. 阳毒之为病，面赤斑斑如锦文，咽喉痛，唾脓血，五日可治，七日不

可治，**升麻鳖甲汤主之**。《金匮要略·百合狐惑阴阳毒病脉证治第三》

15. 阴毒之为病，面目青，身痛如被杖，咽喉痛，五日可治，七日不可治，**升麻鳖甲汤去雄黄、蜀椒主之**。《金匮要略·百合狐惑阴阳毒病脉证治第三》

升麻鳖甲汤方

（14　15）

升麻二两　当归一两　蜀椒炒去汗，一两　甘草二两　鳖甲手指大一片，炙　雄黄半两，研

上六味，以水四升，煮取一升，顿服之，老少再服取汗。

《肘后》《千金方》阳毒用升麻汤，无鳖甲有桂，阴毒用甘草汤，无雄黄。《金匮要略》

按语： 当归类。

百合地黄汤

[1 0 0 0 0 2 ★★★]

5. 百合病不经吐、下、发汗，病形如初者，**百合地黄汤主之**。《金匮要略·百合狐惑阴阳毒病脉证治第三》

百合地黄汤方

（5）

百合七枚，擘　生地黄汁一升

上以水洗百合，渍一宿，当白沫出，去其水，更以泉水二升，煎取一升，去滓，内地黄汁，煎取一升五合，分温再服。中病，勿更服，大便当如漆。《金匮要略》

按语： 百合类。

百合鸡子汤

[1 0 0 0 0 2 ★★☆]

4. 百合病吐之后者，**百合鸡子汤主之**。《金匮要略·百合狐惑阴阳毒病脉证治第三》

百合鸡子汤方

（4）

百合七枚，擘　鸡子黄一枚

上先以水洗百合，渍一宿，当白沫出，去其水，更以泉水二升，煎取一升，去滓；**匀，煎五分，**温服。《金匮要略》

按语：百合类。

百合知母汤

［1 0 0 0 0 2 ★★☆］

2. 百合病发汗后者，**百合知母汤主之。**《金匮要略·百合狐惑阴阳毒病脉证治第三》

百合知母汤方

（2）

百合七枚，擘　知母三两，切

上先以水洗百合，渍一宿，当白沫出，去其水，更以泉水二升，煎取一升，去滓；**别以泉水二升煎知母，取一升，**去滓，**后合和煎**，取一升五合，分温再服。《金匮要略》

按语：百合类。

百合洗方

［1 0 0 0 0 1 ☆★★］

6. 百合病一月不解，变成渴者，**百合洗方主之。**《金匮要略·百合狐惑阴阳毒病脉证治第三》

百合洗方

（6）

上以百合一升，**以水一斗，渍之一宿，以洗身。洗已，食煮余，勿以盐豉也。**《金匮要略》

按语： 百合类。

百合滑石散

［1 0 0 0 0 2 ★☆★］

8. 百合病变发热者，一作发寒热。**百合滑石散主之。**《金匮要略·百合狐惑阴阳毒病脉证治第三》

百合滑石散方

（8）

百合一两，炙　　滑石三两

上为散，饮服方寸匕，日三服，**当微利者，止服，热则除。**《金匮要略》

按语： 百合类。

滑石代赭汤

［1 0 0 0 0 3 ★★☆］

3. 百合病下之后者，**滑石代赭汤主之。**《金匮要略·百合狐惑阴阳毒病脉证治第三》

滑石代赭汤方

（3）

百合七枚，擘　　滑石三两，碎，绵裹　　代赭石如弹丸大一枚，碎，绵裹

上先以水洗百合，渍一宿，当白沫出，去其水，更以泉水二升，煎取一升，去滓；**别以泉水二升煎滑石、代赭，取一升，**去滓，**后合和重煎，**取一升五合，分温服。《金匮要略》

按语： 百合类。

栝楼牡蛎散

［1 0 0 0 0 2 ☆☆☆］

7. 百合病渴不差者，**栝楼牡蛎散主之**。《金匮要略·百合狐惑阴阳毒病脉证治第三》

栝楼牡蛎散方

（7）

栝楼根　　牡蛎熬，等分

上为细末，饮服方寸匕，日三服。《金匮要略》

按语：栝楼根类。

牡蛎泽泻散

［1 0 0 0 0 7 ☆★★］

395. 大病差后，从腰以下有水气者，**牡蛎泽泻散主之**。方四。《伤寒论·辨阴阳易差后劳复病脉证并治第十四》

牡蛎泽泻散方

（方四：395）

牡蛎熬　　泽泻　　蜀漆暖水洗，去腥　　葶苈子熬　　商陆根熬　　海藻洗，去咸　　栝楼根各等分

上七味，异捣，下筛为散，**更于臼中治之。白饮和服方寸匕，日三服。小便利，止后服。**《伤寒论》

按语：栝楼根类。

栝楼薤白白酒汤

［1 0 0 0 1 3 ☆☆☆］

3. 胸痹之病，喘息咳唾，胸背痛，短气，**寸口脉沉而迟，关上小紧数，栝楼薤白白酒汤主之**。《金匮要略·胸痹心痛短气病脉证治第九》

栝楼薤白白酒汤方

（3）

栝楼实一枚，捣　　薤白半升　　白酒七升

上三味，同煮，取二升，分温再服。《金匮要略》

按语：栝楼实类。

栝楼薤白半夏汤

［1 0 0 0 0 4 ☆☆☆］

4. 胸痹不得卧，心痛彻背者，**栝楼薤白半夏汤主之**。《金匮要略·胸痹心痛短气病脉证治第九》

栝楼薤白半夏汤方

（4）

栝楼实一枚　　薤白三两　　半夏半斤　　白酒一斗

上四味，同煮，取四升，温服一升，日三服。《金匮要略》

按语：栝楼实类。

白术散

［1 0 0 0 0 4 ☆☆★］

10. 妊娠养胎，**白术散主之**。《金匮要略·妇人妊娠病脉证并治第二十》

白术散方见《外台》。

（10）

白术四分　　芎䓖四分　　蜀椒三分，去汗　　牡蛎二分

上四味，杵为散，**酒服一钱匕，日三服，夜一服。但苦痛，加芍药；心下毒痛，倍加芎䓖；心烦吐痛，不能食饮，加细辛一两，半夏大者二十枚，服之后更以醋浆水服之；若呕，以醋浆水服之复不解者，小麦汁服之；已后渴者，大麦粥服之。病虽愈，服之勿置。**《金匮要略》

按语： 白术类。

枳术汤

[1 0 0 0 0 2 ★☆★]

31. 心下坚大如盘，边如旋盘，水饮所作，**枳术汤主之**。《金匮要略·水气病脉证并治第十四》

枳术汤方

（32）

枳实七枚　　白术二两

上二味，以水五升，煮取三升，分温三服，**腹中软，即当散也**。《金匮要略》

按语： 白术类。

泽泻汤

[1 0 0 0 0 2 ★★☆]

25. 心下有支饮，其人苦冒眩，**泽泻汤主之**。《金匮要略·痰饮咳嗽病脉证并治第十二》

泽泻汤方

（25）

泽泻五两　　白术二两

上二味，以水二升，**煮取一升**，分温再服。《金匮要略》

按语： 白术类。

硝石矾石散

［1 0 0 0 0 2 ☆☆★］

14. 黄家日晡所发热，而反恶寒，此为女劳得之。膀胱急，少腹满，身尽黄，额上黑，足下热，因作黑疸。其腹胀如水状，大便必黑，时溏，此女劳之病，非水也。腹满者难治。**硝石矾石散主之**。《金匮要略·黄疸病脉证并治第十五》

硝石矾石散方

（14）

硝石 矾石烧，等分

上二**味**，为散，以**大麦粥汁，和服**方寸匕，日三服，**病随大小便去，小便正黄，大便正黑，是候也**。《金匮要略》

按语：矾石类。

矾石丸

［1 0 0 0 0 2 ☆☆★］

15. 妇人经水闭不利，藏坚癖不止，中有干血，下白物，**矾石丸主之**。《金匮要略·妇人杂病脉证并治第二十二》

矾石丸方

（15）

矾石三分，烧　杏仁一分

上二**味**，末之，炼蜜和丸，枣核大，**内藏中，剧者再内之**。《金匮要略》

按语：矾石类。

矾石汤

［0 0 0 1 0 1 ☆★★］

9. 病历节，不可屈伸，疼痛，乌头汤主之。

……

矾石汤　治脚气冲心。《金匮要略·中风历节病脉证并治第五》

矾石汤方

（9）

矾石二两

上一味，以浆水一斗五升，煎三五沸，浸脚良。《金匮要略》

按语：矾石类。

橘皮汤

[1 0 0 0 0 2 ☆☆★]

22. 干呕哕，若手足厥者，**橘皮汤主之。**《金匮要略·呕吐哕下利病脉证治第十七》

橘皮汤方

（22）

橘皮四两　　生姜半斤

上二味，以水七升，煮取三升，温服一升，**下咽即愈。**《金匮要略》

按语：橘皮类。

橘皮竹茹汤

[1 0 0 0 0 6 ★☆☆]

23. 哕逆者，**橘皮竹茹汤主之。**《金匮要略·呕吐哕下利病脉证治第十七》

橘皮竹茹汤方

（23）

橘皮二升　　**竹茹**二升　　**大枣**三十个　　生姜半斤　　**甘草**五两　　**人参**一两

上六味，以水一斗，煮取三升，温服一升，日三服。《金匮要略》

按语： 橘皮类。

橘枳姜汤

[1 0 0 0 0 3 ☆☆☆]

6. 胸痹，胸中气塞，短气，茯苓杏仁甘草汤主之；**橘枳姜汤**亦主之。《金匮要略·胸痹心痛短气病脉证治第九》

……

橘枳姜汤方

（6）

橘皮一斤　枳实三两　生姜半斤

上三味，以水五升，煮取二升，分温再服。《肘后》《千金》云："治胸痹，胸中愊愊如满，噎塞习习如痒，喉中涩燥唾沫。"《金匮要略》

按语： 橘皮类。

甘草粉蜜汤

[1 0 0 0 0 3 ☆★★]

6. 蛔虫之为病，令人吐涎，心痛，发作有时。毒药不止，**甘草粉蜜汤**主之。《金匮要略·趺蹶手指臂肿转筋阴狐疝蛔虫病脉证治第十九》

甘草粉蜜汤方

（6）

甘草二两　粉一两重　蜜四两

上三味，以水三升，**先煮甘草**，取二升，去滓，**内粉蜜**，**搅令和**，**煎如薄粥**，**温服一升**，**差即止**。《金匮要略》

按语： 甘草类。

甘草小麦大枣汤

[1 0 0 0 0 3 ☆☆☆]

6. 妇人藏躁，喜悲伤欲哭，象如神灵所作，数欠伸，**甘麦大枣汤主之**。《金匮要略·妇人杂病脉证并治第二十二》

甘草小麦大枣汤方

（6）

甘草三两　小麦一升　大枣十枚

上三**味**，以水六升，煮取三升，温分三服，亦补脾气。《金匮要略》

按语： 甘草类。《金匮要略》既名甘麦大枣汤，又名甘草小麦大枣汤。

滑石白鱼散

[1 0 0 0 0 3 ☆☆☆]

11. 小便不利，蒲灰散主之，**滑石白鱼散**，茯苓戎盐汤并主之。《金匮要略·消渴小便利淋病脉证并治第十三》

滑石白鱼散方

（11）

滑石二分　乱发二分烧　白鱼二分

上三**味**，杵为散，饮服半钱匕，日三服。《金匮要略》

按语： 滑石类。

蒲灰散

[2 0 0 0 0 2 ☆☆☆]

11. 小便不利，**蒲灰散主之**，滑石白鱼散，茯苓戎盐汤并主之。《金匮要略·消渴小便利淋病脉证并治第十三》

26. 厥而皮水者，**蒲灰散主之**。方见消渴中。《金匮要略·水气病脉证并治第十四》

蒲灰散方

（11 26）

蒲灰七分　　滑石三分

上二味，杵为散，饮服方寸匕，日三服。《金匮要略》

按语： 滑石类。

葶苈大枣泻肺汤

［3 0 0 0 0 2 ☆★★］

11. 肺痈，喘不得卧，**葶苈大枣泻肺汤主之**。《金匮要略·肺痿肺痈咳嗽上气病脉证治第七》

15. 肺痈胸满胀，一身面目浮肿，鼻塞清涕出，不闻香臭酸辛，咳逆上气，喘鸣迫塞，**葶苈大枣泻肺汤主之**。方见上，三日一剂，可至三四剂，此先服小青龙汤一剂乃进。小青龙汤方见咳嗽门中。《金匮要略·肺痿肺痈咳嗽上气病脉证治第七》

27. 支饮不得息，**葶苈大枣泻肺汤主之**。方见肺痈中。《金匮要略·痰饮咳嗽病脉证并治第十二》

葶苈大枣泻肺汤方

（11 15 27）

葶苈熬令黄色，捣丸如弹丸大　　大枣十二枚

上先以水三升，煮枣取二升，去枣，内葶苈，煮取一升，顿服。《金匮要略》

按语： 葶苈子类。

小儿疳虫蚀齿方

［0 0 0 1 0 2 ☆☆★］

22. 胃气下泄，阴吹而正喧，此谷气之实也，膏发煎导之。

……

小儿疳虫蚀齿方疑非仲景方。《金匮要略·妇人杂病脉证并治第二十二》

小儿疳虫蚀齿方

（22）

雄黄　葶苈

上二味，末之，取腊月猪脂镕，以槐枝绵裹头四五枚，点药烙之。《金匮要略》

按语：葶苈子类。

诃梨勒散

［1 0 0 0 0 1 ☆☆★］

47. 气利，**诃梨勒散主之。**《金匮要略·呕吐哕下利病脉证治第十七》

诃梨勒散方

（47）

诃梨勒十枚，煨

上一味，为散，粥饮和，顿服。疑非仲景方。《金匮要略》

按语：诃梨勒类。

红蓝花酒

［1 0 0 0 0 1 ☆★★］

16. 妇人六十二种风，及腹中血气刺痛，**红蓝花酒主之。**《金匮要略·妇人杂病脉证并治第二十二》

红蓝花酒方疑非仲景方。

红蓝花酒方

（16）

红蓝花一两

上一味，以酒一大升，煎减半，顿服一半。未止，再服。《金匮要略》

按语：红蓝花类。

鸡屎白散

［1 0 0 0 1 1 ☆☆☆］

3. 转筋之为病，其人臂脚直，**脉上下行，微弦**，转筋入腹者，**鸡屎白散主之**。《金匮要略·趺蹶手指臂肿转筋阴狐疝蛔虫病脉证治第十九》

鸡屎白散方

（3）

鸡屎白

上一**味**为散，取方寸匕，以水六合，和，温服。《金匮要略》

按语： 鸡屎白类。

苦参汤

［0 0 0 1 0 1 ☆☆★］

11. 蚀于下部则咽干，**苦参汤洗之**。《金匮要略·百合狐惑阴阳毒病脉证治第三》

苦参汤方

（11）

苦参一升

以水一斗，煎取七升，去滓，**熏洗，日三服**。《金匮要略》

按语： 苦参类。

狼牙汤

［0 0 0 1 1 1 ☆☆★］

21. 少阴**脉滑而数**者，阴中即生疮，阴中蚀疮烂者，**狼牙汤洗之**。《金匮要略·妇人杂病脉证并治第二十二》

狼牙汤方

（21）

狼牙三两

上一味，以水四升，煮取半升，**以绵缠筯如茧，浸汤沥阴中，日四遍**。《金匮要略》

按语：狼牙类。《金匮要略》名野狼牙汤。

藜芦甘草汤

[1 0 0 0 0 X ※※※]

2. 病人常以手指臂肿动，此人身体瞤瞤者，**藜芦甘草汤主之**。《金匮要略·趺蹶手指臂肿转筋阴狐疝蛔虫病脉证治第十九》

藜芦甘草汤方

（2）

未见。《金匮要略》

按语：藜芦类。

烧裈散

[1 0 0 0 0 1 ★★★]

392. 伤寒阴易之为病，其人身体重，少气，少腹里急，或引阴中拘挛，热上冲胸，头重不欲举，眼中生花，花一作眵。膝胫拘急者，**烧裈散主之**。方一。《伤寒论·辨阴阳易差后劳复病脉证并治第十四》

烧裈散方

（方一：392）

妇人中裈，近隐处，取烧作灰。

上一味，水服方寸匕，日三服，小便即利，阴头微肿，此为愈矣。妇人病取男子裈烧服。《伤寒论》

按语：烧裈类。

蛇床子散

[0 0 0 1 0 1 ☆☆★]

20. **蛇床子散方** 温阴中坐药。《金匮要略·妇人杂病脉证并治第二十二》

蛇床子散方

（20）

蛇床子仁

上一味，末之，**以白粉少许，和令相得，如枣大，绵裹内之，自然温**。《金匮要略》

按语：蛇床子类。

蜀漆散

[1 0 0 0 0 3 ☆☆★]

5. 疟多寒者，名曰牡疟。**蜀漆散主之**。《金匮要略·疟病脉证并治第四》

蜀漆散方

（5）

蜀漆烧去腥　云母烧二日夜　龙骨等分

上三味，杵为散，**未发前，以浆水服半钱。温疟加蜀漆半分，临发时，服一钱匕**。一方云母作云实。《金匮要略》

按语：蜀漆类。

文蛤散

[1 0 0 1 0 1 ☆☆☆]

6. 渴欲饮水不止者，**文蛤散主之。**《金匮要略·消渴小便利淋病脉证并治第十三》

141. 病在阳，应以汗解之，反以冷水潠之，若灌之，其热被劫不得去，弥更益烦，肉上粟起，意欲饮水，反不渴者，**服文蛤散；**若不差者，与五苓散。寒实结胸，无热证者，与三物小陷胸汤。用前第六方。白散亦可服。七。一云与三物小白散。《伤寒论·辨太阳病脉证并治下第七》

文蛤散方

（方七：141）

文蛤五两

上一味为散，以沸汤和一方寸匕服，汤用五合。《伤寒论》

文蛤散方

（6）

文蛤五两

上一味，杵为散，以沸汤五合，和服方寸匕。《金匮要略》

按语：文蛤类。

雄黄熏方

[0 0 0 1 0 1 ☆★★]

12. 蚀于肛者，**雄黄熏之。**《金匮要略·百合狐惑阴阳毒病脉证治第三》

雄黄熏方

（12）

雄黄

上一味为末，**筒瓦二枚合之，烧，向肛熏之。**《脉经》云：病人或从呼吸上蚀其咽，或从下焦蚀其肛阴，蚀上为惑，蚀下为狐。狐惑病者，猪苓散主之。《金匮要略》

按语：雄黄类。

旋覆花汤

[2 0 0 0 1 3 ☆★★]

7. 肝着，其人常欲蹈其胸上，先未苦时，但欲饮热，**旋覆花汤主之**。臣亿等校诸本旋覆花汤方，皆同。《金匮要略·五藏风寒积聚病脉证并治第十一》

11. **寸口脉弦而大**，**弦**则为减，**大**则为**芤**，减则为寒，**芤**则为虚，寒虚相搏，此名曰**革**，妇人则半产漏下，**旋覆花汤主之**。《金匮要略·妇人杂病脉证并治第二十二》

旋覆花汤方

（7 11）

旋覆花三两　葱十四茎　新绛少许

上三味，以水三升，煮取一升，顿服之。《金匮要略》

按语：旋覆花类。

禹余粮丸

[0 0 1 0 0 X ※※※]

88. 汗家，重发汗，必恍惚心乱，小便已阴疼，**与禹余粮丸**。四十四。《伤寒论·辨太阳病脉证并治中第六》

禹余粮丸方

（方四十四：88）

方本阙。《伤寒论》

按语：禹余粮类。

皂荚丸

［1 0 0 0 0 1 ☆☆★］

7. 咳逆上气，时时吐唾浊，但坐不得眠，**皂荚丸主之**。《金匮要略·肺痿肺痈咳嗽上气病脉证治第七》

皂荚丸方

（7）

皂荚八两，刮去皮，用酥炙

上一味，末之，蜜丸梧子大，以**枣膏和汤服三丸，日三夜一服**。《金匮要略》

按语：皂荚类。

枳实芍药散

［1 0 0 1 0 2 ☆☆★］

5. 产后腹痛，烦满不得卧，**枳实芍药散主之**。《金匮要略·妇人产后病脉证治第二十一》

6. 师曰：产妇腹痛，法当**以枳实芍药散**，假令不愈者，此为腹中有干血着脐下，宜下瘀血汤主之。亦主经水不利。《金匮要略·妇人产后病脉证治第二十一》

枳实芍药散方

（5 6）

枳实烧令黑，勿太过　　芍药等分

上二味，杵为散，服方寸匕，日三服，**并主痈脓，以麦粥下之**。《金匮要略》

按语：枳实类。

猪膏发煎

[1 0 0 1 0 2 ☆★★]

17. 诸黄，**猪膏发煎主之**。《金匮要略·黄疸病脉证并治第十五》

22. 胃气下泄，阴吹而正喧，此谷气之实也，**膏发煎导之**。膏发煎方见黄疸中。《金匮要略·妇人杂病脉证并治第二十二》

猪膏发煎方

（17 22）

猪膏半斤　乱发如鸡子大三枚

上二味，**和膏中煎之，发消药成，分再服，病从小便出**。《金匮要略》。

按语： 猪膏发煎类，《金匮要略》既名猪膏发煎，又名膏发煎。

紫参汤

[1 0 0 0 0 2 ☆★☆]

46. 下利肺痛，**紫参汤主之**。《金匮要略·呕吐哕下利病脉证治第十七》

紫参汤方

（46）

紫参汤方

紫参半斤　甘草三两

上二味，以水五升，**先煮紫参取二升，内甘草，煮取一升半**，分温三服。疑非仲景方。《金匮要略》

按语： 紫参类。

下篇
原文码

《伤寒论》原文码

辨脉法第一（略）
平脉法第二（略）
伤寒例第三（略）
辨痉湿暍脉证第四（略）

辨太阳病脉证并治上第五

1. 太阳之为病，脉浮，头项强痛而恶寒。

2. 太阳病，发热，汗出，恶风，脉缓者，名为中风。

3. 太阳病，或已发热，或未发热，必恶寒，体痛，呕逆，脉阴阳俱紧者，名为伤寒。

4. 伤寒一日，太阳受之，脉若静者，为不传；颇欲吐，若躁烦，脉数急者，为传也。

5. 伤寒二三日，阳明、少阳证不见者，为不传也。

6. 太阳病，发热而渴，不恶寒者为温病。若发汗已，身灼热者，名风温。风温为病，脉阴阳俱浮，自汗出，身重，多眠睡，鼻息必鼾，语言难出。若被下者，小便不利，直视失溲。若被火者，微发黄色，剧则如惊痫，时瘛疭，若火熏之。一逆尚引日，再逆促命期。

7. 病有发热恶寒者，发于阳也；无热恶寒者，发于阴也。发于阳，七日愈。发于阴，六日愈。以阳数七、阴数六故也。

8. 太阳病，头痛至七日以上自愈者，以行其经尽故也。若欲作再经者，针足阳明，使经不传则愈。

9. 太阳病欲解时，从巳至未上。

10. 风家，表解而不了了者，十二日愈。

11. 病人身太热，反欲得衣者，热在皮肤，寒在骨髓也；身大寒，反不欲近衣者，寒在皮肤，热在骨髓也。

12. 太阳中风，阳浮而阴弱，阳浮者，热自发，阴弱者，汗自出，啬啬恶寒，淅淅恶风，翕翕发热，鼻鸣干呕者，**桂枝汤主之**［3 16 7 5 12 5 ☆★★］。方一。

桂枝三两，去皮　芍药三两　甘草二两，炙　生姜三两，切　大枣十二枚，擘

上五味，**㕮咀**三味，以水七升，**微火煮**取三升，去滓，适寒温，服一升。**服已须臾，啜热稀粥一升余，以助药力。温覆令一时许，遍身漐漐微似有汗者益佳，不可令如水流漓，病必不除。若一服汗出病瘥，停后服，不必尽剂。若不汗，更服依前法。又不汗，后服小促其间。半日许，令三服尽。若病重者，一日一夜服，周时观之。服一剂尽，病证犹在者，更作服。若汗不出，乃服至二三剂。禁生冷、黏滑、肉面、五辛、酒酪、臭恶等物。**

13. 太阳病，头痛，发热，汗出，恶风，**桂枝汤主之**［3 16 7 5 12 5 ☆★★］。方二。用前第一方。

14. 太阳病，项背强几几，反汗出恶风者，**桂枝加葛根汤主之**［1 0 0 0 0 7 ★★★］。方三。

葛根四两　麻黄三两，去节　芍药二两　生姜三两，切　甘草二两，炙　大枣十二枚，擘　桂枝二两，去皮

上**七味**，以水一斗，**先煮麻黄、葛根，减二升，去上沫**，内诸药，煮取三升，去滓。温服一升，**覆取微似汗，不须啜粥，余如桂枝法将息及禁忌。**臣亿等谨按，仲景本论，太阳中风自汗用桂枝，伤寒无汗用麻黄，今证云汗出恶风，而方中有麻黄，恐非本意也。第三卷有葛根汤证，云无汗、恶风，正与此方同，是合用麻黄也。此云桂枝加葛根汤，恐是桂枝中但加葛根耳。

15. 太阳病，下之后，其气上冲者，**可与桂枝汤**［3 16 7 5 12 5 ☆★★］，方用前法。若不上冲者，不得与之。四。

16. 太阳病三日，已发汗，若吐、若下、若温针，仍不解者，此为坏病，**桂枝**不中与之也［3 16 7 5 12 5 ☆★★］。观其脉证，知犯何逆，随证治之。桂枝本为解肌，若其人**脉浮紧**，发热汗不出者，不可与之也。常须识此，勿令误也。五。

17. 若酒客病，不可**与桂枝汤**［3 16 7 5 12 5 ☆★★］，得之则呕，以酒客不喜甘故也。

18. 喘家，**作桂枝汤，加厚朴杏子**佳［1 0 0 1 0 7 ☆★★］。六。

19. 凡**服桂枝汤**吐者［3 16 7 5 12 5 ☆★★］，其后必吐脓血也。

20. 太阳病，发汗，遂漏不止，其人恶风，小便难，四肢微急，难以屈伸者，**桂枝加附子汤主之**［1 0 0 0 0 6 ★☆★］。方七。

桂枝三两，去皮　芍药三两　甘草三两，炙　生姜三两，切　大枣十二枚，擘　**附子一枚，炮，去皮，破八片**

上**六味**，以水七升，煮取三升，去滓，温服一升。本云，桂枝汤今加附子。**将息如前法**。

21. 太阳病，下之后，**脉促**胸满者，**桂枝去芍药汤主之**［1 0 0 0 1 4 ☆☆★］。方八。促，一作纵。

桂枝三两，去皮　甘草二两，炙　生姜三两，切　大枣十二枚，擘

上**四味**，以水七升，者取三升，去滓，温服一升。本云，桂枝汤今去芍药。**将息如前法**。

22. 若微寒者，**桂枝去芍药加附子汤主之**［1 0 0 0 0 5 ★☆★］。方九。

桂枝三两，去皮　甘草二两，炙　生姜三两，切　大枣十二枚，擘　**附子一枚，炮，去皮，破八片**

上**五味**，以水七升，煮取三升，去滓，温服一升。本云，桂枝汤今去芍药加附子。**将息如前法**。

23. 太阳病，得之八九日，如疟状，发热恶寒，热多寒少，其人不呕，清便欲自可，一日二三度发。**脉微缓**者，为欲愈也；**脉微**而恶寒者，此阴阳俱虚，不可更发汗、更下、更吐也；面色反有热色者，未欲解也，以其不能得小汗出，身必痒，**宜桂枝麻黄各半汤**［0 1 0 0 1 7 ☆★★］。方十。

桂枝一两十六铢，去皮　芍药　生姜切　甘草炙　麻黄各一两，去节　大枣四枚，擘　杏仁二十四枚，汤浸，**去皮尖及两仁者**

上**七味**，以水五升，**先煮麻黄一二沸，去上沫**，内诸药，煮取一升八合，去滓，温服六合。本云，桂枝汤三合，麻黄汤三合，并为六合，**顿服**。**将息如上法**。臣亿等谨按，桂枝汤方，桂枝、芍药、生姜各三两，甘草二两，大枣十二枚。麻黄汤方，麻黄三两，桂枝二两，甘草一两，杏仁七十个。今以算法约之，二汤各取三分之一，即得桂枝一两十六铢，芍药、生姜、甘草各一两，大枣四枚，杏仁二十三个零三分枚之一，收之得二十四个，合方。详此方乃三分之一，非各半也，宜云合半汤。

24. 太阳病，初**服桂枝汤**，反烦不解者，先刺风池、风府，却**与桂枝汤**则愈［3 16 7 5 12 5 ☆★★］。十一。用前第一方。

25. **服桂枝汤**，大汗出，**脉洪大**者，**与桂枝汤**如前法［3 16 7 5 12 5 ☆★★］。若形似疟，一日再发者，汗出必解，**宜桂枝二麻黄一汤**［0 1 0 0 1 7 ☆★★］。方十二。

桂枝一两十七铢，去皮　芍药一两六铢　麻黄十六铢，去节　生姜一两六铢，切

杏仁十六个，去皮尖　甘草一两二铢，炙　大枣五枚，擘

上七味，以水五升，**先煮麻黄一二沸，去上沫**，内诸药，煮取二升，去滓，温服一升，日再服。本云，桂枝汤二分，麻黄汤一分，合为二升，分再服。今合为一方，**将息如前法**。臣亿等谨按，桂枝汤方，桂枝、芍药、生姜各三两，甘草二两，大枣十二枚。麻黄汤方，麻黄三两，桂枝二两，甘草一两，杏仁七十个。今以算法约之，桂枝汤取十二分之五，即得桂枝、芍药、生姜各一两六铢，甘草二十铢，大枣五枚。麻黄汤取九分之二，即得麻黄十六铢，桂枝十铢三分铢之二，收之得十一铢，甘草五铢三分铢之一，收之得六铢，杏仁十五个九分枚之四，收之得十六个。二汤所取相合，即共得桂枝一两十七铢，麻黄十六铢，生姜、芍药各一两六铢，甘草一两二铢，大枣五枚，杏仁十六个，合方。

26. **服桂枝汤**［3 16 7 5 12 5 ☆★★］，大汗出后，大烦渴不解，**脉洪大者，白虎加人参汤主之**［7 0 0 0 2 5 ★★★］。方十三。

知母六两　**石膏**一斤，碎，绵裹　甘草炙，二两　粳米六合　人参三两

上五味，以水一斗，**煮米熟汤成**，去滓，温服一升，日三服。

27. 太阳病，发热恶寒，热多寒少，**脉微弱者**，此无阳也，不可发汗。**宜桂枝二越婢一汤**［0 1 0 0 1 7 ☆★☆］。方十四。

桂枝去皮　芍药　麻黄　甘草各十八铢，炙　大枣四枚，擘　生姜一两二铢，切　石膏二十四铢，碎，绵裹

上七味，以水五升，**煮麻黄一二沸，去上沫**，内诸药，煮取二升，去滓，温服一升。本云，当裁为越婢汤、桂枝汤合之，饮一升。今合为一方，桂枝汤二分，越婢汤一分。臣亿等谨按，桂枝汤方，桂枝、芍药、生姜各三两，甘草二两，大枣十二枚。越婢汤方，麻黄二两，生姜三两，甘草二两，石膏半斤，大枣十五枚。今以算法约之，桂枝汤取四分之一，即得桂枝、芍药、生姜各十八铢，甘草十二铢，大枣三枚。越婢汤取八分之一，即得麻黄十八铢，生姜九铢，甘草六铢，石膏二十四铢，大枣一枚八分之七，弃之。二汤所取相合，即共得桂枝、芍药、甘草、麻黄各十八铢，生姜一两三铢，石膏二十四铢，大枣四枚，合方。旧云，桂枝三，今取四分之一，即当云桂枝二也。越婢汤方，见仲景杂方中，《外台秘要》一云起脾汤。

28. **服桂枝汤**［3 16 7 5 12 5 ☆★★］，或下之，仍头项强痛，翕翕发热，无汗，心下满微痛，小便不利者，**桂枝去桂加茯苓白术汤主之**［1 0 0 0 0 6 ☆☆★］。方十五。

芍药三两　甘草二两，炙　生姜切　白术　茯苓各三两　大枣十二枚，擘

上六味，以水八升，煮取三升，去滓，温服一升，**小便利则愈**。本云，桂枝汤今去桂枝，加茯苓、白术。

29. 伤寒**脉浮**，自汗出，小便数，心烦，微恶寒，脚挛急，反**与桂枝**欲攻

其表［3 16 7 5 12 5 ☆★★］，此误也。得之便厥，咽中干，烦躁，吐逆者，作**甘草干姜汤与之**［0 0 1 2 2 2 ☆☆☆］，以复其阳；若厥愈足温者，更作**芍药甘草汤与之**［0 0 2 0 2 2 ☆☆☆］，其脚即伸；若胃气不和，谵语者，**少与调胃承气汤**［2 1 5 0 3 3 ☆★★］；若重发汗，复加烧针者，**四逆汤主之**［8 5 0 1 8 3 ★☆★］。方十六。

甘草干姜汤方

甘草四两，炙　干姜二两

上二味，以水三升，煮取一升五合，去滓，分温再服。

芍药甘草汤方

白芍药　甘草各四两，炙

上二味，以水三升，煮取一升五合，去滓，分温再服。

调胃承气汤方

大黄四两，去皮，清酒洗　甘草二两，炙　芒硝半升

上三味，以水三升，**煮取一升**，去滓，**内芒硝，更上火微煮令沸，少少温服之**。

四逆汤方

甘草二两，炙　干姜一两半　**附子一枚，生用，去皮，破八片**

上三味，以水三升，**煮取一升**二合，去滓，分温再服。**强人可大附子一枚，干姜三两**。

30. 问曰：证象阳旦，按法治之而增剧，厥逆，咽中干，两胫拘急而谵语。师曰：言夜半手足当温，两脚当伸，后如师言，何以知此？答曰：**寸口脉浮而大，浮为风，大为虚**，风则生微热，虚则两胫挛，病形象桂枝，因加附子参其间，增桂令汗出，附子温经，亡阳故也。厥逆咽中干，烦躁，阳明内结，谵语烦乱，更饮**甘草干姜汤**［0 0 1 2 2 2 ☆☆☆］，夜半阳气还，两足当热，胫尚微拘急，重与**芍药甘草汤**［0 0 2 0 2 2 ☆☆☆］，尔乃胫伸，**以承气汤**微溏［5 22 4 1 12 4 ☆★★］，则止其谵语，故知病可愈。

辨太阳病脉证并治中第六

31. 太阳病，项背强几几，无汗恶风，**葛根汤主之**［3 0 0 0 0 7 ★★★］。方一。

葛根四两　麻黄三两，去节　桂枝二两，去皮　生姜三两，切　甘草二两，炙　芍药二两　大枣十二枚，擘

上**七味**，以水一斗，**先煮麻黄、葛根，减二升，去白沫**，内诸药，煮取三升，去滓，温服一升。**覆取微似汗，余如桂枝法将息及禁忌。诸汤皆仿此。**

32. 太阳与阳明合病者，必自下利，**葛根汤主之**［3 0 0 0 0 7 ★★★］。方二。用前第一方。一云，用后第四方。

33. 太阳与阳明合病，不下利但呕者，**葛根加半夏汤主之**［1 0 0 0 0 8 ★★★］。方三。

葛根四两　麻黄三两，去节　甘草二两，炙　芍药二两　桂枝二两，去皮　生姜二两，切　半夏半升，洗　大枣十二枚，擘

上**八味**，以水一斗，**先煮葛根、麻黄，减二升**，去白沫，内诸药，煮取三升，去滓，温服一升。**覆取微似汗。**

34. 太阳病，桂枝证，医反下之，利遂不止，**脉促**者，表未解也；喘而汗出者，**葛根黄芩黄连汤主之**［1 0 0 0 1 4 ★★☆］。方四。促，一作纵。

葛根半斤　甘草二两，炙　**黄芩三两**　黄连三两

上**四味**，以水八升，**先煮葛根，减二升**，内诸药，煮取二升，去滓，分温再服。

35. 太阳病，头痛发热，身疼腰痛，骨节疼痛，恶风无汗而喘者，**麻黄汤主之**［3 4 2 0 7 4 ★★★］。方五。

麻黄三两，去节　桂枝二两，去皮　甘草一两，炙　**杏仁**七十个，去皮尖

上**四味**，以水九升，**先煮麻黄，减二升，去上沫**，内诸药，煮取二升半，去滓，温服八合。**覆取微似汗，不须啜粥，余如桂枝法将息。**

36. 太阳与阳明合病，喘而胸满者，不可下，**宜麻黄汤**［3 4 2 0 7 4 ★★★］。六。用前第五方。

37. 太阳病，十日以去，**脉浮细**而嗜卧者，外已解也。设胸满胁痛者，**与小柴胡汤**［10 2 10 0 8 7 ★★★］。**脉但浮者，与麻黄汤**［3 4 2 0 7 4 ★★★］。七。用前第五方。

小柴胡汤方

柴胡半斤　**黄芩**　人参　甘草炙　生姜各三两，切　大枣十二枚，擘　半夏半升，洗

上**七味**，**以水一斗二升**，**煮取六升**，去滓，**再煎**取三升，温服一升，日三服。

38. 太阳中风，**脉浮紧**，发热恶寒，身疼痛，不汗出而烦躁者，**大青龙汤主之**［3 4 2 0 7 4 ★★★］。若**脉微弱**，汗出恶风者，不可服之。服之则厥逆，筋惕肉瞤，此为逆也。大青龙汤方。八。

麻黄六两，去节　桂枝二两，去皮　甘草二两，炙　杏仁四十枚，去皮尖　生姜三两，切　大枣十枚，擘　石膏如鸡子大，碎

上**七味**，以水九升，**先煮麻黄**，**减二升**，**去上沫**，内诸药，煮取三升，去滓，温服一升，**取微似汗。汗出多者**，**温粉粉之。一服汗者**，**停后服。若复服**，**汗多亡阳遂**一作逆**虚**，**恶风烦躁**，**不得眠也。**

39. 伤寒**脉浮缓**，身不疼但重，乍有轻时，无少阴证者，**大青龙汤发之**［3 4 2 0 7 4 ★★★］。九。用前第八方。

40. 伤寒表不解，心下有水气，干呕发热而咳，或渴，或利，或噎，或小便不利、少腹满，或喘者，**小青龙汤主之**［5 0 0 0 0 8 ★★★］。方十。

麻黄去节　芍药　**细辛**　干姜　甘草炙　桂枝各三两，去皮　五味子半升　半夏半升，洗

上八味，以水一斗，**先煮麻黄**，**减二升**，**去上沫**，内诸药，煮取三升，去滓，温服一升。**若渴**，**去半夏**，**加栝楼根三两**；**若微利**，**去麻黄**，**加荛花**，**如一鸡子**，**熬令赤色**；**若噎者**，**去麻黄**，**加附子一枚**，**炮**；**若小便不利**，**少腹满者**，**去麻黄**，**加茯苓四两**；**若喘**，**去麻黄**，**加杏仁半升**，**去皮尖**。**且荛花不治利**，**麻黄主喘**，**今此语反之**，**疑非仲景意。**臣亿等谨按，小青龙汤，大要治水。又按《本草》，荛花下十二水，若水去，利则止也。又按《千金》，形肿者应内麻黄，乃内杏仁者，以麻黄发其阳故也。以此证之，岂非仲景意也。

41. 伤寒心下有水气，咳有微喘，发热不渴。服汤已渴者，此寒去欲解也。**小青龙汤主之**［5 0 0 0 0 8 ★★★］。十一。用前第十方。

42. 太阳病，外证未解，**脉浮弱者**，当以汗解，**宜桂枝汤**［3 16 7 5 12 5 ☆★★］。方十二。

桂枝去皮　芍药　生姜各三两，切　甘草二两，炙　大枣十二枚，擘

上五味，以水七升，煮取三升，去滓，温服一升。**须臾啜热稀粥一升**，**助**

药力，取微汗。

43. 太阳病，下之微喘者，表未解故也，**桂枝加厚朴杏子汤主之**［100107☆★★］。方十三。

桂枝三两，去皮　甘草二两，炙　生姜三两，切　芍药三两　大枣十二枚，擘　厚朴二两，炙，去皮　杏仁五十枚，去皮尖

上**七味**，以水七升，**微火煮**取三升，去滓，温服一升，**覆取微似汗**。

44. 太阳病，外证未解，不可下也，下之为逆，欲解外者，**宜桂枝汤**［3167512 5☆★★］。十四。用前第十二方。

45. 太阳病，先发汗不解，而复下之，**脉浮**者不愈。**浮**为在外，而反下之，故令不愈。今**脉浮**，故在外，当须解外则愈，**宜桂枝汤**［3167512 5☆★★］。十五。用前第十二方。

46. 太阳病，**脉浮紧**，无汗，发热，身疼痛，八九日不解，表证仍在，此当发其汗。服药已微除，其人发烦目瞑，剧者必衄，衄乃解。所以然者，阳气重故也。**麻黄汤主之**［342074★★★］。十六。用前第五方。

47. 太阳病，脉浮紧，发热，身无汗，自衄者，愈。

48. 二阳并病，太阳初得病时，发其汗，汗先出不彻，因转属阳明，续自微汗出，不恶寒。若太阳病证不罢者，不可下，下之为逆，如此可小发汗。设面色缘缘正赤者，阳气怫郁在表，当解之熏之。若发汗不彻不足言，阳气怫郁不得越，当汗不汗，其人躁烦，不知痛处，乍在腹中，乍在四肢，按之不可得，其人短气，但坐以汗出不彻故也，更发汗则愈。何以知汗出不彻？以脉涩故知也。

49. 脉浮数者，法当汗出而愈。若下之，身重心悸者，不可发汗，当自汗出乃解。所以然者，尺中脉微，此里虚，须表里实，津液自和，便自汗出愈。

50. 脉浮紧者，法当身疼痛，宜以汗解之。假令尺中迟者，不可发汗。何以知然？以荣气不足，血少故也。

51. **脉浮**者，病在表，可发汗，**宜麻黄汤**［342074★★★］。十七。用前第五方，法用桂枝汤。

52. **脉浮而数**者，可发汗，**宜麻黄汤**［342074★★★］。十八。用前第五方。

53. 病常自汗出者，此为荣气和，荣气和者，外不谐，以卫气不共荣气谐和故尔。以荣行**脉中**，卫行**脉外**。复发其汗，荣卫和则愈。**宜桂枝汤**［3167512 5☆★★］。十九。用前第十二方。

54. 病人藏无他病，时发热自汗出而不愈者，此卫气不和也，先其时发汗

则愈，**宜桂枝汤**［3 16 7 5 12 5 ☆★★］。二十。用前第十二方。

55. 伤寒**脉浮紧**，不发汗，因致衄者，**麻黄汤主之**［3 4 2 0 7 4 ★★★］。二十一。用前第五方。

56. 伤寒不大便六七日，头痛有热者，**与承气汤**［5 22 4 1 12 4 ☆★★］。其小便清者，一云大便青。知不在里，仍在表也，当须发汗。若头痛者，必衄，**宜桂枝汤**［3 16 7 5 12 5 ☆★★］。二十二。用前第十二方。

57. 伤寒发汗已解，半日许复烦，**脉浮数**者，可更发汗，**宜桂枝汤**［3 16 7 5 12 5 ☆★★］。二十三。用前第十二方。

58. 凡病若发汗、若吐、若下、若亡血、亡津液，阴阳自和者，必自愈。

59. 大下之后，复发汗，小便不利者，亡津液故也。勿治之，得小便利，必自愈。

60. 下之后，复发汗，必振寒，脉微细。所以然者，以内外俱虚故也。

61. 下之后，复发汗，昼日烦躁不得眠，夜而安静，不呕，不渴，无表证，**脉沉微**，身无大热者，**干姜附子汤主之**［1 0 0 0 1 2 ★★★］。方二十四。

干姜一两　**附子**一枚，生用，去皮，切八片

上二**味**，以水三升，**煮**取一升，去滓，顿服。

62. 发汗后，身疼痛，**脉沉迟**者，**桂枝加芍药生姜各一两人参三两新加汤主之**［1 0 0 0 1 6 ☆★☆］。方二十五。

桂枝三两，去皮　芍药四两　甘草二两，炙　人参三两　大枣十二枚，擘　生姜四两

上六**味**，以水一斗二升，**煮**取三升，去滓，温服一升。本云，桂枝汤，今加芍药、生姜、人参。

63. 发汗后，不可更行**桂枝汤**［3 16 7 5 12 5 ☆★★］，汗出而喘，无大热者，**可与麻黄杏仁甘草石膏汤**［0 0 2 0 0 4 ☆★☆］。方二十六。

麻黄四两，去节　杏仁五十个，去皮尖　甘草二两，炙　石膏半斤，碎，绵裹

上**四味**，以水七升，煮麻黄，减二升，去上沫，内诸药，煮取二升，去滓，温服一升。本云，黄耳杯。

64. 发汗过多，其人叉手自冒心，心下悸，欲得按者，**桂枝甘草汤主之**［1 0 0 0 0 2 ☆★★］。方二十七。

桂枝四两，去皮　甘草二两，炙

上二**味**，以水三升，**煮**取一升，去滓，顿服。

65. 发汗后，其人脐下悸者，欲作奔豚，**茯苓桂枝甘草大枣汤主之**

［200004☆★☆］。方二十八。

茯苓半斤　桂枝四两，去皮　甘草二两，炙　大枣十五枚，擘

上四味，以**甘烂水一斗**，**先煮茯苓**，**减二升**，**内诸药**，煮取三升，去滓，温服一升，日三服。

做甘烂水法：取水二斗，置大盆内，以杓扬之，水上有珠子五六千颗相逐，取用之。

66. 发汗后，腹胀满者，**厚朴生姜半夏甘草人参汤主之**［100005☆☆☆］。方二十九。

厚朴半斤，炙，去皮　生姜半斤，切　半夏半升，洗　甘草二两　人参一两

上五味，以水一斗，煮取三升，去滓，温服一升，日三服。

67. 伤寒若吐、若下后，心下逆满，气上冲胸，起则头眩，**脉沉紧**，发汗则动经，身为振振摇者，**茯苓桂枝白术甘草汤主之**［300014☆☆☆］。方三十。

茯苓四两　桂枝三两，去皮　白术　甘草各二两，炙

上四味，以水六升，煮取三升，去滓，分温三服。

68. 发汗，病不解，反恶寒者，虚故也，**芍药甘草附子汤主之**［100003★☆☆］。方三十一。

芍药　甘草各三两，炙　**附子**一枚，炮，去皮，破八片

上三味，以水五升，煮取一升五合，去滓，分温三服。疑非仲景方。

69. 发汗，若下之，病仍不解，烦躁者，**茯苓四逆汤主之**［100005★☆☆］。方三十二。

茯苓四两　人参一两　**附子**一枚，生用，去皮，破八片　甘草二两，炙　干姜一两半

上五味，以水五升，煮取三升，去滓，温服七合，日二服。

70. 发汗后恶寒者，虚故也。不恶寒，但热者，实也，当和胃气，**与调胃承气汤**［215033☆★★］。方三十三。《玉函》云，与小承气汤。

芒硝半升　甘草二两，炙　大黄四两，去皮，清酒洗

上三味，以**水三升**，**煮取一升**，去滓，**内芒硝**，**更煮两沸**，**顿服**。

71. 太阳病，发汗后，大汗出，胃中干，烦躁不得眠，欲得饮水者，少少与饮之，令胃气和则愈。若**脉浮**，小便不利，微热消渴者，**五苓散主之**［911045☆☆★］。方三十四。即猪苓散是。

猪苓十八铢，去皮　泽泻一两六铢　白术十八铢　茯苓十八铢　桂枝半两，去皮

上五味，捣为散，以白饮和服方寸匕，日三服。**多饮暖水，汗出愈**。如法将息。

72. 发汗已，**脉浮数**，烦渴者，**五苓散主之**［911045 ☆☆★］。三十五。用前第三十四方。

73. 伤寒汗出而渴者，**五苓散主之**［911045 ☆☆★］；不渴者，**茯苓甘草汤主之**［100104 ☆☆☆］。方三十六。

茯苓二两　桂枝二两，去皮　甘草一两，炙　生姜三两，切

上四味，以水四升，煮取二升，去滓，分温三服。

74. 中风发热，六七日不解而烦，有表里证，渴欲饮水，水入则吐者，名曰水逆，**五苓散主之**［911045 ☆☆★］。三十七。用前第三十四方。

75. 未持脉时，病人手叉自冒心，师因教试令咳，而不咳者，此必两耳聋无闻也。所以然者，以重发汗，虚故如此。发汗后，饮水多必喘，以水灌之亦喘。

76. 发汗后，水药不得入口为逆，若更发汗，必吐下不止。发汗吐下后，虚烦不得眠，若剧者，必反覆颠倒，音到，下同。心中懊侬，上乌浩、下奴冬切，下同。**栀子豉汤主之**［610112 ☆★★］；若少气者，**栀子甘草豉汤主之**［100003 ☆★★］；若呕者，**栀子生姜豉汤主之**［100003 ☆★★］。三十八。

栀子豉汤方

栀子十四个，擘　香豉四合，绵裹

上二味，以水四升，**先煮栀子，得二升半，内豉，煮取一升半**，去滓，分为二服，**温进一服，得吐者，止后服**。

栀子甘草豉汤方

栀子十四个，擘　甘草二两，炙　香豉四合，绵裹

上三味，以水四升，**先煮栀子、甘草，取二升半，内豉，煮取一升半**，去滓，**分二服，温进一服，得吐者，止后服**。

栀子生姜豉汤方

栀子十四个，擘　生姜五两　香豉四合，绵裹

上三味，以水四升，**先煮栀子、生姜，取二升半，内豉，煮取一升半**，去滓，分二服，**温进一服，得吐者，止后服**。

77. 发汗若下之，而烦热胸中窒者，**栀子豉汤主之**［6 1 0 1 1 2 ☆★★］。三十九。用上初方。

78. 伤寒五六日，大下之后，身热不去，心中结痛者，未欲解也，**栀子豉汤主之**［6 1 0 1 1 2 ☆★★］。四十。用上初方。

79. 伤寒下后，心烦腹满，卧起不安者，**栀子厚朴汤主之**［1 0 0 0 0 3 ☆☆★］。方四十一。

栀子十四个，擘　厚朴四两，炙，去皮　枳实四枚，水浸，炙令黄

上三味，以水三升半，煮取一升半，去滓，分二服，温进一服，**得吐者，止后服**。

80. 伤寒，医以丸药大下之，身热不去，微烦者，**栀子干姜汤主之**［1 0 0 0 0 2 ☆☆★］。方四十二。

栀子十四个，擘　干姜二两

上二味，以水三升半，煮取一升半，去滓，分二服，温进一服，得吐者，止后服。

81. 凡用**栀子汤**［6 1 0 1 1 2 ★★★］，病人旧微溏者，不可与服之。

82. 太阳病发汗，汗出不解，其人仍发热，心下悸，头眩，身瞤动，振振欲擗一作僻。地者，**真武汤主之**［2 0 0 0 0 5 ★☆★］。方四十三。

茯苓　芍药　生姜各三两，切　白术二两　**附子**一枚，炮，去皮，破八片

上五味，以水八升，煮取三升，去滓，温服七合，日三服。

83. 咽喉干燥者，不可发汗。

84. 淋家不可发汗，发汗必便血。

85. 疮家，虽身疼痛，不可发汗，汗出则痓。

86. 衄家，不可发汗，汗出必额上陷，脉急紧，直视不能眴，音唤，又胡绢切，下同。一作瞬。不得眠。

87. 亡血家，不可发汗，发汗则寒栗而振。

88. 汗家，重发汗，必恍惚心乱，小便已阴疼，**与禹余粮丸**［0 0 1 0 0 X ※※※］。四十四。方本阙。

89. 病人有寒，复发汗，胃中冷，必吐蛔。一作逆。

90. 本发汗，而复下之，此为逆也；若先发汗，治不为逆。本先下之，而反汗之，为逆；若先下之，治不为逆。

91. 伤寒，医下之，续得下利，清谷不止，身疼痛者，急当救里；后身疼痛，清便自调者，急当救表。救里宜**四逆汤**［8 5 0 1 8 3 ★☆★］，救表宜**桂枝汤**

[3 16 7 5 12 5 ☆★★]。四十五。用前第十二方

92. 病发热头痛，**脉反沉**，若不瘥，身体疼痛，当救其里。**四逆汤方**[8 5 0 1 8 3 ★☆★]。

甘草二两，炙　干姜一两半　**附子**一枚，生用，去皮，破八片

上三味，以水三升，煮取一升二合，去滓，分温再服。**强人可大附子一枚，干姜三两。**

93. 太阳病，先下而不愈，因复发汗，以此表里俱虚，其人因致冒，冒家汗出自愈。所以然者，汗出表和故也。里未和，然后复下之。

94. 太阳病未解，**脉阴阳俱停**，一作微。必先振栗汗出而解。但**阳脉微**者，先汗出而解，但**阴脉微**一作尺脉实者，下之而解。若欲下之，**宜调胃承气汤**[2 1 5 0 3 3 ☆★★]。四十六。用前第三十三方。一云用大柴胡汤。

95. 太阳病，发热汗出者，此为荣弱卫强，故使汗出，欲救邪风者，**宜桂枝汤**[3 16 7 5 12 5 ☆★★]。四十七。方用前法。

96. 伤寒五六日中风，往来寒热，胸胁苦满，嘿嘿不欲饮食，心烦喜呕，或胸中烦而不呕，或渴，或腹中痛，或胁下痞硬，或心下悸、小便不利，或不渴、身有微热，或咳者，**小柴胡汤主之**[10 2 10 0 8 7 ★★★]。方四十八。

柴胡半斤　**黄芩**三两　人参三两　半夏半升，洗　甘草炙　生姜各三两，切　大枣十二枚，擘

上**七味**，以水**一斗二升**，**煮取六升**，去滓，**再煎**取三升，温服一升，日三服。**若胸中烦而不呕者，去半夏、人参，加栝楼实一枚；若渴，去半夏，加人参合前成四两半、栝楼根四两；若腹中痛者，去黄芩，加芍药三两；若胁下痞硬，去大枣，加牡蛎四两；若心下悸、小便不利者，去黄芩，加茯苓四两；若不渴，外有微热者，去人参，加桂枝三两，温覆微汗愈；若咳者，去人参、大枣、生姜，加五味子半升，干姜二两。**

97. 血弱气尽，腠理开，邪气因入，与正气相抟，结于胁下。正邪分争，往来寒热，休作有时，嘿嘿不欲饮食。藏府相连，其痛必下，邪高痛下，故使呕也。一云藏府相违，其病必下，胁膈中痛。**小柴胡汤主之**[10 2 10 0 8 7 ★★★]。服柴胡汤已，渴者，属阳明，以法治之。四十九。用前方。

98. 得病六七日，**脉迟浮弱**，恶风寒，手足温。医二三下之，不能食，而胁下满痛，面目及身黄，颈项强，小便难者，**与柴胡汤**[10 2 10 0 8 7 ★★★]，后必下重。本渴饮水而呕者，柴胡汤不中与也，食谷者哕。

99. 伤寒四五日，身热恶风，颈项强，胁下满，手足温而渴者，**小柴胡汤**

主之［10 2 10 0 8 7 ★★★］。五十。用前方。

100. 伤寒，**阳脉涩**，**阴脉弦**，法当腹中急痛，先**与小建中汤**［3 0 2 0 1 6 ★★★］，不瘥者，**小柴胡汤主之**［10 2 10 0 8 7 ★★★］。五十一。用前方

小建中汤方

桂枝三两，去皮　甘草二两，炙　大枣十二枚，擘　**芍药**六两　生姜三两，切　胶饴一升

上**六味**，以水七升，煮取三升，去滓，**内饴**，**更上微火消解**，温服一升，日三服。**呕家不可用建中汤**，**以甜故也**。

101. 伤寒中风，有柴胡证，但见一证便是，不必悉具。凡柴胡汤病证而下之，若柴胡证不罢者，复**与柴胡汤**［10 2 10 0 8 7 ★★★］，必蒸蒸而振，却复发热汗出而解。

102. 伤寒二三日，心中悸而烦者，**小建中汤主之**［3 0 2 0 1 6 ★★★］。五十二。用前第五十一方。

103. 太阳病，过经十余日，反二三下之，后四五日，柴胡证仍在者，先**与小柴胡**［10 2 10 0 8 7 ★★★］。呕不止，心下急，一云，呕止小安。郁郁微烦者，为未解也，**与大柴胡汤**［1 1 2 0 0 7 ★★☆］，下之则愈。方五十三。

柴胡半斤　**黄芩**三两　芍药三两　半夏半升，洗　生姜五两，切　枳实四枚，炙　大枣十二枚，擘

上**七味**，**以水一斗二升**，**煮取六升**，去滓，**再煎**，温服一升，日三服。

一方加大黄二两。若不加，恐不为大柴胡汤。

104. 伤寒十三日不解，胸胁满而呕，日晡所发潮热，已而微利，此本柴胡证，下之以不得利，今反利者，知医以丸药下之，此非其治也。潮热者，实也，**先宜服小柴胡汤**以解外［10 2 10 0 8 7 ★★★］，后以**柴胡加芒硝汤主之**［1 0 0 0 0 8 ☆★☆］。五十四。

柴胡二两十六铢　黄芩一两　人参一两　甘草一两，炙　生姜一两，切　半夏二十铢，本云五枚，洗　大枣四枚，擘　芒硝二两

上**八味**，以水四升，煮取二升，去滓，**内芒硝**，**更煮微沸**，分温再服，不解更作。臣亿等谨按，《金匮玉函》方中无芒硝。别一方云，以水七升，下芒硝二合，大黄四两，桑螵蛸五枚，煮取一升半，服五合，微下即愈。本云，柴胡再服，以解其外，余二升加芒硝、大黄、桑螵蛸也。

105. 伤寒十三日，过经谵语者，以有热也，当以汤下之。若小便利者，

大便当硬，而反下利，**脉调和**者，知医以丸药下之，非其治也。若自下利者，**脉当微厥**，今反和者，此为内实也，**调胃承气汤主之**［215033 ☆★★］。五十五。用前第三十三方。

106. 太阳病不解，热结膀胱，其人如狂，血自下，下者愈。其外不解者，尚未可攻，当先解其外；外解已，但少腹急结者，乃可攻之，**宜桃核承气汤**［010005 ★★★］。方五十六。后云，解外宜桂枝汤。

桃仁五十个，去皮尖　大黄四两　桂枝二两，去皮　甘草二两，炙　芒硝二两

上五味，以水七升，煮取二升半，去滓，**内芒硝，更上火，微沸下火，先食温服五合，日三服，当微利**。

107. 伤寒八九日，下之，胸满烦惊，小便不利，谵语，一身尽重，不可转侧者，**柴胡加龙骨牡蛎汤主之**［1000012 ☆★☆］。方五十七。

柴胡四两　龙骨　黄芩　生姜切　铅丹　人参　桂枝去皮　茯苓各一两半　半夏二合半，洗　大黄二两　牡蛎一两半，熬　大枣六枚，擘

上十二味，以水八升，煮取四升，**内大黄，切如棋子，更煮一两沸**，去滓，温服一升。本云，柴胡汤今加龙骨等。

108. 伤寒，腹满谵语，寸口脉浮而紧，此肝乘脾也，名曰纵，刺期门。五十八。

109. 伤寒发热，啬啬恶寒，大渴欲饮水，其腹必满，自汗出，小便利，其病欲解，此肝乘肺也，名曰横，刺期门。五十九。

110. 太阳病，二日反躁，凡熨其背，而大汗出，大热入胃，一作二日内，烧瓦熨背，大汗出，火气入胃。胃中水竭，躁烦必发谵语。十余日振栗自下利者，此为欲解也。故其汗从腰以下不得汗，欲小便不得，反呕，欲失溲，足下恶风，大便硬，小便当数，而反不数，及不多，大便已，头卓然而痛，其人足心必热，谷气下流故也。

111. 太阳病中风，以火劫发汗，邪风被火热，血气流溢，失其常度。两阳相熏灼，其身发黄。阳盛则欲衄，阴虚小便难。阴阳俱虚竭，身体则枯燥，但头汗出，剂颈而还，腹满微喘，口干咽烂，或不大便，久则谵语，甚者至哕，手足躁扰，捻衣摸床。小便利者，其人可治。

112. 伤寒**脉浮**，医以火迫劫之，亡阳必惊狂，卧起不安者，**桂枝去芍药加蜀漆牡蛎龙骨救逆汤主之**［200017 ★★☆］。方六十。

桂枝三两，去皮　甘草二两，炙　生姜三两，切　大枣十二枚，擘　**牡蛎五两，熬**　蜀漆三两，洗去腥　**龙骨四两**

上七味，以水一斗二升，先煮蜀漆，减二升，内诸药，煮取三升，去滓，温服一升。本云，桂枝汤今去芍药加蜀漆、牡蛎、龙骨。

113. 形作伤寒，其脉不弦紧而弱。弱者必渴，被火必谵语。弱者发热脉浮，解之当汗出愈。

114. 太阳病，以火熏之，不得汗，其人必躁，到经不解，必清血，名为火邪。

115. 脉浮热甚，而反灸之，此为实，实以虚治，因火而动，必咽燥吐血。

116. 微数之脉，慎不可灸，因火为邪，则为烦逆，追虚逐实，血散脉中，火气虽微，内攻有力，焦骨伤筋，血难复也。脉浮，宜以汗解，用火灸之，邪无从出，因火而盛，病从腰以下必重而痹，名火逆也。欲自解者，必当先烦，烦乃有汗而解。何以知之？脉浮故知汗出解。

117. 烧针令其汗，针处被寒，核起而赤者，必发奔豚。气从少腹上冲心者，灸其核上各一壮，**与桂枝加桂汤更加桂二两**也［101005 ★★☆］。方六十一。

桂枝五两，去皮　芍药三两　生姜三两，切　甘草二两，炙　大枣十二枚，擘

上五味，以水七升，煮取三升，去滓，温服一升。本云，桂枝汤今加桂满五两。所以加桂者，以能泄奔豚气也。

118. 火逆下之，因烧针烦躁者，**桂枝甘草龙骨牡蛎汤主之**［100004 ☆☆☆］。方六十二。

桂枝一两，去皮　甘草二两，炙　牡蛎二两，熬　龙骨二两

上四味，以水五升，煮取二升半，去滓，温服八合，日三服。

119. 太阳伤寒者，加温针必惊也。

120. 太阳病，当恶寒发热，今自汗出，反不恶寒发热，关上脉细数者，以医吐之过也。一二日吐之者，腹中饥，口不能食；三四日吐之者，不喜糜粥，欲食冷食，朝食暮吐。以医吐之所致也，此为小逆。

121. 太阳病吐之，但太阳病当恶寒，今反不恶寒，不欲近衣，此为吐之内烦也。

122. 病人脉数，数为热，当消谷引食，而反吐者，此以发汗，令阳气微，膈气虚，脉乃数也。数为客热，不能消谷，以胃中虚冷，故吐也。

123. 太阳病，过经十余日，心下温温欲吐，而胸中痛，大便反溏，腹微满，郁郁微烦。先此时自极吐下者，**与调胃承气汤**［215033 ☆★★］。若不尔者，不可与。但欲呕，胸中痛，微溏者，此非柴胡汤证，以呕故知极吐下也。

调胃承气汤。六十三。用前第三十三方。

124. 太阳病六七日，表证仍在，**脉微而沉**，反不结胸，其人发狂者，以热在下焦，少腹当硬满，小便自利者，下血乃愈。所以然者，以太阳随经，瘀热在里故也，**抵当汤主之**［3 2 0 0 3 4 ★☆★］。方六十四。

水蛭熬　**虻虫**各三十个，去翅足，熬　桃仁二十个，去皮尖　大黄三两，酒洗

上四味，以水五升，煮取三升，去滓，**温服一升**。**不下更服**。

125. 太阳病身黄，**脉沉结**，少腹硬，小便不利者，为无血也。小便自利，其人如狂者，血证谛也，**抵当汤主之**［3 2 0 0 3 4 ★☆★］。六十五。用前方。

126. 伤寒有热，少腹满，应小便不利，今反利者，为有血也，当下之，不可余药，**宜抵当丸**［0 1 0 0 0 4 ☆★★］。方六十六。

水蛭二十个，熬　虻虫二十个，去翅足，熬　桃仁二十五个，去皮尖　大黄三两

上四味，捣分四丸，以水一升，煮一丸，取七合服之，晬时当下血，若不下者更服。

127. 太阳病，小便利者，以饮水多，必心下悸；小便少者，必苦里急也。

辨太阳病脉证并治下第七

128. 问曰：病有结胸，有藏结，其状何如？答曰：按之痛，寸脉浮，关脉沉，名曰结胸也。

129. 何谓藏结？答曰：如结胸状，饮食如故，时时下利，寸脉浮，关脉小细沉紧，名曰藏结。舌上白胎滑者，难治。

130. 藏结无阳证，不往来寒热一云寒而不热。其人反静，舌上胎滑者，不可攻也。

131. 病发于阳，而反下之，热入因作结胸；病发于阴，而反下之，一作汗出。因作痞也。所以成结胸者，以下之太早故也。结胸者，项亦强，如柔痓状，下之则和，**宜大陷胸丸**［0 1 0 0 0 4 ☆★★］。方一。

大黄半斤　葶苈子半升，熬　芒硝半升　杏仁半升，去皮尖，熬黑

上四味，捣筛二味，内杏仁、芒硝，合研如脂，和散，取如弹丸一枚，别捣甘遂末一钱匕，白蜜二合，水二升，煮取一升，温顿服之，一宿乃下，如不下，更服，取下为效。禁如药法。

132. 结胸证，其脉浮大者，不可下，下之则死。

133. 结胸证悉具，烦躁者亦死。

134. 太阳病，**脉浮而动数**，**浮**则为风，**数**则为热，动则为痛，数则为虚，头痛发热，微盗汗出，而反恶寒者，表未解也。医反下之，动数变迟，膈内拒痛。一云头痛即眩。胃中空虚。客气动膈，短气躁烦，心中懊侬，阳气内陷，心下因硬，则为结胸，**大陷胸汤主之**［500023★★★］。若不结胸，但头汗出，余处无汗，剂颈而还，小便不利，身必发黄。大陷胸汤。方二。

大黄六两去皮　**芒硝**一升　甘遂一钱匕

上三味，以水六升，**先煮大黄取二升**，去滓，**内芒硝**，**煮一两沸**，**内甘遂末**，**温服一升**，**得快利**，**止后服**。

135. 伤寒六七日，结胸热实，**脉沉而紧**，心下痛，按之石硬者，**大陷胸汤主之**［500023★★★］。三。用前第二方。

136. 伤寒十余日，热结在里，复往来寒热者，**与大柴胡汤**［112007★★☆］；但结胸，无大热者，此为水结在胸胁也，但头微汗出者，**大陷胸汤主之**［500023★★★］。四。用前第二方。

大柴胡汤方

柴胡半斤　枳实四枚，炙　生姜五两，切　**黄芩**三两　芍药三两　半夏半升，洗　大枣十二枚，擘

上**七味**，**以水一斗二升**，**煮取六升**，去滓，**再煎**，温服一升，日三服。一方加大黄二两，若不加，恐不名大柴胡汤。

137. 太阳病，重发汗而复下之，不大便五六日，舌上燥而渴，日晡所小有潮热，一云日晡所发，心胸大烦。从心下至少腹硬满而痛，不可近者，**大陷胸汤主之**［500023★★★］。五。用前第二方。

138. 小结胸病，正在心下，按之则痛，**脉浮滑者**，**小陷胸汤主之**［101013☆★☆］。方六。

黄连一两　半夏半升，洗　栝楼实大者一枚

上三味，以水六升，**先煮栝楼**，**取三升**，去滓，**内诸药**，**煮取二升**，去滓，分温三服。

139. 太阳病，二三日，不能卧，但欲起，心下必结，脉微弱者，此本有寒分也。反下之，若利止，必作结胸；未止者，四日复下之；此作协热利也。

140. 太阳病，下之，其脉促，一作纵。不结胸者，此为欲解也。脉浮者，必结胸。脉紧者，必咽痛。脉弦者，必两胁拘急。脉细数者，头痛未止。脉沉紧者，必欲呕。脉沉滑者，协热利。脉浮滑者，必下血。

141. 病在阳，应以汗解之，反以冷水潠之，若灌之，其热被劫不得去，弥更益烦，肉上粟起，意欲饮水，反不渴者，服文蛤散［1 0 0 1 0 1 ☆☆☆］；若不瘥者，**与五苓散**［9 1 1 0 4 5 ☆☆★］。寒实结胸，无热证者，**与三物小陷胸汤**［1 0 1 0 1 3 ☆★☆］。用前第六方。

白散亦可服［0 0 0 1 0 3 ☆★★］。七。一云与三物小白散。

文蛤散方

文蛤五两

上一味为散，以沸汤和一方寸匕服，汤用五合。

五苓散方

猪苓十八铢，去黑皮　白术十八铢　泽泻一两六铢　茯苓十八铢　桂枝半两，去皮

上五味为散，更于臼中治之，白饮和方寸匕服之，日三服，**多饮暖水汗出愈**。

白散方

桔梗三分　巴豆一分，去皮心，熬黑研如脂　贝母三分

上三味为散，**内巴豆，更于臼中杵之，以白饮和服，强人半钱匕，羸者减之。病在膈上必吐，在膈下必利，不利进热粥一杯，利过不止，进冷粥一杯。身热皮粟不解，欲引衣自覆，若以水潠之，洗之，益令热却不得出，当汗而不汗则烦，假令汗出已，腹中痛，与芍药三两如上法。**

142. 太阳与少阳并病，头项强痛，或眩冒，时如结胸，心下痞硬者，当刺大椎第一间、肺俞、肝俞，慎不可发汗；发汗则谵语，脉弦。五日谵语不止，当刺期门。八。

143. 妇人中风，发热恶寒，经水适来，得之七八日，热除而脉迟身凉。胸胁下满，如结胸状，谵语者，此为热入血室也，当刺期门，随其实而取之。九。

144. 妇人中风，七八日续得寒热，发作有时，经水适断者，此为热入血室，其血必结，故使如疟状，发作有时，**小柴胡汤主之**［10 2 10 0 8 7 ★★★］。方十。

柴胡半斤　**黄芩**三两　人参三两　半夏半升，洗　甘草三两　生姜三两，切

大枣十二枚，擘

上**七味**，以**水一斗二升**，**煮取六升**，去滓，**再煎**取三升，温服一升，日三服。

145. 妇人伤寒，发热，经水适来，昼日明了，暮则谵语，如见鬼状者，此为热入血室，无犯胃气，及上二焦，必自愈。十一。

146. 伤寒六七日，发热微恶寒，支节烦疼，微呕，心下支结，外证未去者，**柴胡桂枝汤主之**［1 0 0 0 0 9 ☆☆☆］。方十二。

桂枝去皮　黄芩一两半　人参一两半　甘草一两，炙　半夏二合半，洗　芍药一两半　大枣六枚，擘　生姜一两半，切　柴胡四两

上**九味**，以水七升，煮取三升，去滓，温服一升。本云人参汤，作如桂枝法，加半夏、柴胡、黄芩，复如柴胡法。今用人参作半剂。

147. 伤寒五六日，已发汗而复下之，胸胁满微结，小便不利，渴而不呕，但头汗出，往来寒热，心烦者，此为未解也，**柴胡桂枝干姜汤主之**［1 0 0 0 0 7 ★★★］。方十三。

柴胡半斤　桂枝三两，去皮　干姜二两　**栝楼根四两**　**黄芩三两**　牡蛎二两，熬　甘草二两，炙

上**七味**，以**水一斗二升**，**煮取六升**，去滓，**再煎**取三升。温服一升，日三服，**初服微烦，复服汗出便愈**。

148. 伤寒五六日，头汗出，微恶寒，手足冷，心下满，口不欲食，大便硬，**脉细**者，此为阳微结，必有表，复有里也。**脉沉**，亦在里也，汗出为阳微，假令纯阴结，不得复有外证，悉入在里，此为半在里半在外也。**脉虽沉紧**，不得为少阴病，所以然者，阴不得有汗，今头汗出，故知非少阴也，可**与小柴胡汤**［10 2 10 0 8 7 ★★★］。设不了了者，得屎而解。十四。用前第十方。

149. 伤寒五六日，呕而发热者，柴胡汤证具，而以他药下之，柴胡证仍在者，复**与柴胡汤**［10 2 10 0 8 7 ★★★］。此虽已下之，不为逆，必蒸蒸而振，却发热汗出而解。若心下满而硬痛者，此为结胸也，**大陷胸汤主之**［5 0 0 0 2 3 ★★★］。但满而不痛者，此为痞，柴胡不中与之，**宜半夏泻心汤**［1 1 0 0 0 7 ★★☆］。方十五。

半夏半升，洗　**黄芩**　干姜　人参　甘草炙，各三两　黄连一两　大枣十二枚，擘

上**七味**，以**水一斗**，**煮取六升**，去滓，**再煎**取三升，温服一升，日三服。须大陷胸汤者，方用前第二法。一方用半夏一升。

150. 太阳少阳并病，而反下之，成结胸，心下硬，下利不止，水浆不下，其人心烦。

151. 脉浮而紧，而复下之，紧反入里，则作痞，按之自濡，但气痞耳。

152. 太阳中风，下利呕逆，表解者，乃可攻之。其人漐漐汗出，发作有时，头痛，心下痞硬满，引胁下痛，干呕短气，汗出不恶寒者，此表解里未和也，**十枣汤主之**［3 1 0 0 1 3 ☆★★］。方十六。

芫花熬　甘遂　大戟

上三味等分，各别捣为散，以水一升半，先煮大枣肥者十枚，取八合，去滓，**内药末，强人服一钱匕，羸人服半钱，温服之，平旦服。若下少，病不除者，明日更服，加半钱。得快下利后，糜粥自养。**

153. 太阳病，医发汗，遂发热恶寒，因复下之，心下痞，表里俱虚，阴阳气并竭，无阳则阴独，复加烧针，因胸烦，面色青黄，肤瞤者，难治；今色微黄，手足温者，易愈。

154. 心下痞，按之濡，其**脉关上浮**者，**大黄黄连泻心汤主之**［1 1 0 0 1 2 ☆★☆］。方十七。

大黄二两　黄连一两

上二味，以**麻沸汤二升，渍之须臾，绞去滓**，分温再服。臣亿等看详大黄黄连泻心汤，诸本皆二味，又后附子泻心汤，用大黄、黄连、黄芩、附子，恐是前方中亦有黄芩，后但加附子也，故后云附子泻心汤，本云加附子也。

155. 心下痞，而复恶寒汗出者，**附子泻心汤主之**［1 0 1 1 0 4 ★★☆］。方十八。

大黄二两　黄连一两　黄芩一两　**附子**一枚，炮，去皮，破，别煮取汁。

上**四味**，切三味，以**麻沸汤二升渍之，须臾，绞去滓，内附子汁**，分温再服。

156. 本以下之，故心下痞，**与泻心汤**［1 0 1 1 0 4 ★★☆］。痞不解，其人渴而口燥烦，小便不利者，**五苓散主之**［9 1 1 0 4 5 ☆☆★］。十九。一方云，忍之一日乃愈。用前第七证方。

157. 伤寒汗出解之后，胃中不和，心下痞硬，干噫食臭，胁下有水气，腹中雷鸣，下利者，**生姜泻心汤主之**［1 0 0 0 0 8 ★★☆］。方二十。

生姜四两，切　甘草三两，炙　人参三两　干姜一两　**黄芩**三两　半夏半升，洗　黄连一两　大枣十二枚，擘

上**八味**，以**水一斗，煮取六升**，去滓，**再煎**取三升，温服一升，日三服。

附子泻心汤，本云加附子。半夏泻心汤，甘草泻心汤，同体别名耳。生姜泻心汤，本云理中人参黄芩汤，去桂枝、术，加黄连并泻肝法。

158. 伤寒中风，医反下之，其人下利日数十行，谷不化，腹中雷鸣，心下痞硬而满，干呕心烦不得安，医见心下痞，谓病不尽，复下之，其痞益甚，此非结热，但以胃中虚，客气上逆，故使硬也，**甘草泻心汤主之**［200006 ★★☆］。方二十一。

甘草四两，炙　**黄芩**三两　干姜三两　半夏半升，洗　大枣十二枚，擘　黄连一两

上六味，以水一斗，煮取六升，去滓，**再煎**取三升，温服一升，日三服。臣亿等谨按，上生姜泻心汤法，本云理中人参黄芩汤，今详泻心以疗痞，痞气因发阴而生，是半夏、生姜、甘草泻心三方，皆本于理中也，其方必各有人参，今甘草泻心中无者，脱落之也。又按《千金》并《外台秘要》，治伤寒䘌食用此方皆有人参，知脱落无疑。

159. 伤寒服汤药，下利不止，心下痞硬。**服泻心汤**已［101104 ★★☆］，复以他药下之，利不止，医以**理中与之**［211004 ☆☆★］，利益甚。理中者，理中焦，此利在下焦，**赤石脂禹余粮汤主之**［100002 ☆☆☆］。复不止者，当利其小便。赤石脂禹余粮汤。方二十二。

赤石脂一斤，碎　太一禹余粮一斤，碎

上二**味**，以水六升，煮取二升，去滓，分温三服。

160. 伤寒吐下后，发汗，虚烦，脉甚微，八九日心下痞硬，胁下痛，气上冲咽喉，眩冒，经脉动惕者，久而成痿。

161. 伤寒发汗，若吐若下，解后心下痞硬，噫气不除者，**旋覆代赭汤主之**［100007 ☆★☆］。方二十三。

旋覆花三两　人参二两　生姜五两　代赭一两　甘草三两，炙　半夏半升，洗　大枣十二枚，擘

上**七味**，以水一斗，煮取六升，去滓，**再煎**取三升。温服一升，日三服。

162. 下后不可更行桂枝汤［3 16 7 5 12 5 ☆★★］，若汗出而喘，无大热者，**可与麻黄杏子甘草石膏汤**［002004 ☆★☆］。方二十四。

麻黄四两　杏仁五十个，去皮尖　甘草二两，炙　石膏半斤，碎，绵裹

上四味，以水七升，**先煮麻黄，减二升，去白沫**，内诸药，煮取三升，去滓，温服一升。本云黄耳杯。

163. 太阳病，外证未除，而数下之，遂协热而利，利下不止，心下痞硬，表里不解者，**桂枝人参汤主之**［100005 ☆★★］。方二十五。

桂枝四两，别切　甘草四两，炙　白术三两　人参三两　干姜三两

上五味，以水九升，**先煮四味，取五升，内桂，更煮取三升**，去滓，温服一升，**日再夜一服**。

164. 伤寒大下后，复发汗，心下痞，恶寒者，表未解也。不可攻痞，当先解表，表解乃可攻痞。解表**宜桂枝汤**［3 16 7 5 12 5 ☆★★］，攻痞**宜大黄黄连泻心汤**［1 1 0 0 1 2 ☆★☆］。二十六。泻心汤用前第十七方。

165. 伤寒发热，汗出不解，心中痞硬，呕吐而下利者，**大柴胡汤主之**［1 1 2 0 0 7 ★★☆］。二十七。用前第四方。

166. 病如桂枝证，头不痛，项不强，**寸脉微浮**，胸中痞硬，气上冲喉咽，不得息者，此为胸有寒也。当吐之，**宜瓜蒂散**［0 3 0 0 2 2 ☆★★］。方二十八。

瓜蒂一分，熬黄　赤小豆一分

上二味，各别捣筛，为散已，合治之，取一钱匕，以香豉一合，**用热汤七合，煮作稀糜**，去滓，**取汁和散，温顿服之。不吐者，少少加，得快吐乃止。诸亡血虚家，不可与瓜蒂散。**

167. 病胁下素有痞，连在脐旁，痛引少腹，入阴筋者，此名藏结，死。二十九。

168. 伤寒若吐若下后，七八日不解，热结在里，表里俱热，时时恶风，大渴，舌上干燥而烦，欲饮水数升者，**白虎加人参汤主之**［7 0 0 0 2 5 ★★★］。方三十。

知母六两　**石膏**一斤，碎　甘草二两，炙　人参二两　粳米六合

上五味，以水一斗，**煮米熟汤成**，去滓，温服一升，日三服。此方立夏后，立秋前乃可服，立秋后不可服。正月、二月、三月尚凛冷，亦不可与服之，与之则呕利而腹痛。诸亡血虚家亦不可与，得之则腹痛利者，但可温之，当愈。

169. 伤寒无大热，口燥渴，心烦，背微恶寒者，**白虎加人参汤主之**［7 0 0 0 2 5 ★★★］。三十一用前方。

170. 伤寒**脉浮**，发热无汗，其表不解，不可**与白虎汤**［3 0 1 0 3 4 ★★☆］。渴欲饮水，无表证者，**白虎加人参汤主之**［7 0 0 0 2 5 ★★★］。三十二。用前方。

171. 太阳少阳并病，心下硬，颈项强而眩者，当刺大椎、肺俞、肝俞，慎勿下之。三十三。

172. 太阳与少阳合病，自下利者，**与黄芩汤**［0 0 2 0 1 4 ★☆☆］；若呕者，**黄芩加半夏生姜汤主之**［2 0 0 0 0 6 ★☆☆］。三十四。

黄芩汤方

黄芩三两　芍药二两　甘草二两，炙　大枣十二枚，擘

上四味，以水一斗，煮取三升，去滓，温服一升，日再夜一服。

黄芩加半夏生姜汤方

黄芩三两　芍药二两　甘草二两，炙　大枣十二枚，擘　半夏半升，洗　生姜一两半，一方三两，切

上六味，以水一斗，煮取三升，去滓，温服一升，日再夜一服。

173. 伤寒胸中有热，胃中有邪气，腹中痛，欲呕吐者，**黄连汤主之**［100007 ☆☆★］。方三十五。

黄连三两　甘草三两，炙　干姜三两　桂枝三两，去皮　人参二两　半夏半升，洗　大枣十二枚，擘

上七味，以水一斗，煮取六升，去滓，温服，**昼三夜二**。疑非仲景方。

174. 伤寒八九日，风湿相搏，身体疼烦，不能自转侧，不呕，不渴，**脉浮虚而涩者**，**桂枝附子汤主之**［200025 ★☆☆］。若其人大便硬，一云脐下心下硬。小便自利者，**去桂加白术汤主之**［200025 ★★★］。三十六。

桂枝附子汤方

桂枝四两，去皮　**附子**三枚，炮，去皮，破　生姜二两，切　大枣十二枚，擘　甘草二两，炙

上五味，以水六升，煮取二升，去滓，分温三服。

去桂加白术汤方

附子三枚，炮，去皮，破　白术四两　生姜三两，切　甘草二两，炙　大枣十二枚，擘

上五味，以水六升，煮取二升，去滓，分温三服。**初一服，其人身如痹，半日许复服之，三服都尽，其人如冒状，勿怪，此以附子、术，并走皮内，逐水气未得除，故使之耳。法当加桂四两，此本一方二法，以大便硬，小便自利，去桂也；以大便不硬，小便不利，当加桂。附子三枚恐多也，虚弱家及产妇，宜减服之。**

175. 风湿相搏，骨节疼烦，掣痛不得屈伸，近之则痛剧，汗出短气，小便不利，恶风不欲去衣，或身微肿者，**甘草附子汤主之**［200004 ★☆★］。方

三十七。

甘草二两，炙　附子二枚，炮，去皮，破　白术二两　桂枝四两，去皮

上四味，以水六升，煮取三升，去滓，温服一升，日三服。**初服得微汗则解，能食，汗止复烦者，将服五合，恐一升多者，宜服六七合为始。**

176. 伤寒**脉浮滑**，此以表有热，里有寒，**白虎汤主之**［301034 ★★☆］。方三十八。

知母六两　**石膏**一斤，碎　甘草二两，炙　粳米六合

上四味，以水一斗，**煮米熟汤成**，去滓，温服一升，日三服。臣亿等谨按前篇云，热结在里，表里俱热者，白虎汤主之。又云其表不解，不可与白虎汤。此云脉浮滑，表有热，里有寒者，必表里字差矣。又阳明一证云，脉浮迟，表热里寒，四逆汤主之。又少阴一证云，里寒外热，通脉四逆汤主之。以此表里自差，明矣。《千金翼》云白通汤。非也。

177. 伤寒**脉结代**，心动悸，**炙甘草汤主之**［100019 ★★☆］。方三十九。

甘草四两，炙　生姜三两，切　人参二两　生地黄一斤　桂枝三两，去皮　阿胶二两　麦门冬半升，去心　麻仁半升　**大枣**三十枚，擘

上九味，以清酒七升，水八升，**先煮八味**取三升，去滓，**内胶烊消尽**，温服一升，日三服。一名复脉汤。

178. 脉按之来缓，时一止复来者，名曰结。又脉来动而中止，更来小数，中有还者反动名曰结，阴也。脉来动而中止，不能自还，因而复动者，名曰代，阴也。得此脉者必难治。

辨阳明病脉证并治第八

179. 问曰：病有太阳阳明，有正阳阳明，有少阳阳明，何谓也？答曰：太阳阳明者，脾约一云络是也；正阳阳明者，胃家实是也；少阳阳明者，发汗利小便已，胃中燥烦实，大便难是也。

180. 阳明之为病，胃家实一作寒是也。

181. 问曰：何缘得阳明病？答曰：太阳病，若发汗，若下，若利小便，此亡津液，胃中干燥，因转属阳明。不更衣，内实，大便难者，此名阳明也。

182. 问曰：阳明病外证云何？答曰：身热，汗自出，不恶寒，反恶热也。

183. 问曰：病有得之一日，不发热而恶寒者，何也？答曰：虽得之一日，恶寒将自罢，即自汗出而恶热也。

184. 问曰：恶寒何故自罢？答曰：阳明居中，主土也，万物所归，无所

复传，始虽恶寒，二日自止，此为阳明病也。

185. 本太阳初得病时，发其汗，汗先出不彻，因转属阳明也。伤寒发热无汗，呕不能食，而反汗出濈濈然者，是转属阳明也。

186. 伤寒三日，阳明脉大。

187. 伤寒脉浮而缓，手足自温者，是为系在太阴。太阴者，身当发黄，若小便自利者，不能发黄。至七八日大便硬者，为阳明病也。

188. 伤寒转系阳明者，其人濈然微汗出也。

189. 阳明中风，口苦咽干，腹满微喘，发热恶寒，脉浮而紧，若下之，则腹满小便难也。

190. 阳明病，若能食，名中风；不能食，名中寒。

191. 阳明病，若中寒者，不能食，小便不利，手足濈然汗出，此欲作固瘕，必大便初硬后溏。所以然者，以胃中冷，水谷不别故也。

192. 阳明病，初欲食，小便反不利，大便自调，其人骨节疼，翕翕如有热状，奄然发狂，濈然汗出而解者，此水不胜谷气，与汗共并，脉紧则愈。

193. 阳明病欲解时，从申至戌上。

194. 阳明病，不能食，攻其热必哕，所以然者，胃中虚冷故也。以其人本虚，攻其热必哕。

195. 阳明病，脉迟，食难用饱，饱则微烦头眩，必小便难，此欲作谷瘅。虽下之，腹满如故，所以然者，脉迟故也。

196. 阳明病，法多汗，反无汗，其身如虫行皮中状者，此以久虚故也。

197. 阳明病，反无汗，而小便利，二三日呕而咳，手足厥者，必苦头痛。若不咳不呕，手足不厥者，头不痛。一云冬阳明。

198. 阳明病，但头眩，不恶寒，故能食而咳，其人咽必痛。若不咳者，咽不痛。一云冬阳明。

199. 阳明病，无汗，小便不利，心中懊憹者，身必发黄。

200. 阳明病，被火，额上微汗出，而小便不利者，必发黄。

201. 阳明病，脉浮而紧者，必潮热，发作有时。但浮者，必盗汗出。

202. 阳明病，口燥，但欲漱水，不欲咽者，此必衄。

203. 阳明病，本自汗出，医更重发汗，病已瘥，尚微烦不了了者，此必大便硬故也。以亡津液，胃中干燥，故令大便硬。当问其小便日几行，若本小便日三四行，今日再行，故知大便不久出。今为小便数少，以津液当还入胃中，故知不久必大便也。

204. 伤寒呕多，虽有阳明证，不可攻之。

205. 阳明病，心下硬满者，不可攻之。攻之利遂不止者死，利止者愈。

206. 阳明病，面合色赤，不可攻之，必发热。色黄者，小便不利也。

207. 阳明病，不吐不下，心烦者，可与**调胃承气汤**［2 1 5 0 3 3 ☆★★］。方一。

甘草二两，炙　芒硝半升　大黄四两，清酒洗

上三味，切，以水三升，**煮二物至一升，**去滓，**内芒硝，更上微火一二沸，温顿服之，以调胃气。**

208. 阳明病，**脉迟，**虽汗出不恶寒者，其身必重，短气腹满而喘，有潮热者，此外欲解，可攻里也。手足濈然汗出者，此大便已硬也，**大承气汤主之**［5 22 4 1 12 4 ☆★★］；若汗多，微发热恶寒者，外未解也，一法与桂枝汤。其热不潮，未可与承气汤；若腹大满不通者，可与小承气汤［3 1 4 0 3 3 ☆☆★］，微和胃气，勿令至大泄下。大承气汤。方二。

大黄四两，酒洗　厚朴半斤，炙，去皮　枳实五枚，炙　芒硝三合

上四味，以水一斗，**先煮二物，取五升，**去滓，**内大黄，更煮取二升，**去滓，**内芒硝，更上微火一两沸，分温再服，得下余勿服。**

小承气汤方

大黄四两　厚朴二两，炙，去皮　枳实三枚，大者，炙

上三味，以水四升，煮取一升二合，去滓，分温二服。**初服汤当更衣，不尔者尽饮之，若更衣者，勿服之。**

209. 阳明病，潮热，大便微硬者，**可与大承气汤**［5 22 4 1 12 4 ☆★★］，不硬者不可与之。若不大便六七日，恐有燥屎，欲知之法，**少与小承气汤**［3 1 4 0 3 3 ☆☆★］，汤入腹中，转失气者，此有燥屎也，乃可攻之。若不转失气者，此但初头硬，后必溏，不可攻之，攻之必胀满不能食也。欲饮水者，与水则哕。其后发热者，必大便复硬而少也，以小承气汤和之。不转失气者，慎不可攻也。小承气汤。三。用前第二方。

210. 夫实则谵语，虚则郑声。郑声者，重语也。直视谵语，喘满者死，下利者亦死。

211. 发汗多，若重发汗者，亡其阳，谵语。脉短者死，脉自和者不死。

212. 伤寒若吐若下后不解，不大便五六日，上至十余日，日晡所发潮热，不恶寒，独语如见鬼状。若剧者，发则不识人，循衣摸床，惕而不安，一云顺

衣妄撮，怵惕不安。微喘直视，**脉弦者生，涩者死**。**微者**，但发热谵语者，**大承气汤主之**［5 22 4 1 12 4 ☆★★］。若一服利，则止后服。四。用前第二方。

213. 阳明病，其人多汗，以津液外出，胃中燥，大便必硬，硬则谵语；**小承气汤主之**［3 1 4 0 3 3 ☆☆★］；若一服谵语止者，更莫复服。五。用前第二方。

214. 阳明病，谵语发潮热，**脉滑而疾者**，**小承气汤主之**［3 1 4 0 3 3 ☆☆★］。因与承气汤一升，腹中转气者，更服一升，若不转气者，勿更与之。明日又不大便，**脉反微涩者**，里虚也，为难治，不可更与承气汤也。六。用前第二方。

215. 阳明病，谵语有潮热，反不能食者，胃中必有燥屎五六枚也；若能食者，但硬耳，**宜大承气汤下之**［5 22 4 1 12 4 ☆★★］。七。用前第二方。

216. 阳明病，下血谵语者，此为热入血室，但头汗出者，刺期门，随其实而写之，濈然汗出则愈。

217. 汗汗一作卧。出谵语者，以有燥屎在胃中，此为风也。须下者，过经乃可下之。下之若早，语言必乱，以表虚里实故也。下之愈，**宜大承气汤**［5 22 4 1 12 4 ☆★★］。八。用前第二方，一云大柴胡汤。

218. 伤寒四五日，脉沉而喘满，沉为在里，而反发其汗，津液越出，大便为难，表虚里实，久则谵语。

219. 三阳合病，腹满身重，难以转侧，口不仁，面垢，又作枯，一云向经。谵语遗尿。发汗则谵语。下之则额上生汗，手足逆冷。若自汗出者，**白虎汤主之**［3 0 1 0 3 4 ★★☆］。方九。

知母六两　**石膏**一斤，碎　甘草二两，炙　粳米六合

上四味，以水一斗，**煮米熟汤成**，去滓。温服一升，日三服。

220. 二阳并病，太阳证罢，但发潮热，手足漐漐汗出，大便难而谵语者，下之则愈，**宜大承气汤**［5 22 4 1 12 4 ☆★★］。十。用前第二方。

221. 阳明病，**脉浮而紧**，咽燥口苦，腹满而喘，发热汗出，不恶寒反恶热，身重。若发汗则躁，心愦愦公对切反谵语。若加温针，必怵惕烦躁不得眠。若下之，则胃中空虚，客气动膈，心中懊憹，舌上胎者，**栀子豉汤主之**［6 1 0 1 1 2 ☆★★］。方十一。

肥栀子十四枚，擘　香豉四合，绵裹

上二味，以水四升，**煮栀子取二升半**，去滓，**内豉**，**更煮取一升半**，去滓。分二服，**温进一服**，**得快吐者**，**止后服**。

222. 若渴欲饮水，口干舌燥者，**白虎加人参汤主之**［7 0 0 0 2 5 ★★★］。方十二。

知母六两　**石膏**一斤，碎　甘草二两，炙　粳米六合　人参三两

上**五味**，以水一斗，**煮米熟汤成**，去滓，温服一升，日三服。

223. 若**脉浮**发热，渴欲饮水，小便不利者，**猪苓汤主之**［302025 ☆★☆］。方十三。

猪苓去皮　茯苓　泽泻　阿胶　滑石碎，各一两

上**五味**，以水四升，**先煮四味，取二升**，去滓，**内阿胶烊消**，温服七合，日三服。

224. 阳明病，汗出多而渴者，不可**与猪苓汤**［302025 ☆★☆］，以汗多胃中燥，猪苓汤复利其小便故也。

225. **脉浮而迟**，表热里寒，下利清谷者，**四逆汤主之**［850183 ★☆★］。方十四。

甘草二两，炙　干姜一两半　**附子**一枚，生用，去皮，破八片

上三味，以水三升，煮取一升二合，去滓，分温二服。**强人可大附子一枚，干姜三两。**

226. 若胃中虚冷，不能食者，饮水则哕。

227. 脉浮发热，口干鼻燥，能食者则衄。

228. 阳明病，下之，其外有热，手足温，不结胸，心中懊憹，饥不能食，但头汗出者，**栀子豉汤主之**［610112 ☆★★］。十五。用前第十一方。

229. 阳明病，发潮热，大便溏，小便自可，胸胁满不去者，**与小柴胡汤**［10210087 ★★★］。方十六。

柴胡半斤　**黄芩**三两　人参三两　**半夏**半升，洗　甘草三两，炙　生姜三两，切　大枣十二枚，擘

上**七味**，以**水一斗二升**，**煮取六升**，去滓，**再煎**取三升。温服一升，日三服。

230. 阳明病，胁下硬满，不大便而呕，舌上白胎者，**可与小柴胡汤**［10210087 ★★★］，上焦得通，津液得下，胃气因和，身濈然汗出而解。十七。用上方。

231. 阳明中风，**脉弦浮大**而短气，腹都满，胁下及心痛，久按之气不通，鼻干不得汗，嗜卧，一身及目悉黄，小便难，有潮热，时时哕，耳前后肿，刺之小瘥，外不解，病过十日，**脉续浮者**，**与小柴胡汤**［10210087 ★★★］。十八。用上方。

232. **脉但浮**，无余证者，**与麻黄汤**［342074 ★★★］。若不尿，腹满加哕

者，不治。麻黄汤。方十九。

麻黄三两，去节　桂枝二两，去皮　甘草一两，炙　**杏仁**七十个，去皮尖

上**四味**，以水九升，**煮麻黄，减二升，去白沫，**内诸药，煮取二升半，去滓。温服八合，**覆取微似汗。**

233. 阳明病，自汗出，若发汗，小便自利者，此为津液内竭，虽硬不可攻之，当须自欲大便，**宜蜜煎导**而通之［010001 ☆★★］。若土瓜根及大猪胆汁，皆可为导。二十。

蜜煎方

食蜜七合

上一味，于铜器内，微火煎，当须凝如饴状，搅之勿令焦着，欲可丸，并手捻作挺，令头锐，大如指，长二寸许。当热时急作，冷则硬。以内谷道中，以手急抱，欲大便时乃去之。疑非仲景意，已试甚良。

又大猪胆一枚，泻汁，和少许法醋，以灌谷道内，如一食顷，当大便出宿食恶物，甚效。

234. 阳明病，脉迟，汗出多，微恶寒者，表未解也，可发汗，**宜桂枝汤**［3 16 7 5 12 5 ☆★★］。二十一。

桂枝三两，去皮　芍药三两　生姜三两　甘草二两，炙　大枣十二枚，擘

上**五味**，以水七升，煮取三升，去滓，温服一升，须臾，啜热稀粥一升，以助药力取汗。

235. 阳明病，**脉浮**，无汗而喘者，发汗则愈，**宜麻黄汤**［342074 ★★★］。二十二。用前第十九方。

236. 阳明病，发热汗出者，此为热越，不能发黄也。但头汗出，身无汗，剂颈而还，小便不利，渴引水浆者，此为瘀热在里，身必发黄，**茵陈蒿汤主之**［300003 ★★★］。方二十三。

茵陈蒿六两　栀子十四枚，擘　大黄二两，去皮

上**三味**，以**水一斗二升**，**先煮茵陈减六升**，内二味，煮取三升，去滓，分三服。**小便当利，尿如皂荚汁状，色正赤，一宿腹减，黄从小便去也。**

237. 阳明证，其人喜忘者，必有畜血。所以然者，本有久瘀血，故令喜忘。屎虽硬，大便反易，其色必黑者，**宜抵当汤下之**［320034 ★☆★］。方二十四。

水蛭熬　**虻虫**去翅足，熬，各三十个　大黄三两，酒洗　桃仁二十个，去皮尖及两

仁者

上四味，以水五升，煮取三升，去滓，温服一升，不下更服。

238. 阳明病，下之，心中懊恼而烦，胃中有燥屎者，可攻。腹微满，初头硬，后必溏，不可攻之。若有燥屎者，宜大承气汤[5 22 4 1 12 4 ☆★★]。二十五。用前第二方。

239. 病人不大便五六日，绕脐痛，烦躁，发作有时者，此有燥屎，故使不大便也。

240. 病人烦热，汗出则解，又如疟状，日晡所发热者，属阳明也。脉实者，宜下之；脉浮虚者，宜发汗。下之与大承气汤[5 22 4 1 12 4 ☆★★]，发汗宜桂枝汤[3 16 7 5 12 5 ☆★★]。二十六。大承气汤用前第二方。桂枝汤用前第二十一方。

241. 大下后，六七日不大便，烦不解，腹满痛者，此有燥屎也。所以然者，本有宿食故也，宜大承气汤[5 22 4 1 12 4 ☆★★]。二十七。用前第二方。

242. 病人小便不利，大便乍难乍易，时有微热，喘冒一作怫郁。不能卧者，有燥屎也，宜大承气汤[5 22 4 1 12 4 ☆★★]。二十八。用前第二方。

243. 食谷欲呕，属阳明也，吴茱萸汤主之[5 0 0 0 0 4 ★☆☆]。得汤反剧者，属上焦也。吴茱萸汤。方二十九。

吴茱萸一升，洗　人参三两　生姜六两，切　大枣十二枚，擘

上四味，以水七升，煮取二升，去滓，温服七合，日三服。

244. 太阳病，寸缓关浮尺弱，其人发热汗出，复恶寒，不呕，但心下痞者，此以医下之也。如其不下者，病人不恶寒而渴者，此转属阳明也。小便数者，大便必硬，不更衣十日，无所苦也。渴欲饮水，少少与之，但以法救之。渴者，宜五苓散[9 1 1 0 4 5 ☆☆★]。方三十。

猪苓去皮　白术　茯苓各十八铢　泽泻一两六铢　桂枝半两，去皮

上五味，为散，白饮和服方寸匕，日三服。

245. 脉阳微而汗出少者，为自和一作如。也，汗出多者，为太过。阳脉实，因发其汗，出多者，亦为太过。太过者，为阳绝于里，亡津液，大便因硬也。

246. 脉浮而芤，浮为阳，芤为阴，浮芤相抟，胃气生热，其阳则绝。

247. 趺阳脉浮而涩，浮则胃气强，涩则小便数，浮涩相抟，大便则硬，其脾为约，麻子仁丸主之[2 0 0 0 2 6 ☆☆★]。方三十一。

麻子仁二升　芍药半斤　枳实半斤，炙　大黄一斤，去皮　厚朴一尺，炙，去皮　杏仁一升，去皮尖，熬，别作脂

上六味，蜜和丸如梧桐子大，饮服十丸，日三服，渐加，以知为度。

248. 太阳病三日，发汗不解，蒸蒸发热者，属胃也，**调胃承气汤主之**［215033☆★★］。三十二。用前第一方。

249. 伤寒吐后，腹胀满者，**与调胃承气汤**［215033☆★★］。三十三。用前第一方。

250. 太阳病，若吐若下若发汗后，微烦，小便数，大便因硬者，**与小承气汤和之愈**［314033☆☆★］。三十四。用前第二方。

251. 得病二三日，**脉弱**，无太阳、柴胡证，烦躁，心下硬。至四五日，虽能食，以小承气汤［314033☆☆★］，少少与，微和之，令小安，至六日，**与承气汤一升**。若不大便六七日，小便少者，虽不受食，一云不大便但初头硬，后必溏，未定成硬，攻之必溏；须小便利，屎定硬，乃可攻之，**宜大承气汤**［5224 1124☆★★］。三十五。用前第二方。

252. 伤寒六七日，目中不了了，睛不和，无表里证，大便难，身微热者，此为实也，急下之，**宜大承气汤**［5224 1124☆★★］。三十六。用前第二方。

253. 阳明病，发热汗多者，急下之，**宜大承气汤**［5224 1124☆★★］。三十七。用前第二方。一云大柴胡汤。

254. 发汗不解，腹满痛者，急下之，**宜大承气汤**［5224 1124☆★★］。三十八。用前第二方。

255. 腹满不减，减不足言，当下之，**宜大承气汤**［5224 1124☆★★］。三十九。用前第二方。

256. 阳明少阳合病，必下利，其脉不负者，为顺也。负者，失也，互相克贼，名为负也。**脉滑而数**者，有宿食也，当下之，**宜大承气汤**［5224 1124☆★★］。四十。用前第二方。

257. 病人无表里证，发热七八日，虽**脉浮数**者，可下之。假令已下，**脉数**不解，合热则消谷喜饥，至六七日不大便者，有瘀血，**宜抵当汤**［320034★☆★］。四十一。用前第二十四方。

258. 若脉数不解，而下不止，必协热便脓血也。

259. 伤寒发汗已，身目为黄，所以然者，以寒湿一作温在里不解故也。以为不可下也，于寒湿中求之。

260. 伤寒七八日，身黄如橘子色，小便不利，腹微满者，**茵陈蒿汤主之**［300003★★★］。四十二。用前第二十三方。

261. 伤寒身黄发热。**栀子柏皮汤主之**［100003★☆☆］。方四十三。

肥栀子十五个，擘　　甘草一两，炙　　黄柏二两上三**味**，以水四升，煮取一升半，去滓，分温再服。

262. 伤寒瘀热在里，身必黄，**麻黄连轺赤小豆汤主之**［100008☆★★］。方四十四。

麻黄二两，去节　连轺二两，连翘根是　杏仁四十个，去皮尖　赤小豆一升　大枣十二枚，擘　生梓白皮切，一升　生姜二两，切　甘草二两，炙

上**八味**，以**潦水**一斗，**先煮麻黄再沸，去上沫，**内诸药，煮取三升，去滓，分温三服，**半日服尽**。

辨少阳病脉证并治第九

263. 少阳之为病，口苦，咽干，目眩也。

264. 少阳中风，两耳无所闻，目赤，胸中满而烦者，不可吐下，吐下则悸而惊。

265. 伤寒，脉弦细，头痛发热者，属少阳。少阳不可发汗，发汗则谵语，此属胃。胃和则愈，胃不和，烦而悸。一云躁。

266. 本太阳病不解，转入少阳者，胁下硬满，干呕不能食，往来寒热，尚未吐下，**脉沉紧者，与小柴胡汤**［10210087★★★］。方一。

柴胡八两　人参三两　**黄芩**三两　甘草三两，炙　半夏半升，洗　生姜三两，切　大枣十二枚，擘

上**七味**，以水**一斗二升，煮取六升**，去滓，**再煎**取三升。温服一升，日三服。

267. 若已吐下发汗温针，谵语，柴胡汤证罢，此为坏病，知犯何逆，以法治之。

268. 三阳合病，脉浮大，上关上，但欲眠睡，目合则汗。

269. 伤寒六七日，无大热，其人躁烦者，此为阳去入阴故也。

270. 伤寒三日，三阳为尽，三阴当受邪，其人反能食而不呕，此为三阴不受邪也。

271. 伤寒三日，少阳脉小者，欲已也。

272. 少阳病欲解时，从寅至辰上。

辨太阴病脉证并治第十

273. 太阴之为病，腹满而吐，食不下，自利益甚，时腹自痛。若下之，必胸下结硬。

274. 太阴中风，四肢烦疼，阳微阴涩而长者，为欲愈。

275. 太阴病，欲解时，从亥至丑上。

276. 太阴病，**脉浮者**，可发汗，**宜桂枝汤**［3 16 7 5 12 5 ☆★★］。方一。

桂枝三两，去皮　芍药三两　甘草二两，炙　生姜三两，切　大枣十二枚，擘

上五味，以水七升，煮取三升，去滓，温服一升。**须臾，啜热稀粥一升，以助药力，温覆取汗。**

277. 自利不渴者，属太阴，以其藏有寒故也，当温之，宜服四逆辈。二。

278. 伤寒脉浮而缓，手足自温者，系在太阴；太阴当发身黄，若小便自利者，不能发黄；至七八日，虽暴烦下利日十余行，必自止，以脾家实，腐秽当去故也。

279. 本太阳病，医反下之，因尔腹满时痛者，属太阴也，**桂枝加芍药汤主之**［100005★☆☆］；大实痛者，**桂枝加大黄汤主之**［100006★☆☆］。三。

桂枝加芍药汤方

桂枝三两，去皮　**芍药六两**　甘草二两，炙　大枣十二枚，擘　生姜三两，切

上五味，以水七升，煮取三升，去滓，温分三服。本云，桂枝汤，今加芍药。

桂枝加大黄汤方

桂枝三两，去皮　大黄二两　**芍药六两**　生姜三两，切　甘草二两，炙　大枣十二枚，擘

上六味，以水七升，煮取三升，去滓，温服一升，日三服。

280. 太阴为病，脉弱，其人续自便利，设当行大黄芍药者，宜减之，以其人胃气弱，易动故也。下利者，先煎芍药二沸。

辨少阴病脉证并治第十一

281. 少阴之为病，脉微细，但欲寐也。

282. 少阴病，欲吐不吐，心烦，但欲寐。五六日自利而渴者，属少阴也，虚故引水自救，若小便色白者，少阴病形悉具，小便白者，以下焦虚有寒，不能制水，故令色白也。

283. 病人脉阴阳俱紧，反汗出者，亡阳也，此属少阴，法当咽痛而复吐利。

284. 少阴病，咳而下利谵语者，被火气劫故也，小便必难，以强责少阴汗也。

285. 少阴病，脉细沉数，病为在里，不可发汗。

286. 少阴病，脉微，不可发汗，亡阳故也；阳已虚，尺脉弱涩者，复不可下之。

287. 少阴病，脉紧，至七八日，自下利，脉暴微，手足反温，脉紧反去者，为欲解也，虽烦下利，必自愈。

288. 少阴病，下利，若利自止，恶寒而蜷卧，手足温者，可治。

289. 少阴病，恶寒而蜷，时自烦，欲去衣被者，可治。

290. 少阴中风，阳微阴浮者，为欲愈。

291. 少阴病，欲解时，从子至寅上。

292. 少阴病，吐利，手足不逆冷，反发热者，不死。脉不至者，至一作足。灸少阴七壮。

293. 少阴病，八九日，一身手足尽热者，以热在膀胱，必便血也。

294. 少阴病，但厥无汗，而强发之，必动其血，未知从何道出，或从口鼻，或从目出者，是名下厥上竭，为难治。

295. 少阴病，恶寒身蜷而利，手足逆冷者，不治。

296. 少阴病，吐利躁烦，四逆者死。

297. 少阴病，下利止而头眩，时时自冒者死。

298. 少阴病，四逆恶寒而身蜷，脉不至，不烦而躁者死。一作吐利而躁逆者死。

299. 少阴病，六七日，息高者死。

300. 少阴病，脉微细沉，但欲卧，汗出不烦，自欲吐，至五六日自利，复烦躁不得卧寐者死。

301. 少阴病，始得之，反发热，**脉沉者**，**麻黄细辛附子汤主之**［100013★★☆］。方一。

麻黄二两，去节　细辛二两　**附子**一枚，炮，去皮，破八片

上三**味**，以水一斗，**先煮麻黄**，**减二升**，**去上沫**，内诸药，煮取三升，去滓，温服一升，日三服。

302. 少阴病，得之二三日，**麻黄附子甘草汤微发汗**［000103★★☆］。以二三日无证，故微发汗也。方二。

麻黄二两，去节　甘草二两，炙　**附子**一枚，炮，去皮，破八片

上三**味**，以水七升，**先煮麻黄一两沸**，**去上沫**，内诸药，煮取三升，去滓，温服一升，日三服。

303. 少阴病，得之二三日以上，心中烦，不得卧，**黄连阿胶汤主之**［100005★★☆］。方三。

黄连四两　黄芩二两　芍药二两　鸡子黄二枚　**阿胶**三两。一云三挺。

上**五味**，以水六升，**先煮三物**，**取二升**，去滓，**内胶烊尽**，**小冷**，**内鸡子黄**，**搅令相得**，温服七合，日三服。

304. 少阴病，得之一二日，口中和，其背恶寒者，当灸之，**附子汤主之**［200125★☆☆］。方四。

附子二枚，炮，去皮，破八片　茯苓三两　人参二两　白术四两　芍药三两

上**五味**，以水八升，煮取三升，去滓，温服一升，日三服。

305. 少阴病，身体痛，手足寒，骨节痛，**脉沉者**，**附子汤主之**［200125★☆☆］。五。用前第四方。

306. 少阴病，下利便脓血者，**桃花汤主之**［300003★★★］。方六。

赤石脂一斤，一半全用，一半筛末　干姜一两　**粳米**一升

上三**味**，以水七升，**煮米令熟**，去滓，**温服七合**，**内赤石脂末方寸匕**，日三服。**若一服愈**，**余勿服**。

307. 少阴病，二三日至四五日，腹痛，小便不利，下利不止，便脓血者，**桃花汤主之**［300003★★★］。七。用前第六方。

308. 少阴病，下利便脓血者，可刺。

309. 少阴病，吐利，手足逆冷，烦躁欲死者，**吴茱萸汤主之**［500004★☆☆］。方八。

吴茱萸一升　人参二两　**生姜**六两，切　大枣十二枚，擘

上四味，以水七升，煮取二升，去滓，温服七合，日三服。

310. 少阴病，下利咽痛，胸满心烦，**猪肤汤主之**［100001☆★★］。方九。

猪肤一斤

上一味，以水一斗，煮取五升，去滓，**加白蜜一升，白粉五合，熬香，和令相得，温分六服。**

311. 少阴病，二三日，咽痛者，**可与甘草汤**［001001☆★☆］，不瘥，**与桔梗汤**［101012☆★★］。十。

甘草汤方

甘草二两

上一味，以水三升，煮取一升半，去滓，温服七合，日二服。

桔梗汤方

桔梗一两　　甘草二两

上二味，**以水三升，煮取一升**，去滓，温分再服。

312. 少阴病，咽中伤，生疮，不能语言，声不出者，**苦酒汤主之**［100002★★★］。方十一。

半夏洗，破如枣核十四枚　　**鸡子**一枚，去黄，内上苦酒，着鸡子壳中

上二味，内半夏着苦酒中，以鸡子壳置刀环中，安火上，令三沸，去滓，少少含咽之，不瘥，更作三剂。

313. 少阴病，咽中痛，**半夏散及汤主之**［100003☆★★］。方十二。

半夏洗　　桂枝去皮　　甘草炙

上三味，等分。**各别捣筛已，合治之，白饮和服方寸匕**，日三服。**若不能散服者，以水一升，煎七沸，内散两方寸匕，更煮三沸，下火令小冷，少少咽之。半夏有毒，不当散服。**

314. 少阴病，下利，**白通汤主之**［101013★★☆］。方十三。

葱白四茎　　干姜一两　　**附子**一枚，生，去皮，破八片

上三味，**以水三升，煮取一升**，去滓，分温再服。

315. 少阴病，下利脉微者，**与白通汤**［101013★★☆］。利不止，厥逆无脉，干呕烦者，**白通加猪胆汁汤主之**［100015★★★］。服汤**脉暴出者死，微续者生**。白通加猪胆汤。方十四。白通汤用上方。

葱白四茎　　干姜一两　　**附子**一枚，生，去皮，破八片　　人尿五合　　猪胆汁一合

上五味，以水三升，煮取一升，去滓，内胆汁、人尿，和令相得，分温再服。若无胆，亦可用。

316. 少阴病，二三日不已，至四五日，腹痛，小便不利，四肢沉重疼痛，自下利者，此为有水气。其人或咳，或小便利，或下利，或呕者，真武汤主之［200005★☆★］。方十五。

茯苓三两　芍药三两　白术二两　生姜三两，切　附子一枚，炮，去皮，破八片

上五味，以水八升，煮取三升，去滓，温服七合，日三服。若咳者，加五味子半升、细辛一两，干姜一两；若小便利者，去茯苓；若下利者，去芍药，加干姜二两；若呕者，去附子，加生姜，足前为半斤。

317. 少阴病，下利清谷，里寒外热，手足厥逆，脉微欲绝，身反不恶寒，其人面色赤，或腹痛，或干呕，或咽痛，或利止脉不出者，通脉四逆汤主之［300013★☆★］。方十六。

甘草二两，炙　附子大者一枚，生用，去皮，破八片　干姜三两，强人可四两

上三味，以水三升，煮取一升二合，去滓，分温再服，其脉即出者愈。面色赤者，加葱九茎；腹中痛者，去葱，加芍药二两；呕者，加生姜二两；咽痛者，去芍药，加桔梗一两；利止脉不出者，去桔梗，加人参二两。病皆与方相应者，乃服之。

318. 少阴病，四逆，其人或咳，或悸，或小便不利，或腹中痛，或泄利下重者，四逆散主之［100004☆☆★］。方十七。

甘草炙　枳实破，水渍，炙干　柴胡　芍药

上四味，各十分，捣筛，白饮和服方寸匕，日三服。咳者，加五味子、干姜各五分，并主下利；悸者，加桂枝五分；小便不利者，加茯苓五分；腹中痛者，加附子一枚，炮令坼；泄利下重者，先以水五升，煮薤白三升，煮取三升，去滓，以散三方寸匕内汤中，煮取一升半，分温再服。

319. 少阴病，下利六七日，咳而呕渴，心烦不得眠者，猪苓汤主之［302025☆★☆］。方十八。

猪苓去皮　茯苓　阿胶　泽泻　滑石各一两

上五味，以水四升，先煮四物，取二升，去滓，内阿胶烊尽，温服七合，日三服。

320. 少阴病，得之二三日，口燥咽干者，急下之，宜大承气汤［5 22 4 1 12 4 ☆★★］。方十九。

枳实五枚，炙　厚朴半斤，去皮，炙　大黄四两，酒洗　芒硝三合

上**四味**，以水一斗，**先煮二味**，**取五升**，去滓，**内大黄**，**更煮取二升**，去滓，**内芒硝**，**更上火令一两沸**，**分温再服**。**一服得利**，**止后服**。

321. 少阴病，自利清水，色纯青，心下必痛，口干燥者，可下之，**宜大承气汤**［5 22 4 1 12 4 ☆★★］。二十。用前第十九方，一法用大柴胡汤。

322. 少阴病，六七日，腹胀不大便者，急下之，**宜大承气汤**［5 22 4 1 12 4 ☆★★］。二十一。用前第十九方。

323. 少阴病，**脉沉者**，急温之，**宜四逆汤**［8 5 0 1 8 3 ★☆★］。方二十二。

甘草二两，炙　干姜一两半　**附子**一枚，生用，去皮，破八片

上三**味**，以水三升，煮取一升二合，去滓，分温再服。**强人可大附子一枚**，**干姜三两**。

324. 少阴病，饮食入口则吐，心中温温欲吐，复不能吐。始得之，手足寒，**脉弦迟者**，此胸中实，不可下也，当吐之。若膈上有寒饮，干呕者，不可吐也，当温之，**宜四逆汤**［8 5 0 1 8 3 ★☆★］。二十三。方依上法。

325. 少阴病，下利，脉微涩，呕而汗出，必数更衣，反少者，当温其上，灸之。《脉经》云，灸厥阴可五十壮。

辨厥阴病脉证并治第十二

326. 厥阴之为病，消渴，气上撞心，心中疼热，饥而不欲食，食则吐蛔，下之利不止。

327. 厥阴中风，脉微浮为欲愈，不浮为未愈。

328. 厥阴病欲解时，从丑至卯上。

329. 厥阴病，渴欲饮水者，少少与之愈。

330. 诸四逆厥者，不可下之，虚家亦然。

331. 伤寒先厥，后发热而利者，必自止，见厥复利。

332. 伤寒始发热六日，厥反九日而利。凡厥利者，当不能食，今反能食者，恐为除中。一云消中。食以索饼，不发热者，知胃气尚在，必愈，恐暴热来出而复去也。后日脉之，其热续在者，期之旦日夜半愈。所以然者，本发热六日，厥反九日，复发热三日，并前六日，亦为九日，与厥相应，故期之旦日夜半愈。后三日脉之，而脉数，其热不罢者，此为热气有余，必发痈脓也。

333. 伤寒**脉迟**六七日，而反**与黄芩汤**彻其热。**脉迟**为寒，今**与黄芩汤**［0 0 2 0 1 4 ★☆☆］，复除其热，腹中应冷，当不能食，今反能食，此名除中，必死。

334. 伤寒先厥后发热，下利必自止，而反汗出，咽中痛者，其喉为痹。发热无汗，而利必自止，若不止，必便脓血，便脓血者，其喉不痹。

335. 伤寒一二日至四五日，厥者必发热，前热者后必厥，厥深者热亦深，厥微者热亦微。厥应下之，而反发汗者，必口伤烂赤。

336. 伤寒病，厥五日，热亦五日，设六日当复厥，不厥者自愈。厥终不过五日，以热五日，故知自愈。

337. 凡厥者，阴阳气不相顺接，便为厥。厥者，手足逆冷者是也。

338. 伤寒**脉微**而厥，至七八日肤冷，其人躁无暂安时者，此为藏厥，非蛔厥也。蛔厥者，其人当吐蛔。今病者静，而复时烦者，此为藏寒，蛔上入其膈，故烦，须臾复止，得食而呕，又烦者，蛔闻食臭出，其人常自吐蛔。蛔厥者，**乌梅丸主之**［2000110☆★★］。又主久利。方一。

乌梅三百枚　细辛六两　干姜十两　黄连十六两　当归四两　附子六两，炮，去皮　蜀椒四两，出汗　桂枝去皮，六两　人参六两　黄柏六两

上十味，异捣筛，合治之，以苦酒渍乌梅一宿，去核，蒸之五斗米下，饭熟捣成泥，和药令相得，内臼中，与蜜杵二千下，丸如梧桐子大，先食饮服十丸，日三服，稍加至二十丸。禁生冷、滑物、臭食等。

339. 伤寒热少微厥，指一作稍。头寒，嘿嘿不欲食，烦躁，数日小便利，色白者，此热除也，欲得食，其病为愈。若厥而呕，胸胁烦满者，其后必便血。

340. 病者手足厥冷，言我不结胸，小腹满，按之痛者，此冷结在膀胱关元也。

341. 伤寒发热四日，厥反三日，复热四日，厥少热多者，其病当愈。四日至七日，热不除者，必便脓血。

342. 伤寒厥四日，热反三日，复厥五日，其病为进。寒多热少，阳气退，故为进也。

343. 伤寒六七日，脉微，手足厥冷，烦躁，灸厥阴，厥不还者，死。

344. 伤寒发热，下利厥逆，躁不得卧者，死。

345. 伤寒发热，下利至甚，厥不止者，死。

346. 伤寒六七日不利，便发热而利，其人汗出不止者，死。有阴无阳故也。

347. 伤寒五六日，不结胸，腹濡，脉虚复厥者，不可下，此亡血，下之死。

348. 发热而厥，七日下利者，为难治。

349. 伤寒脉促，手足厥逆，可灸之。促，一作纵。

350. 伤寒**脉滑**而厥者，里有热，**白虎汤主之**［301034★★☆］。方二。

知母六两　**石膏**一斤，碎，绵裹　甘草二两，炙　粳米六合

上**四味**，以水一斗，**煮米熟汤成**，去滓，温服一升，日三服。

351. 手足厥寒，**脉细欲绝者，当归四逆汤主之**［100017★☆☆］。方三。

当归三两　桂枝三两，去皮　芍药三两　**细辛**三两　甘草二两，炙　通草二两　大枣二十五枚，擘。一法，十二枚

上**七味**，以水八升，煮取三升，去滓，温服一升，日三服。

352. 若其人内有久寒者，**宜当归四逆加吴茱萸生姜汤**［010009★★★］。方四。

当归三两　芍药三两　甘草二两，炙　通草二两　桂枝三两，去皮　**细辛**三两　生姜半斤，切　吴茱萸二升　大枣二十五枚，擘

上**九味**，以水六升，**清酒六升和**，**煮**取五升，去滓，温分五服。一方，水酒各四升。

353. 大汗出，热不去，内拘急，四肢疼，又下利厥逆而恶寒者，**四逆汤主之**［850183★☆★］。方五。

甘草二两，炙　干姜一两半　**附子**一枚，生用，去皮，破八片

上三味，以水三升，煮取一升二合，去滓，分温再服。**若强人可用大附子一枚，干姜三两。**

354. 大汗，若大下利，而厥冷者，**四逆汤主之**［850183★☆★］。六。用前第五方。

355. 病人手足厥冷，**脉乍紧者**，邪结在胸中，心下满而烦，饥不能食者，病在胸中，当须吐之，**宜瓜蒂散**［030022☆★★］。方七。

瓜蒂　赤小豆

上二味，各等分，异捣筛，合内臼中，更治之，别以**香豉一合**，**用热汤七合**，**煮作稀糜**，去滓取汁，和散一钱匕，**温顿服之。不吐者，少少加，得快吐乃止。诸亡血虚家，不可与瓜蒂散。**

356. 伤寒厥而心下悸，宜先治水，**当服茯苓甘草汤**［100104☆☆☆］，却治其厥。不尔，水渍入胃，必作利也。茯苓甘草汤。方八。

茯苓二两　甘草一两，炙　生姜三两，切　桂枝二两，去皮

上**四味**，以水四升，煮取二升，去滓，分温三服。

357. 伤寒六七日，大下后，**寸脉沉而迟**，手足厥逆，**下部脉不至**，喉咽不利，唾脓血，泄利不止者，为难治，**麻黄升麻汤主之**［1000114★★★］。方九。

麻黄二两半，去节　升麻一两一分　当归一两一分　知母十八铢　**黄芩**十八铢　葳蕤十八铢一作菖蒲　**芍药**六铢　天门冬六铢，去心　**桂枝**六铢，去皮　**茯苓**六铢　**甘草**六铢，炙　**石膏**六铢，碎，绵裹　**白术**六铢　**干姜**六铢

上**十四味**，以水一斗，**先煮麻黄一两沸，去上沫**，内诸药，煮取三升，去滓，分温三服。**相去如炊三斗米顷令尽，汗出愈**。

358. 伤寒四五日，腹中痛，若转气下趣少腹者，此欲自利也。

359. 伤寒本自寒下，医复吐下之，寒格更逆吐下，若食入口即吐，**干姜黄芩黄连人参汤主之**［100004★☆☆］。方十。

干姜　**黄芩**　黄连　人参各三两

上**四味**，以水六升，煮取二升，去滓，分温再服。

360. 下利，有微热而渴，脉弱者，今自愈。

361. 下利，脉数，有微热汗出，今自愈，设复紧为未解。一云，设脉浮复紧。

362. 下利，手足厥冷，无脉者，灸之不温，若脉不还，反微喘者，死。少阴负趺阳者，为顺也。

363. 下利，寸脉反浮数，尺中自涩者，必清脓血。

364. 下利清谷，不可攻表，汗出必胀满。

365. 下利，脉沉弦者，下重也；脉大者，为未止；脉微弱数者，为欲自止，虽发热，不死。

366. 下利，脉沉而迟，其人面少赤，身有微热．下利清谷者，必郁冒汗出而解，病人必微厥。所以然者，其面戴阳，下虚故也。

367. 下利，脉数而渴者，今自愈。设不瘥，必清脓血，以有热故也。

368. 下利后脉绝，手足厥冷，晬时脉还，手足温者生，脉不还者死。

369. 伤寒下利，日十余行，脉反实者死。

370. 下利清谷，里寒外热，汗出而厥者，**通脉四逆汤主之**［300013★☆★］。方十一。

甘草二两，炙　**附子**大者一枚，生，去皮，破八片　**干姜**三两，强人可四两

上三**味**，以水三升，煮取一升二合，去滓，分温再服，**其脉即出者愈**。

371. 热利下重者，**白头翁汤主之**［300004☆☆☆］。方十二。

白头翁二两　黄柏三两　黄连三两　秦皮三两

上四味，以水七升，煮取二升，去滓，温服一升，不愈，更服一升。

372. 下利腹胀满，身体疼痛者，先温其里，乃攻其表，温里**宜四逆汤**［850183★☆★］，攻表**宜桂枝汤**［31675125☆★★］。十三。四逆汤，用前第五方。

桂枝汤方

桂枝三两，去皮　芍药三两　甘草二两，炙　生姜三两，切　大枣十二枚，擘

上五味，以水七升，煮取三升，去滓，温服一升，**须臾，啜热稀粥一升，以助药力。**

373. 下利欲饮水者，以有热故也，**白头翁汤主之**［300004☆☆☆］。十四。用前第十二方。

374. 下利谵语者，有燥屎也，**宜小承气汤**［314033☆☆★］。方十五。

大黄四两，酒洗　枳实三枚，炙　厚朴二两，去皮，炙

上三味，以水四升，煮取一升二合，去滓，分二服。**初一服谵语止，若更衣者，停后服。不尔尽服之。**

375. 下利后更烦，按之心下濡者，为虚烦也，**宜栀子豉汤**［610112☆★★］。方十六。

肥栀子十四个，擘　香豉四合，绵裹

上二味，以水四升，**先煮栀子，取二升半，内豉，更煮取一升半**，去滓，分再服。**一服得吐，止后服。**

376. 呕家有痈脓者，不可治呕，脓尽自愈。

377. 呕而**脉弱**，小便复利，身有微热，见厥者难治，**四逆汤主之**［850183★☆★］。十七。用前第五方。

378. 干呕吐涎沫，头痛者，**吴茱萸汤主之**［500004★☆☆］。方十八。

吴茱萸一升，汤洗七遍　人参三两　大枣十二枚，擘　**生姜六两**，切

上**四味**，以水七升，煮取二升，去滓，温服七合，日三服。

379. 呕而发热者，**小柴胡汤主之**［10210087★★★］。方十九。

柴胡八两　**黄芩**三两　人参三两　甘草三两，炙　生姜三两，切　半夏半升，洗　大枣十二枚，擘

上**七味**，以**水一斗二升，煮取六升**，去滓，**更煎**取三升，温服一升，日三服。

380. 伤寒大吐大下之，极虚，复极汗者，其人外气怫郁，复与之水，以发其汗，因得哕，所以然者，胃中寒冷故也。

381. 伤寒哕而腹满，视其前后，知何部不利，利之即愈。

辨霍乱病脉证并治第十三

382. 问曰：病有霍乱者何？答曰：呕吐而利，此名霍乱。

383. 问曰：病发热头痛，身疼恶寒，吐利者，此属何病？答曰：此名霍乱。霍乱自吐下，又利止，复更发热也。

384. 伤寒，其脉微涩者，本是霍乱，今是伤寒，却四五日，至阴经上，转入阴必利，本呕下利者，不可治也。欲似大便，而反失气，仍不利者，此属阳明也，便必硬，十三日愈，所以然者，经尽故也。下利后当便硬，硬则能食者愈，今反不能食，到后经中，颇能食，复过一经能食，过之一日当愈，不愈者，不属阳明也。

385. 恶寒**脉微**一作缓。而复利，利止亡血也，**四逆加人参汤主之**［100014★☆☆］。方一。

甘草二两，炙　**附子**一枚，生，去皮，破八片　干姜一两半　人参一两

上四味，以水三升，煮取一升二合，去滓，分温再服。

386. 霍乱，头痛发热，身疼痛，热多欲饮水者，**五苓散主之**［911045☆☆★］；寒多不用水者，**理中丸主之**［211004☆☆★］。二。

五苓散方

猪苓去皮　白术　茯苓各十八铢　桂枝半两，去皮　泽泻一两六铢

上五味，为散，更治之，白饮和服方寸匕，日三服，**多饮暖水，汗出愈。**

理中丸方下有作汤加减法。

人参　干姜　甘草炙　白术各三两

上四味，捣筛，蜜和为丸，如鸡子黄许大。以沸汤数合，**和一丸，研碎，温服之，日三四，夜二服。腹中未热，益至三四丸，然不及汤。汤法，以四物依两数切，用水八升，煮取三升，去滓，温服一升，日三服。若脐上筑者，肾气动也，去术，加桂四两；吐多者，去术，加生姜三两；下多者，还用术；悸者，加茯苓二两；渴欲得水者，加术，足前成四两半；腹中痛者，加人参，足前成四两半；寒者，加干姜，足前成四两半；腹满者，去术，加附子一枚。服汤后如食顷，饮热粥一升许，微自温，勿发揭衣被。**

387. 吐利止，而身痛不休者，当消息和解其外，**宜桂枝汤**小和之［3167512 5☆★★］。方三。

桂枝三两，去皮　芍药三两　生姜三两　甘草二两，炙　大枣十二枚，擘

上五味，以水七升，煮取三升，去滓，温服一升。

388. 吐利汗出，发热恶寒，四肢拘急，手足厥冷者，**四逆汤主之**［850183★☆★］。方四。

甘草二两，炙　干姜一两半　**附子一枚，生，去皮，破八片**

上三味，以水三升，煮取一升二合，去滓，分温再服。**强人可大附子一枚，干姜三两。**

389. 既吐且利，小便复利，而大汗出，下利清谷，内寒外热，**脉微欲绝者，四逆汤主之**［850183★☆★］。五。用前第四方。

390. 吐已下断，汗出而厥，四肢拘急不解，**脉微欲绝者，通脉四逆加猪胆汤主之**［100014★☆★］。方六。

甘草二两，炙　**干姜三两，强人可四两**　**附子大者一枚，生，去皮，破八片**　猪胆汁半合

上四味，以水三升，煮取一升二合，去滓，内猪胆汁，分温再服，**其脉即来。无猪胆，以羊胆代之。**

391. 吐利发汗，脉平，小烦者，以新虚不胜谷气故也。

辨阴阳易瘥后劳复病脉证并治第十四

392. 伤寒阴易之为病，其人身体重，少气，少腹里急，或引阴中拘挛，热上冲胸，头重不欲举，眼中生花，花一作眵。膝胫拘急者，**烧裈散主之**［100001★★★］。方一。

妇人中裈，近隐处，取烧作灰。

上一味，**水服方寸匕，日三服，小便即利，阴头微肿，此为愈矣。妇人病取男子裈烧服。**

393. 大病瘥后，劳复者，**枳实栀子汤主之**［100003★★★］。方二。

枳实三枚，炙　栀子十四个，擘　豉一升，绵裹

上三味，**以清浆水七升，空煮取四升，内枳实、栀子，煮取二升，下豉，更煮五六沸，**去滓，**温分再服，覆令微似汗。若有宿食者，内大黄如博棋子五六枚，服之愈。**

394. 伤寒瘥以后，更发热，**小柴胡汤主之**［10210087★★★］。**脉浮者**，以汗解之；**脉沉实**一作紧。者，以下解之。方三。

柴胡八两　人参二两　黄芩二两　甘草二两，炙　生姜二两　半夏半升，洗　大枣十二枚，擘

上七味，以水一斗二升，**煮取六升**，去滓，**再煎取三升**，温服一升，日三服。

395. 大病瘥后，从腰以下有水气者，**牡蛎泽泻散主之**［100007☆★★］。方四。

牡蛎熬　泽泻　蜀漆暖水洗，去腥　葶苈子熬　商陆根熬　海藻洗，去咸　栝楼根各等分

上七味，异捣，下筛为散，**更于臼中治之。白饮和服方寸匕，日三服。小便利，止后服。**

396. 大病瘥后，喜唾，久不了了，胸上有寒，当以丸药温之，**宜理中丸**［211004☆☆★］。方五。

人参　白术　甘草炙　干姜各三两

上四味，捣筛，蜜和为丸，如鸡子黄许大，**以沸汤数合，和一丸，研碎，温服之**，日三服。

397. 伤寒解后，虚羸少气，气逆欲吐，**竹叶石膏汤主之**［100007☆★☆］。方六。

竹叶二把　石膏一斤　半夏半升，洗　麦门冬一升，去心　人参二两　甘草二两，炙　粳米半升

上七味，以水一斗，煮取六升，去滓，内粳米，**煮米熟，汤成去米**，温服一升，日三服。

398. 病人脉已解，而日暮微烦，以病新瘥，人强与谷，脾胃气尚弱，不能消谷，故令微烦，损谷则愈。

辨不可发汗病脉证并治第十五（略）

辨可发汗病脉证并治第十六（略）

辨发汗后病脉证并治第十七（略）

辨不可吐第十八（略）

辨可吐第十九（略）

辨不可下病脉证并治第二十（略）

辨可下病脉证并治第二十一（略）

辨发汗吐下后病脉证并治第二十二（略）

《金匮要略》原文码

藏府经络先后病脉证第一

1. 问曰：上工治未病，何也？师曰：夫治未病者，见肝之病，知肝传脾，当先实脾。四季脾王不受邪，即勿补之。中工不晓相传，见肝之病，不解实脾，惟治肝也。

夫肝之病，补用酸，助用焦苦，益用甘味之药调之。酸入肝，焦苦入心，甘入脾。脾能伤肾，肾气微弱，则水不行，水不行，则心火气盛，则伤肺；肺被伤，则金气不行，金气不行，则肝气盛，则肝自愈。此治肝补脾之要妙也。肝虚则用此法，实则不在用之。

经曰“虚虚实实，补不足，损有余”，是其义也，余藏准此。

2. 夫人禀五常，因风气而生长，风气虽能生万物，亦能害万物，如水能浮舟，亦能覆舟。若五藏元真通畅，人即安和，客气邪风，中人多死。千般疢难，不越三条：一者，经络受邪入藏府，为内所因也；二者，四肢九窍，血脉相传，壅塞不通，为外皮肤所中也；三者，房室、金刃、虫兽所伤，以此详之，病由都尽。

若人能养慎，不令邪风干忤经络；适中经络；未流传藏府，即医治之；四肢才觉重滞，即导引、吐纳、针灸、膏摩，勿令九窍闭塞；更能无犯王法、禽兽灾伤；房室勿令竭乏，服食节其冷热苦酸辛甘，不遗形体有衰，病则无由入其腠理。腠者，是三焦通会元真之处，为血气所注；理者，是皮肤藏府之文理也。

3. 问曰：病人有气色见于面部，愿闻其说。师曰：鼻头色青，腹中痛，苦冷者死。一云腹中冷，苦痛者死。鼻头色微黑者，有水气。色黄者，胸上有寒；色白者，亡血也。设微赤，非时者，死；其目正圆者，痉，不治。又色青为痛，色黑为劳，色赤为风，色黄者便难，色鲜明者有留饮。

4. 师曰：病人语声寂然，喜惊呼者，骨节间病；语声喑喑然不彻者，心膈间病；语声啾啾然细而长者，头中病。一作痛。

5. 师曰：息摇肩者，心中坚；息引胸中上气者，咳；息张口短气者，肺痿唾沫。

6. 师曰：吸而微数，其病在中焦，实也，当下之即愈，虚者不治。在上焦者，其吸促；在下焦者，其吸远，此皆难治。呼吸动摇振振者，不治。

7. 师曰：寸口脉动者，因其王时而动，假令肝王色青，四时各随其色。肝色青而反色白，非其时色脉，皆当病。

8. 问曰：有未至而至，有至而不至，有至而不去，有至而太过，何谓也？师曰：冬至之后，甲子夜半少阳起，少阳之时阳始生，天得温和。以未得甲子，天因温和，此为未至而至也；以得甲子而天未温和，此为至而不至也；以得甲子而天大寒不解，此为至而不去也；以得甲子而天温和如盛夏五六月时，此为至而太过也。

9. 师曰：病人脉浮者在前，其病在表；浮者在后，其病在里，腰痛背强不能行，必短气而极也。

10. 问曰：经云厥阳独行何谓也？师曰：此为有阳无阴，故称厥阳。

11. 问曰：寸脉沉大而滑，沉则为实，滑则为气，实气相搏，血气入藏即死，入府即愈，此为卒厥。何谓也？师曰：唇口青，身冷，为入藏即死；知身和，汗自出，为入府即愈。

12. 问曰：脉脱入藏即死，入府即愈，何谓也？师曰：非为一病，百病皆然。譬如浸淫疮，从口起流向四肢者，可治；从四肢流来入口者，不可治。病在外者可治，入里者即死。

13. 问曰：阳病十八，何谓也？师曰：头痛，项、腰、脊、臂、脚掣痛。

阴病十八，何谓也？师曰：咳、上气、喘、哕、咽、肠鸣、胀满、心痛、拘急。

五藏病各有十八，合为九十病。人又有六微，微有十八病，合为一百八病。五劳、七伤、六极、妇人三十六病，不在其中。

清邪居上，浊邪居下，大邪中表，小邪中里，槃饪之邪，从口入者，宿食也。五邪中人，各有法度，风中于前，寒中于暮，湿伤于下，雾伤于上，风令脉浮，寒令脉急，雾伤皮腠，湿流关节，食伤脾胃，极寒伤经，极热伤络。

14. 问曰：病有急当救里、救表者，何谓也？师曰：病，医下之，续得下利清谷不止，身体疼痛者，急当救里；后身体疼痛，清便自调者，急当救表也。

15. 夫病痼疾，加以卒病，当先治其卒病，后乃治其痼疾也。

16. 师曰：五藏病各有得者愈，五藏病各有所恶，各随其所不喜者为病。病者素不应食，而反暴思之，必发热也。

17. 夫诸病在藏欲攻之，当随其所得而攻之，如渴者，**与猪苓汤**［302025 ☆★☆］。余皆仿此。

痓湿暍病脉证治第二

1. 太阳病，发热无汗，反恶寒者，名曰刚痓。一作痉，余同。

2. 太阳病，发热汗出而不恶寒，名曰柔痓。

3. 太阳病，发热，脉沉而细者，名曰痓，为难治。

4. 太阳病，发汗太多，因致痓。

5. 夫风病下之则痓，复发汗，必拘急。

6. 疮家虽身疼痛，不可发汗，汗出则痓。

7. 病者身热足寒，颈项强急，恶寒，时头热，面赤目赤，独头动摇，卒口噤，背反张者，痓病也。若发其汗者，寒湿相得，其表益虚，即恶寒甚；发其汗已，其脉如蛇。一云其脉浛。

8. 暴腹胀大者，为欲解，脉如故，反伏弦者，痓。

9. 夫痓脉，按之紧如弦，直上下行。一作筑筑而弦。《脉经》云：痓家其脉伏坚，直上下。

10. 痓病有灸疮，难治。

11. 太阳病，其证备，身体强几几然，**脉反沉迟**，此为痓，**栝楼桂枝汤主之**［100016 ☆☆★］。

栝楼桂枝汤方

栝楼根二两　桂枝三两　芍药三两　甘草二两　生姜三两　大枣十二枚

上六味，以水九升，煮取三升，分温三服，取微汗。汗不出，食顷，啜热粥发之。

12. 太阳病，无汗而小便反少，气上冲胸，口噤不得语，欲作刚痓，**葛根汤主之**［300007 ★★★］。

葛根汤方

葛根四两　麻黄三两，去节　桂枝三两，**去皮**　芍药二两　甘草二两，**炙**　生姜三两　大枣十二枚

上**七味**，**吹咀**，以水七升，**先煮麻黄、葛根**，**减二升**，**去沫**，内诸药，煮取三升，去滓，温服一升，**覆取微似汗**，**不须啜粥**，**余如桂枝汤法将息及禁忌**。

13. 痉为病，一本痉字上有刚字。胸满口噤，卧不着席，脚挛急，必龂齿，可**与大承气汤**［5 22 4 1 12 4 ☆★★］。

大承气汤方

大黄四两，**酒洗**　厚朴半斤，**炙**，**去皮**　枳实五枚，**炙**　芒硝三合

上**四味**，以水一斗，**先煮二物**，**取五升**；去滓，**内大黄**，**煮取二升**；去滓，**内芒硝**，**更上火微一二沸**，**分温再服**，**得下止服**。

14. 太阳病关节疼痛而烦，脉沉而细一作缓。者，此名湿痹。《玉函》云：中湿。湿痹之候，小便不利，大便反快，但当利其小便。

15. 湿家之为病，一身尽疼，一云疼烦。发热，身色如熏黄也。

16. 湿家，其人但头汗出，背强，欲得被覆向火。若下之早则哕，或胸满，小便不利，一云利。舌上如胎者，以丹田有热，胸上有寒，渴欲得饮而不能饮，则口燥烦也。

17. 湿家下之，额上汗出，微喘，小便利一云不利。者，死；若下利不止者亦死。

18. 风湿相搏，一身尽疼痛，法当汗出而解，值天阴雨不止，医云此可发汗。汗之病不愈者，何也？盖发其汗，汗大出者，但风气去，湿气在，是故不愈也。若治风湿者，发其汗，但微微似欲出汗者，风湿俱去也。

19. 湿家病，身疼发热，面黄而喘，头痛，鼻塞而烦，其脉大，自能饮食，腹中和无病，病在头中寒湿，故鼻塞，内药鼻中则愈。《脉经》云：病人喘，而无"湿家病"以下至"而喘"十三字。

20. 湿家身烦疼，**可与麻黄加术汤**［0 0 1 0 0 5 ★★★］发其汗为宜，慎不可以火攻之。

麻黄加术汤方

麻黄三两，去节　桂技二两，**去皮**　甘草一两，**炙**　**杏仁**七十个，**去皮尖**　白术四两

上五味，以水九升，**先煮麻黄，减二升，去上沫**，内诸药，煮取二升半，去滓，温服八合，**覆取微似汗**。

21. 病者一身尽疼，发热，日晡所剧者，名风湿。此病伤于汗出当风，或久伤取冷所致也，可与**麻黄杏仁薏苡甘草汤**［001004☆★★］。

麻黄杏仁薏苡甘草汤方

麻黄去节，半两，汤泡　甘草一两，炙　薏苡仁半两　杏仁十个，去皮尖，炒

上剉麻豆大，每服四钱匕，**水盏半，煮八分**，去滓，温服。**有微汗，避风**。

22. 风湿，**脉浮**，身重，汗出，恶风者，**防己黄芪汤主之**［200026☆★★］。

防己黄芪汤方

防己一两　甘草半两，炒　白术七钱半　黄芪一两一分，去芦

上剉麻豆大，**每抄五钱匕，生姜四片，大枣一枚，水盏半，煎八分**，去滓，**温服，良久再服。喘者，加麻黄半两；胃中不和者，加芍药三分；气上冲者，加桂枝三分；下有陈寒者，加细辛三分。服后当如虫行皮中，从腰下如冰，后坐被上，又以一被绕腰以下，温，令微汗，瘥。**

23. 伤寒八九日，风湿相搏，身体疼烦，不能自转侧，不呕不渴，**脉浮虚而涩者，桂枝附子汤主之**［200025★☆☆］。若大便坚，小便自利者，**去桂加白术汤主之**［200025★★★］。

桂枝附子汤方

桂枝四两，去皮　生姜三两，切　**附子三枚，炮，去皮，破八片**　甘草二两，炙　大枣十二枚，擘

上五味，以水六升，煮取二升，去滓，分温三服。

白术附子汤方

白术二两　附子一枚半，炮，去皮　甘草一两，炙　生姜一两半，切　大枣六枚

上五味，以水三升，煮取一升，去滓，分温三服。**一服觉身痹，半日许再服，三服都尽，其人如冒状，勿怪，即是术附并走皮中逐水气，未得除故耳。**

24. 风湿相搏，骨节疼烦，掣痛不得屈伸，近之则痛剧，汗出短气，小便

不利，恶风不欲去衣，或身微肿者，**甘草附子汤主之**［200004★☆★］。

甘草附子汤方

甘草二两，炙　附子二枚，炮，去皮　白术二两　桂枝四两，去皮

上**四味**，以水六升，煮取三升，去滓，温服一升，日三服。**初服得微汗则解，能食，汗出复烦者，服五合，恐一升多者，服六七合为妙。**

25. 太阳中暍，发热恶寒，身重而疼痛，其脉弦细芤迟。小便已，洒洒然毛耸，手足逆冷；小有劳，身即热，口开前板齿燥。若发其汗，则其恶寒甚；加温针，则发热甚；数下之，则淋甚。

26. 太阳中热者，暍是也。汗出恶寒，身热而渴，**白虎加人参汤主之**［700025★★★］。

白虎人参汤方

知母六两　**石膏**一斤，碎　甘草二两　粳米六合　人参三两

上**五味**，以水一斗，**煮米熟汤成**，去滓，温服一升，日三服。

27. 太阳中暍，身热疼重而**脉微弱**，此以夏月伤冷水，水行皮中所致也，**一物瓜蒂汤主之**［100011★☆★］。

一物瓜蒂汤方

瓜蒂二七个

上剉，以水一升，煮取五合，去滓，**顿服**。

百合狐惑阴阳毒病脉证治第三

1. 论曰：百合病者，百脉一宗，悉治其病也。意欲食复不能食，常默默，欲卧不能卧，欲行不能行，饮食或有美时，或有不用闻食臭时，如寒无寒，如热无热，口苦，小便赤，诸药不能治，得药则剧吐利，如有神灵者，身形如和，其脉微数。每溺时头痛者，六十日乃愈；若溺时头不痛，淅然者，四十日愈；若溺快然，但头眩者，二十日愈。其证或未病而预见，或病四五日而出，或病二十日、或一月微见者，各随证治之。

2. 百合病发汗后者，**百合知母汤主之**［100002★★☆］。

百合知母汤方

百合七枚，擘　知母三两，切

上先以水洗百合，渍一宿，当白沫出，去其水，更以泉水二升，煎取一升，去滓；别以泉水二升煎知母，取一升，去滓，后合和煎，取一升五合，分温再服。

3. 百合病下之后者，**滑石代赭汤主之**［100003★★☆］。

滑石代赭汤方

百合七枚，擘　滑石三两，碎，绵裹　代赭石如弹丸大一枚，碎，绵裹

上先以水洗百合，渍一宿，当白沫出，去其水，更以泉水二升，煎取一升，去滓；别以泉水二升煎滑石、代赭，取一升，去滓，后合和重煎，取一升五合，分温服。

4. 百合病吐之后者，**百合鸡子汤主之**［100002★★☆］。

百合鸡子汤方

百合七枚，擘　鸡子黄一枚

上先以水洗百合，渍一宿，当白沫出，去其水，更以泉水二升，煎取一升，去滓；匀，煎五分，温服。

5. 百合病不经吐、下、发汗，病形如初者，**百合地黄汤主之**［100002★★★］。

百合地黄汤方

百合七枚，擘　生地黄汁一升

上以水洗百合，渍一宿，当白沫出，去其水，更以泉水二升，煎取一升，去滓，内地黄汁，煎取一升五合，分温再服。中病，勿更服，大便当如漆。

6. 百合病一月不解，变成渴者，**百合洗方主之**［100001☆★★］。

百合洗方

上以百合一升，以水一斗，渍之一宿，以洗身。洗已，食煮余，勿以盐豉也。

7. 百合病渴不瘥者，**栝楼牡蛎散主之**［100002☆☆☆］。

栝楼牡蛎散方

栝楼根　牡蛎熬，等分

上为细末，饮服方寸匕，日三服。

8. 百合病变发热者，一作发寒热。**百合滑石散主之**［100002 ★☆★］。

百合滑石散方

百合一两，炙　**滑石**三两

上为散，饮服方寸匕，日三服，**当微利者，止服，热则除**。

9. 百合病见于阴者，以阳法救之；见于阳者，以阴法救之。见阳攻阴，复发其汗，此为逆，见阴攻阳，乃复下之，此亦为逆。

10. 狐惑之为病，状如伤寒，默默欲眠，目不得闭，卧起不安，蚀于喉为惑，蚀于阴为狐，不欲饮食，恶闻食臭，其面目乍赤、乍黑、乍白。蚀于上部则声喝，一作嗄。**甘草泻心汤主之**［200006 ★★☆］。

甘草泻心汤方

甘草四两　**黄芩**　人参　干姜各三两　黄连一两　大枣十二枚　半夏半升

上**七味**，水一斗，煮取六升，去滓，再煎，温服一升，日三服。

11. 蚀于下部则咽干，**苦参汤洗之**［000101 ☆☆★］。

苦参汤方

苦参一升

以水一斗，煎取七升，去滓，**熏洗，日三服**。

12. 蚀于肛者，**雄黄熏之**［000101 ☆★★］。

雄黄

上一味为末，**筒瓦二枚合之，烧，向肛熏之**。

《脉经》云：病人或从呼吸上蚀其咽，或从下焦蚀其肛阴，蚀上为惑，蚀下为狐。狐惑病者，猪苓散主之。

13. 病者**脉数**，无热，微烦，默默但欲卧，汗出，初得之三四日，目赤如鸠眼；七八日目四眦一本此有黄字。黑。若能食者，脓已成也，**赤豆当归散主之**［200012 ★★☆］。

赤豆当归散方

赤小豆三升，浸令芽出，曝干　**当归**三两

上二味，杵为散，**浆水**服方寸匕，日三服。

14. 阳毒之为病，面赤斑斑如锦文，咽喉痛，唾脓血，五日可治，七日不可治，**升麻鳖甲汤主之**［200006 ☆☆★］。

15. 阴毒之为病，面目青，身痛如被杖，咽喉痛，五日可治，七日不可治，**升麻鳖甲汤去雄黄、蜀椒主之**［200006 ☆☆★］。

升麻鳖甲汤方

升麻二两　当归一两　蜀椒炒去汗，一两　甘草二两　鳖甲手指大一片，炙　雄黄半两，研

上六味，以水四升，煮取一升，**顿服之，老少再服取汗。**

《肘后》《千金方》阳毒用升麻汤，无鳖甲有桂，阴毒用甘草汤，无雄黄。

疟病脉证并治第四

1. 师曰：疟脉自弦，弦数者多热，弦迟者多寒，弦小紧者下之瘥，弦迟者可温之，弦紧者可发汗，针灸也。浮大者可吐之，弦数者风发也，以饮食消息止之。

2. 病疟，以月一日发，当以十五日愈；设不瘥，当月尽解；如其不瘥，当如何？师曰：此结为癥瘕，名曰疟母，急治之，**宜鳖甲煎丸**［0100023 ☆★★］。

鳖甲煎丸方

鳖甲十二分，炙　乌扇三分，烧　黄芩三分　柴胡六分　鼠妇三分，熬　干姜三分　大黄三分　芍药五分　桂枝三分　葶苈一分，熬　石韦三分，去毛　厚朴三分　牡丹五分，去心　瞿麦二分　紫威三分　半夏一分　人参一分　䗪虫五分，熬　阿胶三分，炙　蜂窠四分，熬　赤硝十二分　蜣螂六分，熬　桃仁二分

上二十三味为末。**取锻灶下灰一斗，清酒一斛五斗，浸灰，候酒尽一半，着鳖甲于中，煮令泛烂如胶漆，绞取汁，内诸药，煎为丸，**如梧子大，**空心服七丸，**日三服。

《千金方》用鳖甲十二片，又有海藻三分，大戟一分，䗪虫五分，无鼠妇、赤硝二味，以鳖甲煎和诸药为丸。

3. 师曰：阴气孤绝，阳气独发，则热而少气烦冤，手足热而欲呕，名曰瘅疟。若但热不寒者，邪气内藏于心，外舍分肉之间，令人消铄肌肉。

4. 温疟者，其**脉如平**，身无寒但热，骨节疼烦，时呕，**白虎加桂枝汤主之**［100015★☆☆］。

白虎加桂枝汤方

知母六两　甘草二两，炙　石膏一斤　粳米二合　桂枝去皮，三两

上剉，每五钱，水一盏半，煎至八分，去滓，温服，汗出愈。

5. 疟多寒者，名曰牡疟。**蜀漆散主之**［100003☆☆★］。

蜀漆散方

蜀漆烧去腥　云母烧二日夜　龙骨等分

上三味，杵为散，**未发前，以浆水服半钱。温疟加蜀漆半分，临发时，服一钱匕。**一方云母作云实。

附《外台秘要》方

牡蛎汤　治牡疟。

牡蛎四两，熬　麻黄四两，去节　甘草二两　蜀漆三两

上四味，以水八升，先煮蜀漆、麻黄，去上沫，得六升，内诸药，煮取二升，温服一升。若吐，则勿更服。

柴胡去半夏加栝楼汤　治疟病发渴者，亦治劳疟。

柴胡八两　人参　黄芩　甘草各三两　栝楼根四两　生姜二两　大枣十二枚

上七味，以水一斗二升，煮取六升，去滓，再煎取三升，温服一升，日二服。

柴胡桂姜汤　治疟寒多微有热，或但寒不热。服一剂如神。

柴胡半斤　桂枝三两，去皮　干姜二两　栝楼根四两　黄芩三两　牡蛎三两，熬　甘草二两，炙

上七味，以水一斗二升，煮取六升，去滓，再煎取三升，温服一升，日三服。初服微烦，复服汗出，便愈。

中风历节病脉证并治第五

1. 夫风之为病，当半身不遂；或但臂不遂者，此为痹。脉微而数，中风使然。

2. 寸口脉浮而紧，紧则为寒，**浮**则为虚，寒虚相搏，邪在皮肤；浮者血虚，络脉空虚，贼邪不泻，或左或右，邪气反缓，正气即急，正气引邪，㖞僻不遂。邪在于络，肌肤不仁；邪在于经，即重不胜；邪入于府，即不识人；邪入于藏，舌即难言，口吐涎。

侯氏黑散 治大风［0 0 0 1 1 14 ☆☆★］，四肢烦重，心中恶寒不足者。《外台》治风癫。

菊花四十分 白术十分 细辛三分 茯苓三分 牡蛎三分 桔梗八分 防风十分 人参三分 矾石三分 黄芩三分 当归三分 干姜三分 芎䓖三分 桂枝三分

上十四味，杵为散，**酒服**方寸匕，日一服。**初服二十日，温酒调服，禁一切鱼肉大蒜，常宜冷食，六十日止，即药积在腹中不下也，热食即下矣，冷食自能助药力。**

3. 寸口脉迟而缓，迟则为寒，**缓**则为虚，**荣缓**则为亡血，**卫缓**则为中风。邪气中经，则身痒而瘾疹。心气不足，邪气入中，则胸满而短气。

风引汤 除热瘫痫［0 0 0 1 1 12 ☆★★］。

大黄 干姜 龙骨各四两 桂枝三两 甘草 牡蛎各二两 寒水石 滑石 赤石脂 白石脂 紫石英 石膏各六两

上十二味，**杵，粗筛，以韦囊盛之，取三指撮，井花水三升，煮三沸，温服一升**治大人风引，少小惊痫瘛疭，日数十后，医所不疗，除热方。巢氏云：脚气宜风引汤。

防己地黄汤 治病如狂犬，妄行，独语不休，无寒热，其脉浮［0 0 0 1 1 4 ☆★★］。

防己一分 桂枝三分 防风三分 甘草二分

上四味，**以酒一杯，渍之一宿，绞取汁，生地黄二斤，㕮咀，蒸之如斗米饭，久以铜器盛其汁，更绞地黄汁**，和分再服。

头风摩散方［0 0 0 1 1 2 ☆☆★］。

大附子一枚，炮 盐等分

上二味，为散。沐了，以方寸匕，**已摩疢上，令药力行。**

4. 寸口脉沉而弱，沉即主骨，弱即主筋，沉即为肾，弱即为肝。汗出入水中，如水伤心，历节黄汗出，故曰历节。

5. 趺阳脉浮而滑，滑则谷气实，浮则汗自出。

6. 少阴脉浮而弱，弱则血不足，浮则为风，风血相搏，即疼痛如掣。盛人脉涩涩小，短气自汗出，历节疼不可屈伸，此皆饮酒汗出当风所致。

7. 诸肢节疼痛，身体魁瘰，脚肿如脱，头眩短气，温温欲吐，**桂枝芍药知母汤主之**［100009 ★☆☆］。

桂枝芍药知母汤方

桂枝四两　芍药三两　甘草二两　麻黄二两　生姜五两　**白术五两**　知母四两　**防风四两**　附子二两，**炮**

上**九味**，以水七升，煮取二升，温服七合，日三服。

8. 味酸则伤筋，筋伤则缓，名曰泄；咸则伤骨，骨伤则痿，名曰枯；枯泄相搏，名曰断泄。荣气不通，卫不独行，荣卫俱微，三焦无所御，四属断绝，身体羸瘦，独足肿大。黄汗出，胫冷。假令发热，便为历节也。

9. 病历节，不可屈伸，疼痛，**乌头汤主之**［100005 ★★★］。

乌头汤方　治脚气疼痛，不可屈伸。

麻黄　芍药　黄芪各三两　甘草三两，炙　**川乌五枚，㕮咀，以蜜二升，煎取一升，即出乌头**

上五味，**㕮咀**四味，**以水三升，煮取一升**，去滓，**内蜜煎中，更煎之，服七合。不知，尽服之。**

矾石汤　治脚气冲心［000101 ☆★★］

矾石二两

上一味，以**浆水一斗五升，煎三五沸，浸脚良。**

附方

《古今录验》续命汤　治中风痱，身体不能自收，口不能言，冒昧不知痛处，或拘急不得转侧。姚云：与大续命同，兼治妇人产后去血者及老人小儿。

麻黄　桂枝　当归　人参　石膏　干姜　甘草各三两　芎䓖一两　杏仁四十枚

上九味，以水一斗，煮取四升，温服一升，当小汗，薄覆脊，凭几坐，汗出则愈。不汗，更服，无所禁，勿当风。并治但伏不得卧，咳逆上气，面目浮肿。

《千金》**三黄汤**　治中风，手足拘急，百节疼痛，烦热心乱恶寒，经日不欲饮食。

麻黄五分　独活四分　细辛二分　黄芪二分　黄芩三分

上五味，以水六升，煮取二升，分温三服。一服小汗，二服大汗。心热加大黄二分，腹满加枳实一枚，气逆加人参三分，悸加牡蛎三分，渴加栝楼根三分，先有寒加附子一枚。

《近效方》术附子汤　治风虚头重眩，苦极，不知食味，暖肌补中，益精气。

白术二两　附子一枚半，炮，去皮　甘草一两，炙

上三味，剉，每五钱匕，姜五片，枣一枚，水盏半，煎七分，去滓，温服。

崔氏八味丸　治脚气上入，少腹不仁。

干地黄八两　山茱萸　薯蓣各四两　**泽泻**　茯苓　牡丹皮各三两　桂枝　**附子炮各一两**

上**八味**，末之，炼蜜和丸梧子大，**酒下**十五丸，日再服。

《千金方》越婢加术汤　治肉极热，则身体津脱，腠理开，汗大泄，历风气，下焦脚弱。

麻黄六两　石膏半斤　生姜三两　甘草二两　白术四两　大枣十五枚

上六味，以水六升，先煮麻黄，去上沫，内诸药，煮取三升，分温三服。恶风加附子一枚，炮。

血痹虚劳病脉证并治第六

1. 问曰：血痹病从何得之？师曰：夫尊荣人，骨弱肌肤盛，重因疲劳汗出，卧不时动摇，加被微风，遂得之。但以脉自微涩，在寸口、关上小紧，宜针引阳气，令脉和紧去则愈。

2. 血痹阴阳俱微，**寸口关上微，尺中小紧**，外证身体不仁，如风痹状，**黄芪桂枝五物汤主之**［100015 ★☆☆］。

黄芪桂枝五物汤方

黄芪三两　芍药三两　桂枝三两　**生姜六两**　大枣十二枚

上**五味**，以水六升，煮取二升，温服七合，日三服。一方有人参。

3. 夫男子平人，脉大为劳，极虚亦为劳。

4. 男子面色薄者，主渴及亡血，卒喘悸，脉浮者，里虚也。

5. 男子脉虚沉弦，无寒热，短气里急，小便不利，面色白，时目瞑，兼衄，少腹满，此为劳使之然。

6. 劳之为病，其脉浮大，手足烦，春夏剧，秋冬瘥，阴寒精自出，酸削不能行。

7. 男子脉浮弱而涩，为无子，精气清冷。一作冷。

8. 夫失精家少腹弦急，阴头寒，目眩，一作目眶痛。发落，**脉极虚芤迟**，为清谷，亡血，失精。**脉得诸芤动微紧**，男子失精，女子梦交，**桂枝龙骨牡蛎汤主之**［1 0 0 0 1 7 ☆☆☆］。

桂枝加龙骨牡蛎汤方 《小品》云：虚羸浮热汗出者，除桂，加白薇、附子各三分，故曰二加龙骨汤。

桂枝　芍药　生姜各三两　甘草二两　大枣十二枚　龙骨　牡蛎

上**七味**，以水七升，煮取三升，分温三服。

天雄散方［0 0 0 1 1 4 ☆☆★］

天雄三两，炮　白术八两　桂枝六两　龙骨三两

上四味，杵为散，**酒服半钱匕，日三服，不知，稍增之**。

9. 男子平人，脉虚弱细微者，善盗汗也。

10. 人年五六十，其病脉大者，痹侠背行，苦肠鸣，马刀侠瘿者，皆为劳得之。

11. 脉沉小迟，名脱气，其人疾行则喘喝，手足逆寒，腹满，甚则溏泄，食不消化也。

12. 脉弦而大，弦则为减，大则为芤，减则为寒，芤则为虚，虚寒相搏，此名为革。妇人则半产漏下，男子则亡血失精。

13. 虚劳里急，悸，衄，腹中痛，梦失精，四肢酸疼，手足烦热，咽干口燥，**小建中汤主之**［3 0 2 0 1 6 ★★★］。

小建中汤方

桂枝三两，去皮　甘草三两，炙　大枣十二枚　**芍药**六两　生姜二两　胶饴一升

上**六味**，以水七升，煮取三升，去滓，内胶饴，更上**微火消解**，温服一

升，日三服。呕家不可用建中汤，以甜故也。

《千金》疗男女因积冷气滞，或大病后不复常，苦四肢沉重，骨肉痠疼，吸吸少气，行动喘乏，胸满气急，腰背强痛，心中虚悸，咽干唇燥，面体少色，或饮食无味，胁肋腹胀，头重不举，多卧少起，甚者积年，轻者百日，渐致瘦弱，五藏气竭，则难可复常，六脉俱不足，虚寒乏气，少腹拘急，羸瘠百病，名曰黄芪建中汤，又有人参二两。

14. 虚劳里急，诸不足，**黄芪建中汤主之**［1 0 0 0 0 7 ★★★］。**于小建中汤内加黄芪一两半，余依上法。气短胸满者加生姜；腹满者去枣，加茯苓一两半，及疗肺虚损不足，补气加半夏三两。**

15. 虚劳腰痛，少腹拘急，小便不利者，**八味肾气丸主之**［4 0 0 1 0 8 ★☆★］。方见脚气中。

16. 虚劳诸不足，风气百疾，**薯蓣丸主之**［1 0 0 0 0 21 ☆☆★］。

薯蓣丸方

薯蓣三十分　当归　桂枝　麴　干地黄　豆黄卷各十分　甘草二十八分　人参七分　芎䓖　芍药　白术　麦门冬　杏仁各六分　柴胡　桔梗　茯苓各五分　阿胶七分　干姜三分　白蔹二分　防风六分　大枣百枚，为膏

上**二十一味**，末之，炼蜜和丸，如弹子大，**空腹酒服一丸，一百丸为剂。**

17. 虚劳虚烦不得眠，**酸枣汤主之**［1 0 0 0 0 5 ☆★☆］。

酸枣汤方

酸枣仁二升　甘草一两　知母二两　茯苓二两　芎䓖二两。《深师》有生姜二两。

上**五味**，以水八升，**煮酸枣仁，得六升**，内诸药，煮取三升，分温三服。

18. 五劳虚极羸瘦，腹满不能饮食，食伤，忧伤，饮伤，房室伤，饥伤，劳伤，经络荣卫气伤，内有干血，肌肤甲错，两目黯黑。缓中补虚，**大黄䗪虫丸主之**［1 0 0 0 0 12 ☆☆★］。

大黄䗪虫丸方

大黄十分，蒸　黄芩二两　甘草三两　桃仁一升　杏仁一升　芍药四两　干地黄十两　干漆一两　虻虫一升　水蛭百枚　蛴螬一升　䗪虫半升

上**十二味**，末之，炼蜜和丸小豆大，**酒饮服五丸**，日三服。

附方

《千金翼》炙甘草汤一云复脉汤。　治虚劳不足，汗出而闷，脉结悸，行动如常，不出百日，危急者，十一日死。

甘草四两，炙　桂枝　生姜各三两　麦门冬半升　麻仁半升　人参　阿胶各二两　大枣三十枚　生地黄一斤

上九味，以酒七升，水八升，先煮八味，取三升，去滓，内胶消尽，温服一升，日三服。

《肘后》獭肝散　治冷劳，又主鬼疰一门相染。

獭肝一具，炙干末之，水服方寸匕，日三服。

肺痿肺痈咳嗽上气病脉证治第七

1. 问曰：热在上焦者，因咳为肺痿。肺痿之病，何从得之？师曰：或从汗出，或从呕吐，或从消渴，小便利数，或从便难，又被快药下利，重亡津液，故得之。曰：寸口脉数，其人咳，口中反有浊唾涎沫者何？师曰：为肺痿之病。若口中辟辟燥，咳即胸中隐隐痛，脉反滑数，此为肺痈，咳唾脓血。脉数虚者为肺痿，数实者为肺痈。

2. 问曰：病咳逆，脉之何以知此为肺痈？当有脓血，吐之则死，其脉何类？师曰：寸口脉微而数，微则为风，数则为热；微则汗出，数则恶寒。风中于卫，呼气不入；热过于荣，吸而不出。风伤皮毛，热伤血脉。风舍于肺，其人则咳，口干喘满，咽燥不渴，时唾浊沫，时时振寒。热之所过，血为之凝滞，畜结痈脓，吐如米粥。始萌可救，脓成则死。

3. 上气面浮肿，肩息，其脉浮大，不治；又加利尤甚。

4. 上气喘而躁者，属肺胀，欲作风水，发汗则愈。

5. 肺痿吐涎沫而不咳者，其人不渴，必遗尿，小便数，所以然者，以上虚不能制下故也。此为肺中冷，必眩，多涎唾，**甘草干姜汤以温之**［001222 ☆☆☆］。若服汤已渴者，属消渴。

甘草干姜汤方

甘草四两，炙　干姜二两，炮

上㕮咀，以水三升，煮取一升五合，去滓，分温再服。

6. 咳而上气，喉中水鸡声，**射干麻黄汤主之**［100009 ★★☆］。

射干麻黄汤方

射干十三枚，一法三两　麻黄四两　生姜四两　**细辛**　紫菀　款冬花各三两　五味子半升　大枣七枚　半夏大者，洗，八枚，一法半升

上九味，以水一斗二升，先煮麻黄两沸，去上沫，内诸药，煮取三升，分温三服。

7. 咳逆上气，时时吐唾浊，但坐不得眠，**皂荚丸主之**［100001 ☆☆★］。

皂荚丸方

皂荚八两，刮去皮，用酥炙

上一味，末之，蜜丸梧子大，以枣膏和汤服三丸，日三夜一服。

8. 咳而脉浮者，**厚朴麻黄汤主之**［100019 ☆★☆］。

厚朴麻黄汤方

厚朴五两　麻黄四两　石膏如鸡子大　杏仁半升　半夏半升　干姜二两　细辛二两　小麦一升　五味子半升

上九味，以水一斗二升，先煮小麦熟，去滓，内诸药，煮取三升，温服一升，日三服。

9. 脉沉者，**泽漆汤主之**［100019 ★★★］。

泽漆汤方

半夏半斤　紫参五两，一作紫菀　**泽漆**三斤，以东流水五斗，煮取一斗五升　生姜五两　白前五两　甘草　**黄芩**　人参　桂枝各三两

上九味，㕮咀，内泽漆汁中，煮取五升，温服五合，至夜尽。

10. 大逆上气，咽喉不利，止逆下气者，**麦门冬汤主之**［100006 ☆★★］。

麦门冬汤方

麦门冬七升　半夏一升　人参二两　甘草二两　粳米三合　大枣十二枚

上六味，以水一斗二升，煮取六升，温服一升，日三夜一服。

11. 肺痈，喘不得卧，**葶苈大枣泻肺汤主之**［300002 ☆★★］。

葶苈大枣泻肺汤方

葶苈熬令黄色，捣丸如弹丸大　大枣十二枚

上先以水三升，煮枣取二升，去枣，内葶苈，煮取一升，顿服。

12. 咳而胸满，振寒脉数，咽干不渴，时出浊唾腥臭，久久吐脓如米粥者，为肺痈，桔梗汤主之［101012 ☆★★］。

桔梗汤方亦治血痹。

桔梗一两　甘草二两

上二味，以水三升，煮取一升，分温再服，则吐脓血也。

13. 咳而上气，此为肺胀，其人喘，目如脱状，脉浮大者，越婢加半夏汤主之［100016 ★★☆］。

越婢加半夏汤方

麻黄六两　石膏半斤　生姜三两　大枣十五枚　甘草二两　半夏半升

上六味，以水六升，先煎麻黄，去上沫，内诸药，煮取三升，分温三服。

14. 肺胀，咳而上气，烦躁而喘，脉浮者，心下有水，小青龙加石膏汤主之［100019 ★★★］。

小青龙加石膏汤方《千金》证治同，外更加胁下痛引缺盆。

麻黄　芍药　桂枝　细辛　甘草　干姜各三两　五味子　半夏各半升　石膏二两

上九味，以水一斗，先煮麻黄去上沫，内诸药，煮取三升。强人服一升，羸者减之，日三服，小儿服四合。

附方

《外台》炙甘草汤　治肺痿涎唾多，心中温温液液者。方见虚劳。

《千金》甘草汤

甘草

上一味，以水三升，煮减半，分温三服。

《千金》生姜甘草汤　治肺痿咳唾涎沫不止，咽燥而渴。

生姜五两　人参二两　甘草四两　大枣十五枚

上四味，以水七升，煮取三升，分温三服。

《千金》桂枝去芍药加皂荚汤　治肺痿吐涎沫。

桂枝　生姜各三两　甘草二两　大枣十枚　皂荚一枚，去皮子，炙焦上五味，以水七升，微微火煮取三升，分温三服。

《外台》桔梗白散 治咳而胸满，振寒脉数，咽干不渴，时出浊唾腥臭，久久吐脓如米粥者，为肺痈。

桔梗　贝母各三分　巴豆一分，去皮，熬，研如脂

上三味，为散，强人饮服半钱匕，羸者减之。病在膈上者吐脓血，膈下者泻出，若下多不止，饮冷水一杯则定。

《千金》韦茎汤 治咳有微热烦满，胸中甲错，是为肺痈。

韦茎二升　薏苡仁半升　桃仁五十枚　瓜瓣半升

上四味，以水一斗，先煮韦茎得五升，去滓，内诸药，煮取二升，服一升，再服，当吐如脓。

15. 肺痈胸满胀，一身面目浮肿，鼻塞清涕出，不闻香臭酸辛，咳逆上气，喘鸣迫塞，**葶苈大枣泻肺汤主之**［300002 ☆★★］。方见上，三日一剂，可至三四剂，此先服小青龙汤一剂乃进。小青龙汤方见咳嗽门中。

奔豚气病脉证治第八

1. 师曰：病奔豚，有吐脓，有惊怖，有火邪，此四部病，皆从惊发得之。

师曰：奔豚病，从少腹起，上冲咽喉，发作欲死，复还止，皆从惊恐得之。

2. 奔豚气上冲胸，腹痛，往来寒热，**奔豚汤主之**［100009 ★★★］。

奔豚汤方

甘草　芎䓖　当归各二两　半夏四两　黄芩二两　**生葛五两**　芍药二两　生姜四两　甘李根白皮一升

上九味，以水二斗，煮取五升，温服一升，日三夜一服。

3. 发汗后，烧针令其汗，针处被寒，核起而赤者，必发奔豚，气从小腹上至心，灸其核上各一壮，**与桂枝加桂汤主之**［101005 ★★☆］。

桂枝加桂汤方

桂枝五两　芍药三两　甘草二两，炙　生姜三两　大枣十二枚

上五味，以水七升，**微火煮**取三升，去滓，温服一升。

4. 发汗后，脐下悸者，欲作奔豚，**茯苓桂枝甘草大枣汤主之**［200004 ☆★☆］。

茯苓桂枝甘草大枣汤方

茯苓半斤　甘草二两，炙　大枣十五枚　桂枝四两

上四味，以甘烂水一斗，先煮茯苓，减二升，内诸药，煮取三升，去滓，温服一升，日三服。**甘烂水法：取水二斗，置大盆内，以杓扬之，水上有珠子五六千颗相逐，取用之。**

胸痹心痛短气病脉证治第九

1. 师曰：夫脉当取太过不及，阳微阴弦，即胸痹而痛，所以然者，责其极虚也。今阳虚知在上焦，所以胸痹、心痛者，以其阴弦故也。

2. 平人无寒热，短气不足以息者，实也。

3. 胸痹之病，喘息咳唾，胸背痛，短气，**寸口脉沉而迟，关上小紧数，栝楼薤白白酒汤主之**［100013 ☆☆☆］。

栝楼薤白白酒汤方

栝楼实一枚，捣　薤白半升　白酒七升

上三味，同煮，取二升，分温再服。

4. 胸痹不得卧，心痛彻背者，**栝楼薤白半夏汤主之**［100004 ☆☆☆］。

栝楼薤白半夏汤方

栝楼实一枚　薤白三两　半夏半斤　白酒一斗

上**四味**，同煮，取四升，温服一升，日三服。

5. 胸痹心中痞，留气结在胸，胸满，胁下逆抢心，**枳实薤白桂枝汤主之**［100005 ☆★☆］。**人参汤亦主之**［211004 ☆☆★］。

枳实薤白桂枝汤方

枳实四枚　厚朴四两　薤白半斤　桂枝一两　栝楼实一枚，捣

上**五味**，以水五升，**先煮枳实、厚朴，取二升**，去滓，**内诸药，煮数沸**，分温三服。

人参汤方

人参　甘草　干姜　白术各三两

上四味，以水八升，煮取三升，温服一升，日三服。

6. 胸痹，胸中气塞，短气，**茯苓杏仁甘草汤主之**［100003 ☆☆☆］；**橘枳姜汤亦主之**［100003 ☆☆☆］。

茯苓杏仁甘草汤方

茯苓三两　杏仁五十个　甘草一两

上三味，以水一斗，煮取五升，温服一升，日三服。不瘥，更服。

橘枳姜汤方

橘皮一斤　枳实三两　生姜半斤

上三味，以水五升，煮取二升，分温再服。《肘后》《千金》云："治胸痹，胸中愊愊如满，噎塞习习如痒，喉中涩唾燥沫。"

7. 胸痹缓急者，**薏苡仁附子散主之**［100002 ☆☆☆］。

薏苡附子散方

薏苡仁十五两　大附子十枚，炮

上二味，杵为散，服方寸匕，日三服。

8. 心中痞，诸逆，心悬痛，**桂枝生姜枳实汤主之**［100003 ☆☆☆］。

桂姜枳实汤方

桂枝　生姜各三两　枳实五枚

上三味，以水六升，煮取三升，分温三服。

9. 心痛彻背，背痛彻心，**乌头赤石脂丸主之**［100005 ★☆☆］。

赤石脂丸方

蜀椒一两，一法二分　**乌头**一分，炮　**附子**半两，炮，一法一分　干姜一两，一法一分　赤石脂一两，一法二分

上五味，末之，蜜丸如梧子大，先食服一丸。日三服。不知，稍加服。

附方

九痛丸 治九种心痛。

附子三两，炮 生狼牙一两，炙香 巴豆一两，去皮心，熬，研如脂 人参 干姜 吴茱萸各一两

上六味，末之，炼蜜丸，如梧子大，酒下，强人初服三丸，日三服；弱者二丸。兼治卒中恶，腹胀痛，口不能言；又治连年积冷，流注心胸痛，并冷冲上气，落马坠车血疾等，皆主之。忌口如常法。

腹满寒疝宿食病脉证治第十

1. 趺阳脉微弦，法当腹满，不满者必便难，两胠疼痛，此虚寒从下上也，当以温药服之。

2. 病者腹满，按之不痛为虚，痛者为实，可下之。舌黄未下者，下之黄自去。

3. 腹满时减，复如故，此为寒，当与温药。

4. 病者萎黄，躁而不渴，胸中寒实，而利不止者死。

5. 寸口脉弦者，即胁下拘急而痛。其人啬啬恶寒也。

6. 夫中寒家，喜欠，其人清涕出，发热色和者，善嚏。

7. 中寒，其人下利，以里虚也，欲嚏不能，此人肚中寒。一云痛。

8. 夫瘦人绕脐痛，必有风冷，谷气不行，而反下之，其气必冲，不冲者，心下则痞。

9. 病腹满，发热十日，**脉浮而数**，饮食如故，**厚朴七物汤主之**［100017 ☆☆★］。

厚朴七物汤方

厚朴半斤 甘草 大黄各三两 大枣十枚 枳实五枚 桂枝二两 生姜五两

上七味，以水一斗，煮取四升，温服八合，日三服。**呕者加半夏五合；下利去大黄；寒多者加生姜至半斤。**

10. 腹中寒气，雷鸣切痛，胸胁逆满，呕吐，**附子粳米汤主之**［100005 ★★☆］。

附子粳米汤方

附子一枚，炮　半夏半升　甘草一两　大枣十枚　粳米半升

上五味，以水八升，**煮米熟，汤成**，去滓，温服一升，日三服。

11. 痛而闭者，**厚朴三物汤主之**［1 0 0 0 0 3 ★★★］。

厚朴三物汤方

厚朴八两　大黄四两　枳实五枚

上三味，以水一斗二升，**先煮二味，取五升，内大黄**，煮取三升，**温分一升。以利为度。**

12. 按之心下满痛者，此为实也，当下之，**宜大柴胡汤**［1 1 2 0 0 7 ★★☆］。

大柴胡汤方

柴胡半斤　**黄芩**三两　芍药三两　半夏半升，洗　枳实四枚，炙　大黄二两　大枣十二枚　生姜五两

上八味，以**水一斗二升，煮取六升**，去滓，**再煎**，温服一升，日三服。

13. 腹满不减，减不足言，当须下之，**宜大承气汤**［5 22 4 1 12 4 ☆★★］。

大承气汤方

大黄四两，酒洗　厚朴半斤，去皮，炙　枳实五枚，炙　芒硝三合

上四味，以水一斗，**先煮二物，取五升**，去滓，内大黄，煮取二升**内芒硝，更上火微一二沸**，分温再服，下，余勿服。

14. 心胸中大寒痛，呕不能饮食，腹中寒，上冲皮起，出见有头足，上下痛而不可触近，**大建中汤主之**［1 0 0 0 0 3 ★★★］。

大建中汤方

蜀椒二合，汗　**干姜**四两　人参二两

上三味，以水四升，**煮取二升**，去滓，**内胶饴一升，微火煎取一升半**，分温再服；**如一炊顷，可饮粥二升，后更服，当一日食糜，温覆之。**

15. 胁下偏痛，发热，其**脉紧弦**，此寒也，以温药下之，**宜大黄附子汤**［0 1 0 0 1 3 ★☆★］。

大黄附子汤方

大黄三两　**附子**三枚，**炮**　细辛二两

上三味，以水五升，煮取二升，分温三服；**若强人煮二升半，分温三服。服后如人行四五里，进一服。**

16. 寒气厥逆，**赤丸主之**［1 0 0 0 0 6 ☆★★］。

赤丸方

茯苓四两　半夏四两，洗，一方用桂　乌头二两，**炮**　**细辛**一两，《千金》作人参

上六味，末之，**内真朱为色，**炼蜜丸，如麻子大，**先食酒饮下三丸，日再夜一服；不知，稍增之，以知为度。**

17. 腹痛，**脉弦而紧，弦**则卫气不行，即恶寒，**紧**则不欲食，邪正相搏，即为寒疝，邊脐痛，若发则白汗出，手足厥冷，其**脉沉弦**者，**大乌头煎主之**［1 0 0 0 1 2 ★★★］。

乌头煎方

乌头大者五枚，熬，去皮，不㕮咀

上以水三升，**煮取一升，**去滓，**内蜜**二升，**煎令水气尽，取二升，强人服七合，弱人服五合。不瘥，明日更服，不可一日再服。**

18. 寒疝腹中痛，及胁痛里急者，**当归生姜羊肉汤主之**［2 0 0 0 0 3 ★☆★］。

当归生姜羊肉汤方

当归三两　生姜五两　羊肉一斤

上三味，以水八升，煮取三升，温服七合，日三服。**若寒多者，加生姜成一斤；痛多而呕者，加橘皮二两，白术一两。加生姜者，亦加水五升，煮取三升二合，服之。**

19. 寒疝腹中痛，逆冷，手足不仁，若身疼痛，灸刺诸药不能治，**抵当乌头桂枝汤主之**［1 0 0 0 0 6 ★★★］。

乌头桂枝汤方

乌头

上一味，**以蜜二斤，煎减半，**去滓，**以桂枝汤五合解之，得一升后，初服二合，不知即服三合，又不知，复加至五合。其知者，如醉状，得吐者，为中病。**

桂枝汤方

桂枝三两，去皮　芍药三两　甘草二两，炙　生姜三两　大枣十二枚

上五味，㕮咀，以水七升，**微火煮**取三升，去滓。

20. 其脉数而紧乃弦，状如弓弦，按之不移。脉数弦者，当下其寒；脉紧大而迟者，必心下坚；脉大而紧者，阳中有阴：可下之。

附方

《外台》乌头汤　治寒疝腹中绞痛，贼风入攻五藏，拘急不得转侧，发作有时，使人阴缩，手足厥逆。方见上。

《外台》柴胡桂枝汤方　治心腹卒中痛者。

柴胡四两　黄芩　人参　芍药　桂枝　生姜各一两半　甘草一两　半夏二合半　大枣六枚

上九味，以水六升，煮取三升，温服一升，日三服。

《外台》走马汤　治中恶心痛腹胀，大便不通。

巴豆二枚，去皮心，熬　杏仁二枚

上二味，以绵缠，捶令碎，热汤二合，捻取白汁饮之，当下。老小量之，通治飞尸鬼击病。

21. 问曰：人病有宿食，何以别之？师曰：**寸口脉浮而大，按之反涩，尺中亦微而涩，**故知有宿食，**大承气汤主之**［5 22 4 1 12 4 ☆★★］。

22. **脉数而滑者，**实也，此有宿食，下之愈，**宜大承气汤**［5 22 4 1 12 4 ☆★★］。

23. 下利不饮食者，有宿食也，当下之，**宜大承气汤**［5 22 4 1 12 4 ☆★★］。

大承气汤方见前痉病中。

24. 宿食在上脘，当吐之，**宜瓜蒂散**［0 3 0 0 2 2 ☆★★］。

瓜蒂散方

瓜蒂一枚，熬黄　赤小豆一分，煮

上**二味，**杵为散，以**香豉七合煮取汁，和散**一钱匕，温服之。**不吐者，少加之，以快吐为度而止。**亡血及虚者不可与之。

25. 脉紧如转索无常者，有宿食也。

26. 脉紧头痛，风寒，腹中有宿食不化也。一云寸口脉紧。

五藏风寒积聚病脉证并治第十一

1. 肺中风者，口燥而喘，身运而重，冒而肿胀。

2. 肺中寒，吐浊涕。

3. 肺死藏，浮之虚，按之弱如葱叶，下无根者，死。

4. 肝中风者，头目瞤，两胁痛，行常伛，令人嗜甘。

5. 肝中寒者，两臂不举，舌本燥，喜太息，胸中痛，不得转侧，食则吐而汗出也。《脉经》《千金》云："时盗汗，咳，食已吐其汗。"

6. 肝死藏，浮之弱，按之如索不来，或曲如蛇行者，死。

7. 肝着，其人常欲蹈其胸上，先未苦时，但欲饮热，**旋覆花汤主之**［200013 ☆★★］。臣亿等校诸本旋覆花汤方，皆同。

8. 心中风者，翕翕发热，不能起，心中饥，食即呕吐。

9. 心中寒者，其人苦病心如啖蒜状，剧者心痛彻背，背痛彻心，譬如蛊注。其脉浮者，自吐乃愈。

10. 心伤者，其人劳倦，即头面赤而下重，心中痛而自烦，发热，当脐跳，其脉弦，此为心藏伤所致也。

11. 心死藏，浮之实如麻豆，按之益躁疾者，死。

12. 邪哭使魂魄不安者，血气少也；血气少者属于心，心气虚者，其人则畏，合目欲眠，梦远行，而精神离散，魂魄妄行。阴气衰者为癫，阳气衰者为狂。

13. 脾中风者，翕翕发热，形如醉人，腹中烦重，皮目瞤瞤而短气。

14. 脾死藏，浮之大坚，按之如覆盃洁洁，状如摇者，死。臣亿等详五藏各有中风中寒，今脾只载中风，肾中风、中寒俱不载者，以古文简乱极多。去古既远，无文可以补缀也。

15. **趺阳脉浮而涩**，浮则胃气强，**涩**则小便数，**浮涩**相搏，大便则坚，其脾为约，**麻子仁丸主之**［200026 ☆☆★］。

麻子仁丸方

麻子仁二升　芍药半斤　枳实一斤　大黄一斤　厚朴一尺　杏仁一升

上六味，末之，炼蜜和丸梧子大，饮服十丸，日三，**以知为度**。

16. 肾着之病，其人身体重，腰中冷，如坐水中，形如水状，反不渴，小便自利，饮食如故，病属下焦，身劳汗出，衣一作表。里冷湿，久久得之，腰以下冷痛，腹重如带五千钱，**甘姜苓术汤主之**［100004 ☆☆★］。

甘草干姜茯苓白术汤方

甘草　白术各二两　干姜　茯苓各四两

上**四味**，以水五升，煮取三升，分温三服，**腰中即温**。

17. 肾死藏，浮之坚，按之乱如转丸，益下入尺中者，死。

18. 问曰：三焦竭部，上焦竭善噫，何谓也？师曰：上焦受中焦气未和，不能消谷，故能噫耳。下焦竭，即遗溺失便，其气不和，不能自禁制，不须治，久则愈。

19. 师曰：热在上焦者，因咳为肺痿；热在中焦者，则为坚；热在下焦者，则尿血，亦令淋秘不通。大肠有寒者，多鹜溏；有热者，便肠垢。小肠有寒者，其人下重便血，有热者，必痔。

20. 问曰：病有积、有聚、有檠气，何谓也？师曰：积者，藏病也，终不移；聚者，府病也，发作有时，展转痛移，为可治；檠气者，胁下痛，按之则愈，复发为檠气。诸积大法，脉来细而附骨者，乃积也。寸口积在胸中；微出寸口，积在喉中：关上，积在脐旁；上关上，积在心下；微下关，积在少腹；尺中，积在气冲。脉出左，积在左；脉出右，积在右；脉两出，积在中央。各以其部处之。

痰饮咳嗽病脉证并治第十二

1. 问曰：夫饮有四，何谓也？师曰：有痰饮、有悬饮、有溢饮、有支饮。

2. 问曰：四饮何以为异？师曰：其人素盛今瘦，水走肠间，沥沥有声，谓之痰饮；饮后水流在胁下，咳唾引痛，谓之悬饮；饮水流行，归于四肢，当汗出而不汗出，身体疼重，谓之溢饮；咳逆倚息，短气不得卧，其形如肿，谓之支饮。

3. 水在心，心下坚筑，短气，恶水不欲饮。

4. 水在肺，吐涎沫，欲饮水。

5. 水在脾，少气身重。

6. 水在肝，胁下支满，嚏而痛。

7. 水在肾，心下悸。

8. 夫心下有留饮，其人背寒冷如手大。

9. 留饮者，胁下痛引缺盆，咳嗽则辄已。一作转甚。

10. 胸中有留饮，其人短气而渴，四肢历节痛，脉沉者，有留饮。

11. 膈上病痰，满喘咳吐，发则寒热，背痛腰疼，目泣自出，其人振振身瞤剧，必有伏饮。

12. 夫病人饮水多，必暴喘满；凡食少饮多，水停心下，甚者则悸，微者短气。脉双弦者，寒也，皆大下后善虚；脉偏弦者，饮也。

13. 肺饮不弦，但苦喘短气。

14. 支饮亦喘而不能卧，加短气，其脉平也。

15. 病痰饮者，当以温药和之。

16. 心下有痰饮，胸胁支满，目眩，**苓桂术甘汤主之**［3 0 0 0 1 4 ☆☆☆］。

茯苓桂枝白术甘草汤方

茯苓四两　桂枝　白术各三两　甘草二两

上四味，以水六升，煮取三升，分温三服，小便则利。

17. 夫短气，有微饮，当从小便去之，**苓桂术甘汤主之**［3 0 0 0 1 4 ☆☆☆］；方见上。**肾气丸亦主之**［4 0 0 1 0 8 ★☆★］。方见脚气中。

18. 病者**脉伏**，其人欲自利，利反快，虽利，心下续坚满，此为留饮欲去故也，**甘遂半夏汤主之**［1 0 0 0 1 4 ★★★］。

甘遂半夏汤方

甘遂大者，三枚　半夏十二枚，以水一升，煮取半升，去滓　芍药五枚　甘草如指大一枚，炙，一本作“无”

上四味，以水二升，煮取半升，去滓，**以蜜半升，和药汁煎取八合，顿服之。**

19. 脉浮而细滑，伤饮。

20. 脉弦数，有寒饮，冬夏难治。

21. 脉沉而弦者，悬饮内痛。

22. 病悬饮者，**十枣汤主之**［3 1 0 0 1 3 ☆★★］。

十枣汤方

芫花熬　甘遂　大戟各等分

上三味，捣筛，以水一升五合，先煮肥大枣十枚，取八合，去滓，**内药末。**

强人服一钱匕，羸人服半钱，平旦温服之；不下者，明日更加半钱，得快下后，糜粥自养。

23. 病溢饮者，当发其汗，**大青龙汤主之**［3 4 2 0 7 4 ★★★］；**小青龙汤**亦主之［5 0 0 0 0 8 ★★★］。

大青龙汤方

麻黄六两，去节　桂枝二两，去皮　甘草二两，炙　杏仁四十个，去皮尖　生姜三两　大枣十二枚　石膏如鸡子大，碎

上七味，以水九升，先煮麻黄，减二升，去上沫，内诸药，煮取三升，去滓，温服一升，取微似汗。汗多者，温粉粉之。

小青龙汤方

麻黄去节，三两　芍药三两　五味子半升　干姜三两　甘草三两，炙　**细辛**三两　桂枝三两，去皮　半夏半升，汤洗

上八味，以水一斗，先煮麻黄减二升，去上沫，内诸药，煮取三升，去滓，温服一升。

24. 膈间支饮，其人喘满，心下痞坚，面色黧黑，其**脉沉紧**，得之数十日，医吐下之不愈，**木防己汤主之**［1 0 0 0 1 4 ★☆☆］。虚者即愈，实者三日复发，复与不愈者，宜**木防己汤去石膏加茯苓芒硝汤主之**［1 0 0 0 1 5 ★★★］。

木防己汤方

木防己三两　石膏十二枚，如鸡子大　桂枝二两　**人参**四两

上四味，以水六升，煮取二升，分温再服。

木防己加茯苓芒硝汤方

木防己　桂枝各二两　人参　茯苓各四两　芒硝三合

上五味，以水六升，煮取二升，去滓，内芒硝，再微煎，分温再服，微利则愈。

25. 心下有支饮，其人苦冒眩，**泽泻汤主之**［1 0 0 0 0 2 ★★☆］。

泽泻汤方

泽泻五两　白术二两

上二**味**，以**水**二升，**煮取**一升，分温再服。

26. 支饮胸满者，**厚朴大黄汤主之**［1 0 0 0 0 3 ★☆☆］。

厚朴大黄汤方

厚朴一尺　**大黄**六两　枳实四枚

上三**味**，以水五升，煮取二升，分温再服。

27. 支饮不得息，**葶苈大枣泻肺汤主之**［3 0 0 0 0 2 ☆★★］。方见肺痈中。

28. 呕家本渴，渴者为欲解。今反不渴，心下有支饮故也，**小半夏汤主之**［3 0 0 0 0 2 ★★☆］。《千金》云，小半夏加茯苓汤。

小半夏汤方

半夏一升　**生姜**半斤

上二**味**，**以水七升**，**煮取一升半**，分温再服。

29. 腹满，口舌干燥，此肠间有水气，**己椒苈黄丸主之**［1 0 0 0 0 4 ☆☆★］。

防己椒目葶苈大黄丸方

防己　椒目　葶苈熬　大黄各一两

上**四味**，末之，蜜丸如梧子大，先食饮服一丸，日三服，**稍增**，**口中有津液**。**渴者**，**加芒硝半两**。

30. 卒呕吐，心下痞，膈间有水，眩悸者，**半夏加茯苓汤主之**［2 0 0 0 0 3 ☆☆☆］。

小半夏加茯苓汤方

半夏一升　生姜半斤　茯苓三两，一法四两

上三**味**，以水七升，煮取一升五合，分温再服。

31. 假令瘦人，脐下有悸，吐涎沫而癫眩，此水也，**五苓散主之**［9 1 1 0 4 5 ☆☆★］。

五苓散方

泽泻一两一分　猪苓三分，去皮　茯苓三分　白术三分　桂二分，去皮

上**五味**，为末，白饮服方寸匕，日三服，**多饮暖水**，**汗出愈**。

附方

《外台》茯苓饮 治心胸中有停痰宿水，自吐出水后，心胸间虚气，满不能食，消痰气，令能食。

茯苓　人参　白术各三两　枳实二两　橘皮二两半　生姜四两

上六味，水六升，煮取一升八合，分温三服，如人行八九里，进之。

32. 咳家其**脉弦**，为有水，**十枣汤主之**［3 1 0 0 1 3 ☆★★］。方见上。

33. 夫有支饮家，咳烦，胸中痛者，不卒死，至一百日一岁，**宜十枣汤**［3 1 0 0 1 3 ☆★★］。方见上。

34. 久咳数岁，其脉弱者，可治；实大数者，死。其脉虚者，必苦冒，其人本有支饮在胸中故也，治属饮家。

35. 咳逆，倚息不得卧，**小青龙汤主之**［5 0 0 0 0 8 ★★★］。方见上及肺痈中。

36. 青龙汤下已，多唾口燥，**寸脉沉**，**尺脉微**，手足厥逆，气从小腹上冲胸咽，手足痹，其面翕热如醉状，因复下流阴股，小便难，时复冒者，**与茯苓桂枝五味子甘草汤**［0 0 1 0 1 4 ☆☆☆］，治其气冲。

桂苓五味甘草汤方

茯苓四两　桂枝四两，去皮　甘草炙，三两　五味子半升

上**四味**，以水八升，煮取三升，去滓，分三温服。

37. 冲气即低，而反更咳，胸满者，**用桂苓五味甘草汤**［0 0 0 1 0 5 ★☆☆］，**去桂加干姜、细辛**，以治其咳满。

苓甘五味姜辛汤方

茯苓四两　甘草　干姜　**细辛**各三两　五味子半升

上**五味**，以水八升，煮取三升，去滓，温服半升，日三服。

38. 咳满即止，而更复渴，冲气复发者，以细辛干姜为热药也。服之当遂渴，而渴反止者，为支饮也。支饮者，法当冒，冒者必呕，呕者复**内半夏**［0 0 0 1 0 6 ☆☆☆］，以去其水。

桂苓五味甘草去桂加干姜细辛半夏汤方

茯苓四两　甘草　细辛　干姜各二两　五味子　半夏各半升

上六味，以水八升，煮取三升，去滓，温服半升，日三服。

39. 水去呕止，其人形肿者，加**杏仁主之**［1 0 0 0 0 7 ★☆☆］。其证应内麻黄，以其人遂痹，故不内之。若逆而内之者，必厥，所以然者，以其人血虚，麻黄发其阳故也。

苓甘五味加姜辛半夏杏仁汤方

茯苓四两　甘草三两　五味子半升　干姜三两　**细辛三两**　半夏半升　杏仁半升，去皮尖

上**七味**，以水一斗，煮取三升，去滓，温服半升，日三服。

40. 若面热如醉，此为胃热上冲，熏其面，**加大黄以利之**［000108 ★☆☆］。

茯甘五味加姜辛半杏大黄汤方

茯苓四两　甘草三两　五味子半升　干姜三两　**细辛三两**　半夏半升　杏仁半升　大黄三两

上**八味**，以水一斗，煮取三升，去滓，温服半升，日三服。

41. 先渴后呕，为水停心下，此属饮家，**小半夏茯苓汤主之**［200003 ☆☆☆］。方见上。

消渴小便利淋病脉证并治第十三

1. 厥阴之为病，消渴，气上冲心，心中疼热，饥而不欲食，食即吐，下之不肯止。

2. 寸口脉浮而迟，浮即为虚，迟即为劳，虚则卫气不足，劳则荣气竭。趺阳脉浮而数，浮即为气，数即消谷而大坚，一作紧。气盛则溲数，溲数即坚，坚数相搏，即为消渴。

3. 男子消渴，小便反多，以饮一斗，小便一斗，**肾气丸主之**［4 0 0 1 0 8 ★☆★］。方见脚气中。

4. **脉浮**，小便不利，微热，消渴者，宜利小便，发汗，**五苓散主之**［9 1 1 0 4 5 ☆☆★］。

5. 渴欲饮水，水入则吐者，名曰水逆，**五苓散主之**［9 1 1 0 4 5 ☆☆★］。方见上。

6. 渴欲饮水不止者，**文蛤散主之**［1 0 0 1 0 1 ☆☆☆］。

文蛤散方

文蛤五两

上一味，杵为散，以沸汤五合，和服方寸匕。

7. 淋之为病，小便如粟状，小腹弦急，痛引脐中。

8. 趺阳脉数，胃中有热，即消谷引食，大便必坚，小便即数。

9. 淋家不可发汗，发汗则必便血。

10. 小便不利者，有水气，其人若渴，用**栝楼瞿麦丸主之**［100005 ★☆★］。

栝楼瞿麦丸方

栝楼根二两　茯苓　薯蓣各三两　**附子一枚，炮**　瞿麦一两

上五味，末之，炼蜜丸梧子大，饮服三丸，日三服，**不知，增至七八丸，以小便利，腹中温为知。**

11. 小便不利，**蒲灰散主之**［200002 ☆☆☆］，**滑石白鱼散**［100003 ☆☆☆］，**茯苓戎盐汤**并主之［100003 ☆★☆］。

蒲灰散方

蒲灰七分　滑石三分

上二味，杵为散，饮服方寸匕，日三服。

滑石白鱼散方

滑石二分　乱发二分烧　白鱼二分

上三味，杵为散，饮服半钱匕，日三服。

茯苓戎盐汤方

茯苓半斤　白术二两　戎盐弹丸大，一枚

上三味，**先将茯苓、白术煎成，入戎盐，再煎**，分温三服。

12. 渴欲饮水，口干舌燥者，**白虎加人参汤主之**［700025 ★★★］。方见中暍中。

13. 脉浮，发热，渴欲饮水，小便不利者，**猪苓汤主之**［302025 ☆★☆］。

猪苓汤方

猪苓去皮　　茯苓　　阿胶　　滑石　　泽泻各一两

上五味，以水四升，**先煮四味，取二升**，去滓，**内胶烊消**，温服七合，日三服。

水气病脉证并治第十四

1. 师曰：病有风水、有皮水、有正水、有石水、有黄汗。风水，其脉自浮，外证骨节疼痛，恶风；皮水，其脉亦浮，外证胕肿，按之没指，不恶风，其腹如鼓，不渴，当发其汗。正水，其脉沉迟，外证自喘；石水，其脉自沉，外证腹满不喘。黄汗，其脉沉迟，身发热，胸满，四肢头面肿，久不愈，必致痈脓。

2. 脉浮而洪，浮则为风，洪则为气，风气相搏，风强则为隐疹，身体为痒，痒为泄风，久为痂癞；气强则为水，难以俯仰。风气相击，身体洪肿，汗出乃愈。恶风则虚，此为风水；不恶风者，小便通利，上焦有寒，其口多涎，此为黄汗。

3. 寸口脉沉滑者，中有水气，面目肿大，有热，名曰风水。视人之目裹上微拥，如蚕新卧起状，其颈脉动，时时咳，按其手足上，陷而不起者，风水。

4. 太阳病，脉浮而紧，法当骨节疼痛，反不疼，身体反重而酸，其人不渴，汗出即愈，此为风水。恶寒者，此为极虚，发汗得之。渴而不恶寒者，此为皮水。身肿而冷，状如周痹，胸中窒，不能食，反聚痛，暮躁不得眠，此为黄汗，痛在骨节。咳而喘，不渴者，此为脾胀，其状如肿，发汗即愈。然诸病此者，渴而下利，小便数者，皆不可发汗。

5. 里水者，一身面目黄肿，其**脉沉**，小便不利，故令病水。假如小便自利，此亡津液，故令渴也。**越婢加术汤主之**［200015 ★★☆］。方见下。

6. 趺阳脉当伏，今反紧，本自有寒，疝，瘕，腹中痛，医反下之，下之即胸满短气。

7. 趺阳脉当伏，今反数，本自有热，消谷，小便数，今反不利，此欲作水。

8. 寸口脉浮而迟，浮脉则热，迟脉则潜，热潜相搏，名曰沉。趺阳脉浮而数，浮脉即热，数脉即止，热止相搏，名曰伏。沉伏相搏，名曰水。沉则络脉虚，伏则小便难，虚难相搏，水走皮肤，即为水矣。

9. 寸口脉弦而紧，弦则卫气不行，即恶寒，水不沾流，走于肠间。

10. 少阴脉紧而沉，紧则为痛，沉则为水，小便即难。脉得诸沉，当责有水，身体肿重。水病脉出者，死。

11. 夫水病人，目下有卧蚕，面目鲜泽，脉伏，其人消渴。病水腹大，小便不利，其脉沉绝者，有水，可下之。

12. 问曰：病下利后，渴饮水，小便不利，腹满因肿者，何也？答曰：此法当病水，若小便自利及汗出者，自当愈。

13. 心水者，其身重而少气，不得卧，烦而躁，其人阴肿。

14. 肝水者，其腹大，不能自转侧，胁下腹痛，时时津液微生，小便续通。

15. 肺水者，其身肿，小便难，时时鸭溏。

16. 脾水者，其腹大，四肢苦重，津液不生，但苦少气，小便难。

17. 肾水者，其腹大，脐肿腰痛，不得溺，阴下湿如牛鼻上汗，其足逆冷，面反瘦。

18. 师曰：诸有水者，腰以下肿，当利小便；腰以上肿，当发汗乃愈。

19. 师曰：寸口脉沉而迟，沉则为水，迟则为寒，寒水相搏。趺阳脉伏，水谷不化，脾气衰则鹜溏，胃气衰则身肿。少阳脉卑，少阴脉细，男子则小便不利，妇人则经水不通。经为血，血不利则为水，名曰血分。

20. 问曰：病者苦水，面目身体四肢皆肿，小便不利，脉之，不言水，反言胸中痛，气上冲咽，状如炙肉，当微咳喘，审如师言，其脉何类？

师曰：寸口脉沉而紧，沉为水，紧为寒，沉紧相搏，结在关元，始时当微，年盛不觉，阳衰之后，荣卫相干，阳损阴盛，结寒微动，肾气上冲，喉咽塞噎，胁下急痛。医以为流饮而大下之，气击不去，其病不除。后重吐之，胃家虚烦，咽燥欲饮水，小便不利，水谷不化，面目手足浮肿。又与葶苈丸下水，当时如小瘥，食饮过度，肿复如前，胸胁苦痛，象若奔豚，其水扬溢，则浮咳喘逆。当先攻击卫气，令止，乃治咳；咳止，则喘自瘥。先治新病，病当在后。

21. 风水**脉浮**，身重，汗出恶风者，**防己黄芪汤主之**［200026 ☆★★］。腹痛加芍药。

防己黄芪汤方

防己一两　　黄芪一两一分　　白术三分　　甘草半两，炙

上剉，**每服五钱匕，生姜**四片，**枣**一枚，**水盏半，煎取八分**，去滓，**温服，良久再服。**

22. 风水恶风，一身悉肿，**脉浮**不渴，续自汗出，无大热，**越婢汤主之**［100015 ★★★］。

越婢汤方

麻黄六两　　石膏半斤　　生姜三两　　大枣十五枚　　甘草二两

上五味，以水六升，**先煮麻黄，去上沫**，内诸药，煮取三升，分温三服。**恶风者，加附子一枚炮；风水加术四两。**《古今录验》。

23. 皮水为病，四肢肿，水气在皮肤中，四肢聂聂动者，**防己茯苓汤主之**［100005 ★☆☆］。

防己茯苓汤方

防己三两　　黄芪三两　　桂枝三两　　**茯苓**六两　　甘草二两

上五味，以水六升，煮取二升，分温三服。

24. 里水，**越婢加术汤主之**［200016 ★★☆］；**甘草麻黄汤**亦主之［100002 ☆★★］。

越婢加术汤方见上于内加白术四两，又见脚气中。

甘草麻黄汤方

甘草二两　　麻黄四两

上二味，以水五升，**先煮麻黄，去上沫**，内甘草，煮取三升，温服一升，**重覆汗出，不汗，再服，慎风寒。**

25. 水之为病，其**脉沉小**，属少阴；浮者为风，无水，虚胀者，为气。水，发其汗即已。**脉沉者，宜麻黄附子汤**［010013 ★★☆］；浮者，**宜杏子汤**［01001X ※※※］。

麻黄附子汤方

麻黄三两　　甘草二两　　附子一枚，炮

上三味，以水七升，**先煮麻黄，去上沫**，内诸药，煮取二升半，温服八

分，日三服。

杏子汤方未见。恐是麻黄杏仁甘草石膏汤。

26. 厥而皮水者，**蒲灰散主之**［200002 ☆☆☆］。方见消渴中。

27. 问曰：黄汗之为病，身体肿，一作重。发热汗出而渴，状如风水，汗沾衣，色正黄如柏汁，**脉自沉**，何从得之？师曰：以汗出入水中浴，水从汗孔入，得之，**宜芪芍桂酒汤主之**［100013 ★★★］。

黄芪芍药桂枝苦酒汤方

黄芪五两　芍药三两　桂枝三两

上三味，**以苦酒一升，水七升，相和，煮**取三升，温服一升，**当心烦，服至六七日，乃解。若心烦不止者，以苦酒阻故也。**一方用美酒醢代苦酒。

28. 黄汗之病，两胫自冷；假令发热，此属历节。食已汗出，又身常暮盗汗出者，此劳气也。若汗出已，反发热者，久久其身必甲错；发热不止者，必生恶疮。若身重汗出已，辄轻者，久久必身瞤，瞤即胸中痛，又从腰以上必汗出，下无汗，腰髋弛痛，如有物在皮中状，剧者不能食，身疼重，烦躁，小便不利，此为黄汗。**桂枝加黄芪汤主之**［200016 ☆☆★］。

桂枝加黄芪汤方

桂枝　芍药各三两　甘草二两　生姜三两　大枣十二枚　黄芪二两

上六味，以水八升，煮取三升，温服一升，**须臾饮热稀粥一升余，以助药力，温服取微汗；若不汗，更服。**

29. 师曰：寸口脉迟而涩，迟则为寒，涩为血不足。趺阳脉微而迟，微则为气，迟则为寒，寒气不足，则手足逆冷；手足逆冷，则荣卫不利；荣卫不利，则腹满肠鸣相逐，气转膀胱，荣卫俱劳；阳气不通，即身冷，阴气不通，即骨疼；阳前通，则恶寒，阴前通，则痹不仁；阴阳相得，其气乃行，大气一转，其气乃散；实则失气，虚则遗尿，名曰气分。

30. 气分，心下坚大如盘，边如旋杯，水饮所作。**桂枝去芍药加麻辛附子汤主之**［100007 ★★★］。

桂枝去芍药加麻黄细辛附子汤方

桂枝三两　生姜三两　甘草二两　大枣十二枚　麻黄　细辛各二两

附子一枚，炮

上**七味**，以水七升，**煮麻黄，去上沫**，内诸药，煮取二升，分温三服。当汗出，**如虫行皮中，即愈**。

31. 心下坚大如盘，边如旋盘，水饮所作，**枳术汤主之**［100002★☆★］。

枳术汤方

枳实七枚　白术二两

上二**味**，以水五升，煮取三升，分温三服，**腹中软，即当散也**。

附方

《外台》防己黄芪汤　治风水，脉浮为在表，其人或头汗出，表无他病，病者但下重，从腰以上为和，腰以下当肿及阴，难以屈伸。方见风湿中。

黄疸病脉证并治第十五

1. 寸口脉浮而缓，浮则为风，缓则为痹，痹非中风，四肢苦烦，脾色必黄，瘀热以行。

2. 趺阳脉紧而数，数则为热，热则消谷，紧则为寒，食即为满。尺脉浮为伤肾，趺阳脉紧为伤脾。风寒相搏，食谷即眩，谷气不消，胃中苦浊，浊气下流，小便不通，阴被其寒，热流膀胱，身体尽黄，名曰谷疸。额上黑，微汗出，手足中热，薄暮即发，膀胱急，小便自利，名曰女劳疸；腹如水状不治。心中懊憹而热，不能食，时欲吐，名曰酒疸。

3. 阳明病，脉迟者，食难用饱，饱则发烦头眩，小便必难，此欲作谷疸。虽下之，腹满如故，所以然者，脉迟故也。

4. 夫病酒黄疸，必小便不利，其候心中热，足下热，是其证也。

5. 酒黄疸者，或无热，请言了，腹满欲吐，鼻燥。其脉浮者，先吐之；沉弦者，先下之。

6. 酒疸，心中热，欲呕者，吐之愈。

7. 酒疸下之，久久为黑疸，目青面黑，心中如噉蒜齑状，大便正黑，皮肤爪之不仁，其脉浮弱，虽黑微黄，故知之。

8. 师曰：病黄疸，发热烦喘，胸满口燥者，以病发时，火劫其汗，两热所得。然黄家所得，从湿得之。一身尽发热而黄，肚热，热在里，当下之。

9. 脉沉，渴欲饮水，小便不利者，皆发黄。

10. 腹满，舌痿黄，燥不得睡，属黄家。舌痿疑作身痿。

11. 黄疸之病，当以十八日为期，治之十日以上瘥，反极为难治。

12. 疸而渴者，其疸难治；疸而不渴者，其疸可治。发于阴部，其人必呕；阳部，其人振寒而发热也。

13. 谷疸之为病，寒热不食，食即头眩，心胸不安，久久发黄，为谷疸。**茵陈蒿汤主之**［3 0 0 0 0 3 ★★★］。

茵陈蒿汤方

茵陈蒿六两　栀子十四枚　大黄二两

上三味，以水一斗，**先煮茵陈，减六升**，内二味，煮取三升，去滓，分温三服。**小便当利，尿如皂角汁状，色正赤，一宿腹减，黄从小便去也。**

14. 黄家日晡所发热，而反恶寒，此为女劳得之。膀胱急，少腹满，身尽黄，额上黑，足下热，因作黑疸。其腹胀如水状，大便必黑，时溏，此女劳之病，非水也。腹满者难治。**硝石矾石散主之**［1 0 0 0 0 2 ☆☆★］。

硝石矾石散方

硝石　矾石烧，等分

上二味，为散，以大麦粥汁，**和服**方寸匕，日三服，**病随大小便去，小便正黄，大便正黑，是候也。**

15. 酒黄疸，心中懊憹，或热痛，**栀子大黄汤主之**［1 0 0 0 0 4 ☆☆☆］。

栀子大黄汤方

栀子十四枚　大黄一两　枳实五枚　豉一升

上四味，以水六升，煮取二升，分温三服。

16. 诸病黄家，但利其小便。假令**脉浮**，当以汗解之，**宜桂枝加黄芪汤主之**［2 0 0 0 1 6 ☆☆★］。方见水病中。

17. 诸黄，**猪膏发煎主之**［1 0 0 1 0 2 ☆★★］。

猪膏发煎方

猪膏半斤　乱发如鸡子大三枚

上二味，**和膏中煎之，发消药成，分再服，病从小便出。**

18. 黄疸病，**茵陈五苓散主之**［1 0 0 0 0 6 ☆☆☆］。一本云茵陈汤及五苓散并主之。

茵陈五苓散方

茵陈蒿末十分　五苓散五分。方见痰饮中。

上二物和，先食饮方寸匕，日三服。

19. 黄疸腹满，小便不利而赤，自汗出，此为表和里实，当下之，**宜大黄硝石汤**［0 1 0 0 0 4 ★★★］。

大黄硝石汤方

大黄　黄柏　硝石各四两　栀子十五枚

上**四味**，以水六升，煮取二升，去滓，**内硝，更煮取一升，顿服**。

20. 黄疸病，小便色不变，欲自利，腹满而喘，不可除热，热除必哕。哕者，**小半夏汤主之**［3 0 0 0 0 2 ★★☆］。方见痰饮中。

21. 诸黄，腹痛而呕者，**宜柴胡汤**［10 2 10 0 8 7 ★★★］。必小柴胡汤，方见呕吐中。

22. 男子黄，小便自利，**当与虚劳小建中汤**［3 0 2 0 1 6 ★★★］。方见虚劳中。

附方

瓜蒂汤　治诸黄。方见暍病中。

《千金》麻黄醇酒汤　治黄疸。

麻黄三两

上一味，以美清酒五升，煮取二升半，顿服尽，冬月用酒，春月用水煮之。

惊悸吐衄下血胸满瘀血病脉证治第十六

1. 寸口脉动而弱，动即为惊，弱则为悸。

2. 师曰：尺脉浮，目睛晕黄，衄未止；晕黄去，目睛慧了，知衄今止。

3. 又曰：从春至夏，衄者，太阳；从秋至冬，衄者，阳明。

4. 衄家不可汗，汗出必额上陷，脉紧急，直视不能眴，不得眠。

5. 病人面无色，无寒热。脉沉弦者，衄；浮弱，手按之绝者，下血；烦咳者，必吐血。

6. 夫吐血，咳逆上气，其脉数而有热，不得卧者，死。

7. 夫酒客咳者，必致吐血，此因极饮过度所致也。

8. 寸口脉弦而大，弦则为减，大则为芤，减则为寒，芤则为虚，寒虚相击，此名曰革，妇人则半产漏下，男子则亡血。

9. 亡血不可发其表，汗出即寒栗而振。

10. 病人胸满，唇痿舌青，口燥，但欲嗽水，不欲咽，无寒热，脉微大来迟，腹不满，其人言我满，为有瘀血。

11. 病者如热状，烦满，口干燥而渴，其脉反无热，此为阴状，是瘀血也，当下之。

12. 火邪者，**桂枝去芍药加蜀漆牡蛎龙骨救逆汤主之**［200017 ★★☆］。

桂枝救逆汤方

桂枝三两，去皮　甘草二两，炙　生姜三两　**牡蛎**五两，熬　**龙骨**四两　大枣十二枚　蜀漆三两，洗去腥

上为末，以水一斗二升，先煮蜀漆，减二升，内诸药，煮取三升，去滓，温服一升。

13. 心下悸者，**半夏麻黄丸主之**［100002 ☆☆☆］。

半夏麻黄丸方

半夏　麻黄等分

上二味，末之，炼蜜和丸，小豆大，饮服三丸，日三服。

14. 吐血不止者，**柏叶汤主之**［100003 ☆★☆］。

柏叶汤方

柏叶　干姜各三两　艾三把

上三味，以水五升，取马通汁一升，合煮，取一升，分温再服。

15. 下血，先便后血，此远血也，**黄土汤主之**［100007 ★☆☆］。

黄土汤方亦主吐血、衄血。

甘草　干地黄　白术　附子炮　阿胶　黄芩各三两　灶中黄土半斤

上七味，以水八升，煮取三升，分温二服。

16. 下血，先血后便，此近血也，**赤小豆当归散主之**［200012 ☆☆★］。方见狐惑中。

17. 心气不足，吐血、衄血，**泻心汤主之**［200003 ☆★★］。

泻心汤方亦治霍乱。

大黄二两　黄连　黄芩各一两

上三味，以水三升，煮取一升，顿服之。

呕吐哕下利病脉证治第十七

1. 夫呕家有痈脓，不可治呕，脓尽自愈。

2. 先呕却渴者，此为欲解，先渴却呕者，为水停心下，此属饮家。呕家本渴，今反不渴者，以心下有支饮故也，此属支饮。

3. 问曰：病人脉数，数为热，当消谷引食，而反吐者何也？师曰：以发其汗，令阳微，膈气虚，脉乃数。数为客热，不能消谷，胃中虚冷故也。脉弦者虚也。胃气无余，朝食暮吐，变为胃反。寒在于上，医反下之，今脉反弦，故名曰虚。

4. 寸口脉微而数，微则无气，无气则荣虚，荣虚则血不足，血不足则胸中冷。

5. 趺阳脉浮而涩，浮则为虚，涩则伤脾，脾伤则不磨，朝食暮吐，暮食朝吐，宿谷不化，名曰胃反。脉紧而涩，其病难治。

6. 病人欲吐者，不可下之。

7. 哕而腹满，视其前后，知何部不利，利之即愈。

8. 呕而胸满者，**茱萸汤主之**［500004 ★☆☆］。

茱萸汤方

吴茱萸一升　人参三两　生姜六两　大枣十二枚

上四味，以水五升，煮取三升，温服七合，日三服。

9. 干呕吐涎沫，头痛者，**茱萸汤主之**［500004 ★☆☆］。方见上。

10. 呕而肠鸣，心下痞者，**半夏泻心汤主之**［110007 ★★☆］。

半夏泻心汤方

半夏半升，洗　黄芩　干姜　人参各三两　黄连一两　大枣十二枚　甘草三两，炙

上七味，以**水一斗**，**煮取六升**，去滓，**再煮**取三升，温服一升，日三服。

11. 干呕而利者，**黄芩加半夏生姜汤主之**［2 0 0 0 0 6 ★☆☆］。

黄芩加半夏生姜汤方

黄芩三两　甘草二两，炙　芍药二两　**半夏**半升　**生姜**三两　大枣二十枚

上六味，以水一斗，煮取三升，去滓，温服一升，日再，夜一服。

12. 诸呕吐谷不得下者，**小半夏汤主之**［3 0 0 0 0 2 ★★☆］。方见痰饮中。

13. 呕吐而病在膈上，后思水者，解，急与之。思水者，**猪苓散主之**［1 0 0 0 0 3 ☆☆☆］。

猪苓散方

猪苓　茯苓　白术各等分

上三**味**，杵为散，饮服方寸匕，日三服。

14. 呕而**脉弱**，小便复利，身有微热，见厥者难治，**四逆汤主之**［8 5 0 1 8 3 ★☆★］。

四逆汤方

附子一枚，生用　干姜一两半　甘草二两，炙

上三**味**，以水三升，煮取一升二合，去滓，分温再服，**强人可大附子一枚，干姜三两。**

15. 呕而发热者，**小柴胡汤主之**［10 2 10 0 8 7 ★★★］。

小柴胡汤方

柴胡半斤　**黄芩**三两　人参三两　甘草三两　**半夏**半斤　**生姜**三两　大枣十二枚

上**七味**，以**水一斗二升**，**煮取六升**，去滓，**再煎**取三升，温服一升，日三服。

16. 胃反呕吐者，**大半夏汤主之**［1 0 0 0 0 3 ★★★］《千金》云：治胃反不受食，食入即吐。《外台》云：治呕心下痞硬者。

大半夏汤方

半夏二升，洗完用　人参三两　白蜜一升

上三味，以水一斗二升，和蜜扬之二百四十遍，煮药取升半，温服一升，余分再服。

17. 食已即吐者，**大黄甘草汤主之**［1 0 0 0 0 2 ☆★☆］。《外台》方又治吐水。

大黄甘草汤方

大黄四两　甘草一两

上二味，以水三升，煮取一升，分温再服。

18. 胃反，吐而渴欲饮水者，**茯苓泽泻汤主之**［1 0 0 0 0 6 ☆★☆］。

茯苓泽泻汤方《外台》云：治消渴脉绝，胃反吐食方。有小麦一升。

茯苓半斤　泽泻四两　甘草二两　桂枝二两　白术三两　生姜四两

上六味，以水一斗，煮取三升，内泽泻，再煮取二升半，温服八合，日三服。

19. 吐后渴欲得水而贪饮者，**文蛤汤主之**［1 0 0 0 1 7 ☆☆☆］；兼主微风，脉肾头痛。

文蛤汤方

文蛤五两　麻黄　甘草　生姜各三两　石膏五两　杏仁五十枚　大枣十二枚

上七味，以水六升，煮取二升，温服一升，汗出即愈。

20. 干呕吐逆，吐涎沫，**半夏干姜散主之**［1 0 0 0 C 2 ☆★★］。

半夏干姜散方

半夏　干姜各等分

上二味，杵为散，取方寸匕，浆水一升半，煎取七合，顿服之。

21. 病人胸中似喘不喘，似呕不呕，似哕不哕，彻心中愦愦然无奈者，**生姜半夏汤主之**［1 0 0 0 0 2 ★★★］。

生姜半夏汤方

半夏半斤　生姜汁一升

上二味，以水三升，煮半夏，取二升，内生姜汁，煮取一升半，小冷，分四服，日三夜一服。止，停后服。

22. 干呕哕，若手足厥者，**橘皮汤主之**［1 0 0 0 0 2 ★☆☆］。

橘皮汤方

橘皮四两　生姜半斤

上二**味**，以水七升，煮取三升，温服一升，**下咽即愈**。

23. 哕逆者，**橘皮竹茹汤主之**［1 0 0 0 0 6 ★☆☆］。

橘皮竹茹汤方

橘皮二升　**竹茹**二升　**大枣**三十个　生姜半斤　**甘草**五两　**人参**一两

上六**味**，以水一斗，煮取三升，温服一升，日三服。

24. 夫六府气绝于外者，手足寒，上气脚缩；五藏气绝于内者，利不禁，下甚者，手足不仁。

25. 下利脉沉弦者，下重；脉大者，为未止；脉微弱数者，为欲自止，虽发热，不死。

26. 下利，手足厥冷，无脉者，灸之不温。若脉不还，反微喘者，死。少阴负趺阳者，为顺也。

27. 下利有微热而渴，脉弱者，今自愈。

28. 下利脉数，有微热汗出，今自愈，设脉紧为未解。

29. 下利脉数而渴者，今自愈，设不瘥，必清脓血，以有热故也。

30. 下利脉反弦、发热、身汗者，自愈。

31. 下利气者，当利其小便。

32. 下利，寸脉反浮数，尺中自涩者，必清脓血。

33. 下利清谷，不可攻其表，汗出必胀满。

34. 下利脉沉而迟，其人面少赤，身有微热，下利清谷者，必郁冒，汗出而解，病人必微热。所以然者，其面戴阳，下虚故也。

35. 下利后，脉绝，手足厥冷。晬时脉还，手足温者生，脉不还者死。

36. 下利，腹胀满，身体疼痛者，先温其里，乃攻其表。温里**宜四逆汤**［8 5 0 1 8 3 ★☆★］，攻表**宜桂枝汤**［3 16 7 5 12 5 ☆★★］。

四逆汤方方见上。

桂枝汤方

桂枝三两，去皮　芍药三两　甘草二两，炙　生姜三两　大枣十二枚上五味，㕮咀，以水七升，微火煮取三升，去滓，适寒温，服一升。服已，须臾，啜稀粥一升，以助药力，温覆令一时许，遍身漐漐，微似有汗者益佳，不可令如水淋漓。若一服汗出病瘥，停后服。

37. 下利三部脉皆平，按之心下坚者，急下之，宜大承气汤［5 22 4 1 12 4 ☆★★］。

38. 下利脉迟而滑者，实也。利未欲止，急下之，宜大承气汤［5 22 4 1 12 4 ☆★★］。

39. 下利脉反滑者，当有所去，下乃愈，宜大承气汤［5 22 4 1 12 4 ☆★★］。

40. 下利已瘥，至其年月日时复发者，以病不尽故也，当下之，宜大承气汤［5 22 4 1 12 4 ☆★★］。

大承气汤方见痉病中。

41. 下利谵语者，有燥屎也，小承气汤主之［3 1 4 0 3 3 ☆☆★］。

小承气汤方

大黄四两　厚朴二两，炙　枳实大者，三枚，炙

上三味，以水四升，煮取一升二合，去滓，分温二服。得利则止。

42. 下利便脓血者，桃花汤主之［3 0 0 0 0 3 ★★★］。

桃花汤方

赤石脂一斤，一半剉，一半筛末　干姜一两　粳米一升

上三味，以水七升，煮米令熟，去滓，温七合，内赤石脂末方寸匕，日三服。若一服愈，余勿服。

43. 热利重下者，白头翁汤主之［3 0 0 0 0 4 ☆☆☆］。

白头翁汤方

白头翁二两　黄连　黄柏　秦皮各三两

上四味，以水七升，煮取二升，去滓，温服一升，不愈更服。

44. 下利后更烦，按之心下濡者，为虚烦也，栀子豉汤主之［6 1 0 1 1 2 ☆★★］。

栀子豉汤方

栀子十四枚　香豉四合，绵裹

上二味，以水四升，先煮栀子得二升半。内豉，煮取一升半，去滓，分二服，温进一服，得吐则止。

45. 下利清谷，里寒外热，汗出而厥者，**通脉四逆汤主之**［300013 ★☆★］。

通脉四逆汤方

附子大者一枚，生用　干姜三两，强人可四两　甘草二两，炙

上三味，以水三升，煮取一升二合，去滓，分温再服。

46. 下利肺痛，**紫参汤主之**［100002 ☆★☆］。

紫参汤方

紫参半斤　甘草三两

上二味，以水五升，先煮紫参取二升，内甘草，煮取一升半，分温三服。疑非仲景方。

47. 气利，**诃梨勒散主之**［100001 ☆☆★］。

诃梨勒散方

诃梨勒十枚，煨

上一味，为散，粥饮和，顿服。疑非仲景方。

附方

《千金翼》小承气汤　治大便不通，哕，数谵语。方见上。

《外台》黄芩汤　治干呕下利。

黄芩　人参　干姜各三两　桂枝一两　大枣十二枚　半夏半升

上六味，以水七升，煮取三升，温分三服。

疮痈肠痈浸淫病脉证并治第十八

1. 诸浮数脉，应当发热，而反洒淅恶寒，若有痛处，当发其痈。

2. 师曰：诸痈肿，欲知有脓无脓，以手掩肿上，热者为有脓，不热者为

无脓。

3. 肠痈之为病，其身甲错，腹皮急，按之濡，如肿状，腹无积聚，身无热，**脉数**，此为腹内有痈脓，**薏苡附子败酱散主之**［100013 ☆☆★］。

薏苡附子败酱散方

薏苡仁十分　附子二分　败酱五分

上三**味**，杵为末，取方寸匕，以水二升，煎减半，**顿服**。**小便当下**。

4. 肠痈者，少腹肿痞，按之即痛如淋，小便自调，时时发热，自汗出，复恶寒，其**脉迟紧**者，脓未成，可下之，当有血。**脉洪数**者脓已成，不可下也，**大黄牡丹汤主之**［100015 ★★★］。

大黄牡丹汤方

大黄四两　牡丹一两　**桃仁**五十个　瓜子半升　芒硝三合

上五**味**，以水六升，煮取一升，去滓，**内芒硝再煎沸，顿服之，有脓当下，如无脓，当下血。**

5. 问曰：寸口脉浮微而涩，然当亡血，若汗出，设不汗者云何？答曰：若身有疮，被刀斧所伤，亡血故也。

6. 病金疮，**王不留行散主之**［100009 ★★★］。

王不留行散方

王不留行十分，八月八日采　蒴藋细叶十分，七月七日采　桑东南根白皮，十分，三月三日采　甘草十八分　川椒三分，除目及闭口者，汗　黄芩二分　干姜二分　芍药二分　厚朴二分

上九味，桑根皮以上三味，烧灰存性，勿令灰过，各别杵筛，合治之为散，服方寸匕，小疮即粉之，大疮但服之。产后亦可服。如风寒，桑东根勿取之。前三物，皆阴干百日。

排脓散方［000103 ☆☆★］

枳实十六枚　芍药六分　桔梗二分

上三味，杵为散，取**鸡子黄一枚，以药散与鸡黄相等，揉和令相得，饮和服之，**日一服。

排脓汤方［000104 ☆★☆］

甘草二两　桔梗三两　生姜一两　大枣十枚

上**四味**，以**水三升**，**煮取一升**，温服五合，日再服。

7. 浸淫疮，从口流向四肢者可治，从四肢流来入口者不可治。

8. 浸淫疮，**黄连粉主之**［1 0 0 0 0 X ※※※］。方未见。

趺蹶手指臂肿转筋阴狐疝蛔虫病脉证治第十九

1. 师曰：病趺蹶，其人但能前不能却，刺腨入二寸，此太阳经伤也。

2. 病人常以手指臂肿动，此人身体瞤瞤者，**藜芦甘草汤主之**［1 0 0 0 0 X ※※※］。

藜芦甘草汤方未见。

3. 转筋之为病，其人臂脚直，**脉上下行**，**微弦**，转筋入腹者，**鸡屎白散主之**［1 0 0 0 1 1 ☆☆☆］。

鸡屎白散方

鸡屎白

上**一味**为散，取方寸匕，以水六合，和，温服。

4. 阴狐疝气者，偏有小大，时时上下，**蜘蛛散主之**［1 0 0 0 0 2 ☆☆☆］。

蜘蛛散方

蜘蛛十四枚，熬焦　　桂枝半两

上**二味**为散，取八分一匕，饮和服，日再服，蜜丸亦可。

5. 问曰：病腹痛有虫，其脉何以别之？师曰：腹中痛，其脉当沉，若弦，反洪大，故有蛔虫。

6. 蛔虫之为病，令人吐涎，心痛，发作有时。毒药不止，**甘草粉蜜汤主之**［1 0 0 0 0 3 ☆★★］。

甘草粉蜜汤方

甘草二两　　粉一两重　　蜜四两

上三味，以水三升，**先煮甘草**，**取二升**，去滓，**内粉蜜**，**搅令和**，**煎如薄粥**，**温服一升**，**瘥即止**。

7. 蛔厥者，当吐蛔。令病者静而复时烦，此为藏寒，蛔上入膈，故烦。须臾复止，得食而呕，又烦者，蛔闻食臭出，其人常自吐蛔。

8. 蛔厥者，**乌梅丸主之**［2 0 0 0 1 10 ☆★★］。

乌梅丸方

乌梅三百个　细辛六两　干姜十两　黄连一斤　当归四两　附子六两，炮　川椒四两，去汗　桂枝六两　人参　黄柏各六两

上十味，**异捣筛，合治之，以苦酒渍乌梅一宿，去核蒸之，五升米下，饭熟，捣成泥，和药令相得，内臼中，与蜜杵二千下，丸如梧子大，先食，饮服十丸**。三服，**稍加至二十丸**。**禁生冷滑臭等食**。

妇人妊娠病脉证并治第二十

1. 师曰：妇人得**平脉**、**阴脉小弱**，其人渴，不能食，无寒热，名妊娠，**桂枝汤主之**［3 16 7 5 12 5 ☆★★］。方见利中。于法六十日当有此证，设有医治逆者，却一月，加吐下者，则绝之。

2. 妇人宿有癥病，经断未及三月，而得漏下不止。胎动在脐上者，为癥痼害。妊娠六月动者，前三月经水利时胎也。下血者，后断三月衃也。所以血不止者，其癥不去故也，当下其癥。**桂枝茯苓丸主之**［1 0 0 0 0 5 ☆☆☆］。

桂枝茯苓丸方

桂枝　茯苓　牡丹去心　桃仁去皮尖，熬　芍药各等分

上**五味**，末之，炼蜜和丸，如兔屎大，每日食前服一丸，不知，加至三丸。

3. 妇人怀娠六七月，**脉弦**、发热，其胎愈胀，腹痛恶寒者，少腹如扇，所以然者，子藏开故也，**当以附子汤温其藏**［2 0 0 1 2 5 ★☆☆］。方未见。

4. 师曰：妇人有漏下者，有半产后因续下血都不绝者，有妊娠下血者。假令妊娠腹中痛，为胞阻，**胶艾汤主之**［1 0 0 0 0 7 ★★★］。

芎归胶艾汤方一方加干姜一两。胡洽治妇人胞动无干姜。

芎䓖　阿胶　甘草各二两　艾叶　当归各三两　芍药四两　**干地黄四两**

上**七味**，以**水五升**，**清酒三升**，**合煮**，取三升，去滓，**内胶**，**令消尽**，**温服一升**，**日三服**，**不瘥更作**。

5. 妇人怀妊，腹中㽲痛，**当归芍药散主之**［2 0 0 0 0 6 ☆☆★］。

当归芍药散方

当归三两　芍药一斤　茯苓四两　白术四两　泽泻半斤　芎䓖半斤，一作三两

上六味，杵为散，取方寸匕，**酒和**，日三服。

6. 妊娠呕吐不止，**干姜人参半夏丸主之**［1 0 0 0 0 3 ☆★☆］。

干姜人参半夏丸方

干姜　人参各一两　半夏二两

上三味，末之，以**生姜汁糊为丸**，如梧子大，饮服十丸，日三服。

7. 妊娠小便难，饮食如故，**归母苦参丸主之**［1 0 0 0 0 3 ☆☆☆］。

当归贝母苦参丸方男子加滑石半两。

当归　贝母　苦参各四两

上三味，末之，炼蜜丸如小豆大，饮服三丸，加至十丸。

8. 妊娠有水气，身重，小便不利，洒淅恶寒，起即头眩，**葵子茯苓散主之**［1 0 0 0 0 2 ☆☆★］。

葵子茯苓散方

葵子一斤　茯苓三两

上二味，杵为散，饮服方寸匕，日三服。**小便利则愈**。

9. 妇人妊娠，宜常服**当归散主之**［1 0 0 0 0 5 ☆☆★］。

当归散方

当归　黄芩　芍药　芎䓖各一斤　白术半斤

上五味，杵为散，**酒饮**服方寸匕，日再服。**妊娠常服即易产。胎无苦疾，产后百病悉主之。**

10. 妊娠养胎，**白术散主之**［1 0 0 0 0 4 ☆☆★］。

白术散方见《外台》。

白术四分　芎䓖四分　蜀椒三分，去汗　牡蛎二分

上四味，杵为散，**酒服一钱匕，日三服，夜一服。但苦痛，加芍药；心下毒**

痛，倍加芎䓖；心烦吐痛，不能食饮，加细辛一两，半夏大者二十枚，服之后更以醋浆水服之；若呕，以醋浆水服之复不解者，小麦汁服之；已后渴者，大麦粥服之。病虽愈，服之勿置。

11. 妇人伤胎，怀身腹满，不得小便，从腰以下重，如有水气状，怀身七月，太阴当养不养，此心气实，当刺泻劳宫及关元。小便微利则愈。见《玉函》。

妇人产后病脉证治第二十一

1. 问曰：新产妇人有三病，一者病痉，二者病郁冒，三者大便难，何谓也？师曰：新产血虚多汗出，喜中风，故令病痉；亡血复汗，寒多故令郁冒；亡津液胃燥，故大便难。

2. 产妇郁冒，其脉微弱，不能食，大便反坚，但头汗出。所以然者，血虚而厥，厥而必冒，冒家欲解，必大汗出。以血虚下厥，孤阳上出，故头汗出。所以产妇喜汗出者，亡阴血虚，阳气独盛，故当汗出，阴阳乃复。大便坚，呕不能食，**小柴胡汤主之**［10 2 10 0 8 7 ★★★］。方见呕吐中。

3. 病解能食，七八日更发热者，此为胃实，**大承气汤主之**［5 22 4 1 12 4 ☆★★］。方见痉中。

4. 产后腹中㽲痛，**当归生姜羊肉汤主之**［2 0 0 0 0 3 ★☆★］，并治腹中寒疝，虚劳不足。

当归生姜羊肉汤方见寒疝中。

5. 产后腹痛，烦满不得卧，**枳实芍药散主之**［1 0 0 1 0 2 ☆☆★］。

枳实芍药散方

枳实烧令黑，勿太过　　芍药等分

上二味，杵为散，服方寸匕，日三服，**并主痈脓，以麦粥下之。**

6. 师曰：产妇腹痛，法当**以枳实芍药散**［1 0 0 1 0 2 ☆☆★］，假令不愈者，此为腹中有干血着脐下，宜**下瘀血汤主之**［1 0 0 0 0 3 ★★★］。亦主经水不利。

下瘀血汤方

大黄二两　　桃仁二十枚　　䗪虫二十枚，熬，去足

上三味，末之，炼蜜合为四丸，以酒一升，煎一丸，取八合，顿服之。新血

下如豚肝。

7. 产后七八日，无太阳证，少腹坚痛，此恶露不尽，不大便，烦躁发热，**切脉微实**，再倍发热，日晡时烦躁者，不食，食则谵语，至夜即愈，**宜大承气汤主之**［5 22 4 1 12 4 ☆★★］。热在里，结在膀胱也。方见痉病中。

8. 产后风，续之数十日不解，头微痛，恶寒，时时有热，心下闷，干呕汗出。虽久，阳旦证续在耳，**可与阳旦汤**［3 16 7 5 12 5 ☆★★］。即桂枝汤方，见下利中。

9. 产后中风发热，面正赤，喘而头痛，**竹叶汤主之**［1 0 0 0 0 10 ★☆★］。

竹叶汤方

竹叶一把　葛根三两　防风　桔梗　桂枝　人参　甘草各一两　附子一枚，炮　大枣十五枚　生姜五两

上十味，以水一斗煮取二升半，分温三服，**温覆使汗出。颈项强，用大附子一枚，破之如豆大，煎药扬去沫，呕者加半夏半升洗。**

10. 妇人乳中虚烦乱呕逆，安中益气，**竹皮大丸主之**［1 0 0 0 0 5 ☆★★］。

竹皮大丸方

生竹茹二分　石膏二分　桂枝一分　甘草七分　白薇一分

上五味，末之，**枣肉和丸**，弹子大，以饮服一丸，**日三夜一服。有热者，倍白薇，烦喘者，加柏实一分。**

11. 产后下利虚极，**白头翁加甘草阿胶汤主之**［1 0 0 0 0 6 ☆★☆］。

白头翁加甘草阿胶汤方

白头翁二两　黄连　柏皮　秦皮各三两　甘草二两　阿胶二两

上六味，以水七升，煮取二升半，**内胶，令消尽**，分温三服。

附方

《千金》三物黄芩汤　治妇人在草蓐，自发露得风，四肢苦烦热，头痛者，与小柴胡汤。头不痛，但烦者，此汤主之。

黄芩一两　苦参二两　干地黄四两

上三味，以水八升，煮取二升，温服一升。多吐下虫。

《千金》内补当归建中汤　治妇人产后虚羸不足。腹中刺痛不止，吸吸少

气，或苦少腹中急，摩痛引腰背，不能食饮，产后一月，日得四五剂为善。令人强壮，宜。

当归四两　桂枝三两　芍药六两　生姜三两　甘草二两　大枣十二枚

上六味，以水一斗，煮取三升，分温三服，一日令尽，若大虚，加饴糖六两。汤成内之于火上暖，令饴消，若去血过多，崩伤内衄不止，加地黄六两，阿胶二两，合八味，汤成内阿胶。若无当归，以芎䓖代之；若无生姜，以干姜代之。

妇人杂病脉证并治第二十二

1. 妇人中风，七八日续来寒热，发作有时，经水适断，此为热入血室，其血必结，故使如疟状，发作有时，**小柴胡汤主之**［10 2 10 0 8 7 ★★★］。方见呕吐中。

2. 妇人伤寒发热，经水适来，昼日明了，暮则谵语，如见鬼状者，此为热入血室，治之无犯胃气及上二焦，必自愈。

3. 妇人中风，发热恶寒，经水适来，得七八日热除脉迟身凉和，胸胁满，如结胸状，谵语者，此为热入血室也。当刺期门，随其实而取之。

4. 阳明病，下血谵语者，此为热入血室，但头汗出，当刺期门，随其实而泻之。濈然汗出者愈。

5. 妇人咽中如有炙脔，**半夏厚朴汤主之**［1 0 0 0 0 5 ☆☆★］。

半夏厚朴汤方《千金》作胸满、心下坚、咽中帖帖如有炙肉，吐之不出，吞之不下。

半夏一升　厚朴三两　茯苓四两　生姜五两　干苏叶二两

上五味，以水七升，煮取四升，分温四服，日三夜一服。

6. 妇人藏躁，喜悲伤欲哭，象如神灵所作，数欠伸，**甘麦大枣汤主之**［1 0 0 0 0 3 ☆☆☆］。

甘草小麦大枣汤方

甘草三两　小麦一升　大枣十枚

上三味，以水六升，煮取三升，温分三服，亦补脾气。

7. 妇人吐涎沫，医反下之，心下即痞，当先治其吐涎沫，**小青龙汤主之**［5 0 0 0 0 8 ★★★］。涎沫止，乃治痞，**泻心汤主之**［2 0 0 0 0 3 ☆★★］。

小青龙汤方见痰饮中。

泻心汤方见惊悸中。

8. 妇人之病，因虚、积冷、结气，为诸经水断绝，至有历年，血寒积结胞门，寒伤经络。凝坚在上，呕吐涎唾，久成肺痈，形体损分；在中盘结，绕脐寒疝，或两胁疼痛，与藏相连；或结热中，痛在关元。脉数无疮，肌若鱼鳞，时着男子，非止女身。在下未多，经候不匀。冷阴掣痛，少腹恶寒，或引腰脊，下根气街，气冲急痛，膝胫疼烦，奄忽眩冒，状如厥癫，或有忧惨，悲伤多嗔，此皆带下，非有鬼神，久则羸瘦，脉虚多寒。

三十六病，千变万端。审脉阴阳，虚实紧弦，行其针药，治危得安，其虽同病，脉各异源，子当辨记，勿谓不然。

9. 问曰：妇人年五十所，病下利，数十日不止，暮即发热，少腹里急，腹满，手掌烦热，唇口干燥，何也？师曰：此病属带下，何以故？曾经半产，瘀血在少腹不去。何以知之？其证唇口干燥，故知之，当以**温经汤主之**［1000012 ☆☆★］。

温经汤方

吴茱萸三两　当归　芎䓖　芍药各二两　人参　桂枝　阿胶　牡丹去心　生姜　甘草各二两　半夏半升　麦门冬一升，去心

上十二味，以水一斗，煮取三升，分温三服。**亦主妇人少腹寒，久不受胎，兼取崩中去血，或月水来过多，及至期不来。**

10. 带下，经水不利，少腹满痛，经一月再见者，**土瓜根散主之**［100004 ☆☆★］。

土瓜根散方阴癞肿亦主之。

土瓜根　芍药　桂枝　䗪虫各三分

上**四味**，杵为散，**酒服**方寸匕，日三服。

11. **寸口脉弦而大**，**弦**则为减，**大**则为**芤**，减则为寒，**芤**则为虚，寒虚相搏，此名曰革，妇人则半产漏下，**旋覆花汤主之**［200013 ☆★★］。

旋覆花汤方

旋覆花三两　葱十四茎　新绛少许

上三味，以水三升，煮取一升，顿服之。

12. 妇人陷经，漏下，黑不解，**胶姜汤主之**［10000X ※※※］。臣亿等校诸本无胶姜汤方，想是前妊娠中胶艾汤。

13. 妇人少腹满如敦状，小便微难而不渴，生后者，此为水与血并结在血室也，**大黄甘遂汤主之**［100003 ★★★］。

大黄甘遂汤方

大黄四两　甘遂二两　阿胶二两

上三味，以水三升，煮取一升，顿服之，其血当下。

14. 妇人经水不利下，**抵当汤主之**［320034 ★☆★］。亦治男子膀胱满急，有瘀血者。

抵当汤方

水蛭三十个，熬　虻虫三十枚，熬，去翅足　桃仁二十个，去皮尖　大黄三两，酒浸

上四味，为末，以水五升，煮取三升，去滓，温服一升。

15. 妇人经水闭不利，藏坚癖不止，中有干血，下白物，**矾石丸主之**［100002 ☆☆★］。

矾石丸方

矾石三分，烧　杏仁一分

上二味，末之，炼蜜和丸，枣核大，内藏中，剧者再内之。

16. 妇人六十二种风，及腹中血气刺痛，**红蓝花酒主之**［100001 ☆★★］。

红蓝花酒方疑非仲景方。

红蓝花一两

上一味，以酒一大升，煎减半，顿服一半。未止，再服。

17. 妇人腹中诸疾痛，**当归芍药散主之**［200006 ☆☆★］。

当归芍药散方见前妊娠中。

18. 妇人腹中痛，**小建中汤主之**［302016 ★★★］。

小建中汤方见前虚劳中。

19. 问曰：妇人病，饮食如故，烦热不得卧而反倚息者，何也？师曰：此名转胞，不得溺也，以胞系了戾，故致此病。但利小便则愈，宜**肾气丸主之**［400108 ★☆★］。

肾气丸方

干地黄八两　薯蓣四两　山茱萸四两　泽泻三两　茯苓三两　牡丹皮三

两　桂枝　附子炮，各一两

上八味，末之，炼蜜和丸梧子大，酒下十五丸，加至二十五丸，日再服。

20. **蛇床子散方**　温阴中坐药［0 0 0 1 0 1 ☆☆★］。

蛇床子仁

上一味，末之，以白粉少许，和令相得，如枣大，绵裹内之，自然温。

21. 少阴脉滑而数者，阴中即生疮，阴中蚀疮烂者，狼牙汤洗之［0 0 0 1 1 1 ☆☆★］。

狼牙汤方

狼牙三两

上一味，以水四升，煮取半升，以绵缠筯如茧，浸汤沥阴中，日四遍。

22. 胃气下泄，阴吹而正喧，此谷气之实也，膏发煎导之［1 0 0 1 0 2 ☆☆☆］。

膏发煎方见黄疸中。

小儿疳虫蚀齿方［0 0 0 1 0 2 ☆☆★］疑非仲景方。

雄黄　葶苈

上二味，末之，取腊月猪脂镕，以槐枝绵裹头四五枚，点药烙之。

杂疗方第二十三（略）

禽兽鱼虫禁忌并治第二十四（略）

果实菜谷禁忌并治第二十五（略）

类方方剂索引

F

G

H

J

K

L

M

P

Q

S

T

《伤寒论》篇目索引

《金匮要略》篇目索引

鸣　谢

重庆市涪陵区科学技术局

重庆市涪陵区科学技术协会

重庆市涪陵区中医院

重庆市南川区中医院

重庆市涪陵区中医药学会

世界伤寒杂病论涪陵古本研究会（美国 . 西雅图）

大力支持